TRAITÉ ÉLÉMENTAIRE

D'HYGIÈNE MILITAIRE.

Cet ouvrage se trouve aussi chez :

J.-B. BAILLIÈRE, rue Hautefeuille, 19 ;
GERMER BAILLIÈRE, rue de l'École-de-Médecine, 17 ;
LABÉ, place de l'École-de-Médecine, 23.

Paris. — Imp. de Pommeret et Moreau, rue Vavin, 42, près du Luxembourg

TRAITÉ ÉLÉMENTAIRE

D'HYGIÈNE MILITAIRE

PAR

S. ROSSIGNOL (DE GAILLAC),

Docteur en médecine de la Faculté de Paris, médecin major au 9e régiment
de Dragons, chevalier de la Légion-d'Honneur.

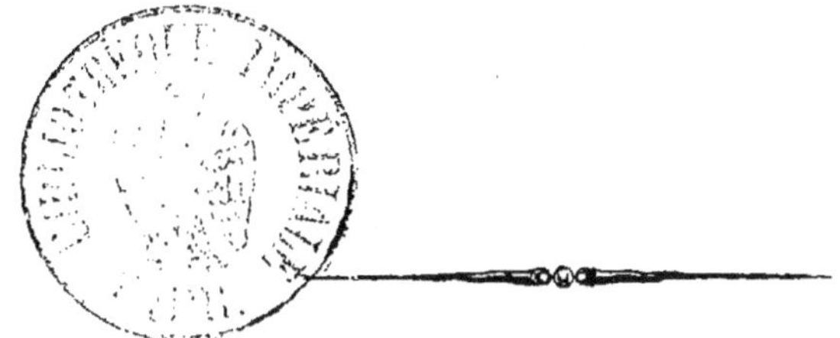

PARIS,

ALEXANDRE JOHANNEAU,

LIBRAIRE DE L'ACADÉMIE FRANÇAISE, POUR LES PRIX DE M. MONTYON,
rue Baillet, 4, près la rue de la Monnaie.

GARNIER FRÈRES, LIBRAIRES,
PALAIS-ROYAL, PÉRISTYLE MONPENSIER, 215 BIS,
Et rue des Saints-Pères, 6.

—

1857

PRÉFACE.

Persuadé que l'armée doit à l'inobservation des règles les plus simples de l'hygiène qu'elle ignore presque complétement, une grande partie des maladies et des décès qui la frappent, nous avons pensé qu'un travail, au point de vue militaire, qui ferait connaître les principes élémentaires de cette science, pourrait engager les militaires à s'occuper des moyens de conserver leur santé si précieuse pour l'État et les familles, et avoir pour résultat une diminution notable dans le chiffre des malades.

C'est pour chercher à atteindre ce but si utile que, sans tenir compte de nos forces, de nos faibles moyens et des nombreuses difficultés que nous devions rencontrer, nous avons entrepris cet ouvrage qui résumera l'hygiène militaire, sur diverses parties de laquelle de bons travaux ont été publiés, mais dont il n'existe pas encore de traité. Nous n'avons pas la prétention de croire que celui que nous livrerons à la publicité réunira les conditions si nombreuses qu'un travail de ce genre exige ; mais nous espérons qu'en venant au-devant d'un besoin qui se fait depuis longtemps ressentir dans l'armée et en présentant l'ensemble des connaissances hygiéniques, il pourra, quoique imparfait, rendre quelques services. S'il pouvait en être ainsi, ce serait une bien douce récompense pour nous.

Nous aurions pu nous borner, comme nous avions eu d'abord l'intention de le faire, à étudier seulement les diverses influences auxquelles sont plus particulièrement exposés les militaires, et à indiquer les règles à suivre pour éviter, combattre ou atténuer ces influences ; mais celles-ci sont si nombreuses, que nous avons préféré traiter presque entièrement l'hygiène proprement dite pour en faire ensuite l'application à l'armée. Nous avons pensé que, par cette étendue plus grande donnée à notre travail, il nous serait plus facile de saisir et d'étudier les questions relatives à l'hygiène militaire.

Les militaires pouvant, par suite des vicissitudes de la guerre ou en temps de paix, lorsqu'ils sont détachés dans des petites localités, être privés momentanément des secours de la médecine, nous avons

jugé utile, toutes les fois que l'occasion s'en est pré-
sentée, de leur indiquer les moyens propres à combattre certaines maladies, en attendant qu'ils puissent se faire soigner par un homme de l'art.

Tout en cherchant à mettre à la portée des militaires ce livre, dans lequel toutes les personnes appartenant à l'armée trouveront des indications qui
pourront leur être profitables dans maintes circonstances, nous nous sommes efforcé de le tenir à la
hauteur de la science, en mettant à profit les observations et les découvertes les plus récentes, et de le
rendre assez scientifique pour qu'il puisse servir aux
médecins militaires, auxquels il s'adresse plus particulièrement, pour l'étude de l'hygiène. Les officiers de
santé trouveront dans cet ouvrage, outre la plupart
des questions relatives à l'hygiène qui peuvent les
intéresser, et une foule de documents qu'ils ne pourraient se procurer sans faire de longues recherches,
les procédés les plus usités pour conserver les denrées en général qui servent à l'alimentation, les
moyens simples de reconnaître les substances alimentaires et les boissons de bonne ou de mauvaise
qualité, ainsi que celles qui peuvent être falsi-
fiées, etc., etc.

La plupart des sciences venant se rattacher ou plutôt prêter leur concours à l'hygiène, nous avons dû consulter un grand nombre d'ouvrages dont l'énumération, sans importance du reste, nous paraît inutile. Quant aux ouvrages qui traitent spécialement de l'hygiène, nous citerons plus particulièrement le savant traité de M. Lévy, inspecteur médical, où nous avons souvent puisé, ainsi que les excellents ouvrages et travaux de MM. Foissac, Becquerel, Payen, Boudin, etc.

TRAITÉ ÉLÉMENTAIRE
D'HYGIÈNE MILITAIRE.

DÉFINITION. — DIVISION.

On entend généralement par hygiène, l'art de conserver la santé. A cette définition un peu vague, nous préférerions la suivante :

L'hygiène est la science qui, par des règles déduites de l'observation, indique à chacun les moyens de conserver et de perfectionner sa santé.

L'homme qui veut obtenir ce double résultat, doit apprendre à connaître les nombreuses influences qui l'entourent sur le globe qu'il habite, celles qui naissent de sa propre organisation, de ses besoins naturels ou de ceux qu'il s'est créés ; l'action que les modificateurs exercent sur l'économie, action qui peut être favorable ou nuisible à la santé, essentielle ou pernicieuse à l'existence. Ainsi, la chaleur solaire et l'air atmosphérique ont sur nous une action vivifiante qui est indispensable au maintien de la vie. Néanmoins, ces deux modificateurs peuvent agir, dans certaines circonstances, d'une manière fâcheuse sur la santé et déterminer des accidents plus ou moins graves. C'est lorsque la chaleur est trop intense ou insuffisante, l'air trop raréfié ou altéré surtout par des principes morbifiques, tels que effluves marécageux, miasmes putrides, etc.

Les boissons et les aliments pris modérément exercent également une influence très-favorable sur la santé, tandis que lorsqu'on en fait un usage immodéré, ils deviennent très-nuisibles ; leur insuffisance ou leur mauvaise qualité produirait aussi un fâcheux effet.

Il est d'autres modificateurs qui, sans être d'une nécessité absolue, contribuent puissamment au maintien de la santé ; tels sont les bains, les soins de propreté, les exercices du corps, les vêtements, etc.

C'est dans l'étude de l'hygiène qu'on puisera les connaissances nécessaires pour apprendre à rechercher ou à utiliser les influences favorables, et à éviter, à atténuer, ou à neutraliser celles qui sont nuisibles. C'est encore cette science qui apprendra à connaître l'action que les modificateurs produisent sur l'organisme, suivant l'âge, le tempérament, la constitution, l'état de santé ou de maladie des individus, et qui fera connaître également les influences que les climats, l'habitation, les localités, le sol, etc., etc., exercent sur l'homme, tout en indiquant les moyens les plus propres à les combattre.

DIVISION.

Nous diviserons les matières à traiter : 1° en sujet de l'hygiène, d'après M. Royer-Collard, comprenant: les âges, la constitution, les tempéraments, les habitudes, l'imminence morbide, la convalescence et la profession ; 2° d'après Hallé, nous formerons de la partie appelée matière de l'hygiène, les six classes suivantes : 1° *circumfusa*, choses environnantes ; 2° *ingesta*, choses introduites dans l'estomac (aliments et boissons) ; 3° *excreta*, excrétions ; 4° *applicata*, choses appliquées à la surface du corps ; 5° *percepta*, sensations (organes des sens) ; 6° *gesta*, mouvements, marche, exercices spéciaux, etc.

PREMIÈRE PARTIE.

—

SUJET DE L'HYGIÈNE.

———

CHAPITRE 1.

DES AGES.

On entend par âges certaines périodes de la vie, caractérisées chacune par des changements successifs qu'éprouve l'organisation.

Nous diviserons les âges ainsi qu'il suit : 1° l'enfance, étendue depuis la naissance jusqu'à la puberté, ou quinze ans ; 2° l'adolescence, ou puberté, marquée par l'aptitude à la reproduction, commençant à quinze ans et finissant à vingt ou vingt-cinq ans ; 3° la virilité croissante, de vingt-cinq à quarante ans ; 4° la virilité stationnaire, de quarante à soixante ans ; 5° la vieillesse, commençant à soixante ans et se terminant par la décrépitude et la mort.

Enfance. — La période de l'enfance à l'adolescence est caractérisée par l'activité de la respiration, de la circulation, de l'absorption et par celle surtout de la nutrition. L'assimilation, prédominant beaucoup à cet âge sur la décomposition, favorise le développement si essentiel de tous les organes. Le mouvement actif imprimé à toutes ces fonctions, et qui a pour résultat l'accroissement général du corps, diminue à l'époque de la puberté. Les maladies propres à l'enfance sont les inflammations du tube intestinal, des bronches et surtout des méninges.

Adolescence. — Dans l'adolescence, le développement a lieu plus en hauteur qu'en largeur jusqu'à vingt ans, époque à laquelle les apophyses se soudent aux os et où

cesse, suivant M. Flourens, tout accroissement en hauteur. D'après les recherches de M. Quetelet, qui a mesuré un assez grand nombre d'individus, âgés de dix-neuf à trente ans, l'accroissement en hauteur ne serait même pas terminé à vingt-cinq ans. Quoi qu'il en soit, l'assimilation l'emportant encore beaucoup pendant cette période sur la décomposition, les organes continuent à se développer et à se perfectionner, et ils acquièrent de la consistance et de la solidité. Il en est de même des facultés intellectuelles et morales.

La fièvre typhoïde est fréquente chez les adolescents.

Virilité. — La période de la virilité se fait remarquer par la régularité et l'énergie avec lesquelles s'accomplissent toutes les fonctions. A cet âge, la circulation est active, les battements du cœur, sans être irréguliers, sont vifs et forts ; le système musculaire est dans toute sa force ; les facultés intellectuelles et l'imagination brillent ; les sentiments de générosité, de patriotisme, de courage et de bravoure se traduisent parfois par des actes dignes d'admiration. C'est aussi à cette époque de la vie où l'on a le plus de propension aux plaisirs de l'amour, dont on abuse souvent, et où les organes, la nutrition étant toujours active, prennent du développement en largeur et en épaisseur.

Les maladies plus particulières à cet âge, sont : les phlegmasies, surtout celles de l'appareil respiratoire, telles que bronchites, pneumonies, pleurites et les inflammations de la muqueuse gastro-intestinale.

Vieillesse. — Dans la vieillesse, toutes les fonctions se ralentissent, la circulation se fait mal, les sens s'émoussent, quelques-uns même se perdent, les facultés intellectuelles s'affaissent, le cerveau devient plus consistant, les cartilages et les fibro-cartilages s'ossifient, les os se soudent les uns aux autres, et les veines se dilatent et forment des tumeurs variqueuses, parfois très-volumineuses. A la la suite du ralentissement du sang que ces tumeurs oc-

casionnent, il n'est pas rare de voir survenir des ulcères et des plaies à peu près incurables.

L'affaiblissement musculaire étant très-prononcé chez les vieillards, la locomotion devient difficile, souvent même impossible. Les muscles du dos n'ayant plus la force voulue pour maintenir la colonne vertébrale droite, il s'ensuit que celle-ci, entraînée par le poids des viscères thoraciques et abdominaux, s'incline et se courbe en avant. La nutrition se faisant mal, la décomposition surpassant l'assimilation, le poids des organes et conséquemment du corps diminue. Il en est de même du volume. Enfin, les os, dont la cavité s'agrandit, sont plus sujets à se fracturer.

CHAPITRE II.

DE LA CONSTITUTION.

La constitution est l'état général de l'organisation particulière de chaque individu. Voici ce que dit, à ce sujet, M. Royer-Collard : « Tout homme est doué primitivement et originellement d'une constitution propre, distincte du tempérament proprement dit, et à l'étude de laquelle se rattache essentiellement celle de l'hérédité dans la santé et dans les maladies. La constitution peut être modifiée par le régime, mais non détruite. En un mot, la constitution est le fond de la nature individuelle, le tempérament en est la forme plus ou moins durable. »

Ce qui distingue la constitution du tempérament avec lequel on la confond souvent, c'est que ce dernier est dû à la prédominance d'un appareil ou système, tandis que la constitution, suivant M. Lévy, « résume tous les éléments organiques, toutes les différences individuelles : tempérament, idiosyncrasies, âge, sexe, hérédité, habitude; elle est le produit de ces conditions fondues ensemble dans la même individualité. »

A la constitution se lient intimement et lui sont subordonnées, la régularité plus ou moins parfaite des fonctions, la force physique, la vitalité, la somme de résistance à opposer aux maladies, et, enfin les chances de vie.

« Une bonne constitution est celle où tous les organes, tous les systèmes, tous les appareils, également développés et doués d'une égale énergie, remplissent leurs fonctions avec aisance et activité ; le défaut d'équilibre dans leur développement et dans leur force établit la différence des constitutions. » (MM. Litré et Robin.)

RAPPORTS DE LA CONSTITUTION AVEC LE THORAX.

Le thorax est la partie de l'organisme qui a le plus d'influence sur la constitution et qui doit par conséquent fixer le plus l'attention. En effet, le développement de cette cavité ou son étroitesse coïncide presque toujours avec une bonne ou faible constitution. Il est donc très-important pour le médecin militaire appelé dans les conseils de révision à visiter les conscrits, d'examiner attentivement la conformation de la poitrine, et d'interroger avec le plus grand soin, si nous pouvons nous exprimer ainsi, les organes que celle-ci contient. L'examen seul du thorax lui suffira souvent pour juger de l'aptitude ou de l'inaptitude au service des jeunes gens soumis à sa visite.

La mensuration du thorax a été un sujet d'étude pour plusieurs observateurs. M. Bafour, qui a mesuré la circonférence de la poitrine sur 1,500 recrues, l'a trouvée, en moyenne, de 32 pouces et demi. Le minimum d'étendue circulaire a été de 28 pouces et le maximum de 37 pouces. M. Corbin a obtenu une moyenne de 30 pouces 6 lignes. M. Laveran, sur 236 adultes, a trouvé chez ceux qui avaient une constitution ordinaire et dont la taille était de 1^{m}68, une moyenne de 0^{m}80 ; chez ceux qui étaient forts et qui avaient un taille de 1^{m}673, une moyenne de 0^{m}83 ; et, enfin, chez ceux qui présentaient une constitution faible et dont la taille était de 1^{m}626, une moyenne de 0m77. Ces observations et une foule d'autres que nous ne pouvons rapporter ici, permettent d'établir que l'étendue de la circonférence thoracique mesurée au niveau du mamelon, est égale à peu près à la moitié de la hauteur du corps. Or, comme le minimum de la taille pour l'armée est de 1m56, il s'ensuit que la circonférence de la poitrine ne devrait pas être moindre de 78 centimètres, et que les conscrits dont la périphérie thoracique ne présenterait pas cette étendue devraient être déclarés impropres au service.

D'après les observations et les recherches de MM. Voillez et Corbin, l'étendue circulaire des deux parois latérales de la poitrine présentent rarement une égalité parfaite. Sur 133 individus examinés par M. Voillez, 97 avaient le côté droit plus développé que le côté gauche, et la différence était de 2 à 3 centimètres en faveur des premiers; 27 avaient les deux côtés d'égale étendue, et 9 présentaient un développement plus considérable du côté gauche. Dans ce dernier nombre étaient compris 5 gauchers.

La prédominance du côté droit sur le côté gauche, loin de constituer un état pathologique, est au contraire un signe de bonne conformation du thorax. L'égalité des deux côtés devra fixer l'attention du médecin (M. Lévy).

MM. Andral et Gavarret ont prouvé que le volume d'acide carbonique qu'exhalent les poumons dans un temps donné, variait suivant la constitution et l'âge des individus. Il résulte, en effet, des expériences de ces savants observateurs, que la quantité de carbone brûlée va en augmentant de huit à trente ans, diminue à partir de ce dernier âge, et se rapproche dans l'extrême vieillesse de ce qu'elle était vers l'âge de dix ans; il en résulte également que le poids de carbone brûlé, à âge égal, n'est pas toujours le même, et que les individus doués d'une forte constitution ou dont le système musculaire est très-développé, exhalent plus d'acide carbonique que ceux de même âge qui se trouvent dans des conditions inverses. Les aliments, suivant leur nature et la proportion dans laquelle ils sont pris, exercent aussi une influence sur la respiration qui se traduit par une augmentation ou une diminution d'acide carbonique dans l'air expiré.

RAPPORTS DE LA CONSTITUTION AVEC LA FORCE MUSCULAIRE, LE POIDS DU CORPS ET LA TAILLE.

Le développement de la force musculaire, ainsi que le poids du corps, sont évidemment des éléments qui concourent à établir la constitution; mais nous ne pensons pas, contrairement à quelques auteurs, qu'il en soit de même pour la taille, quand elle ne descend pas par trop au-dessous de la moyenne. Nous reviendrons plus loin sur ce sujet.

D'après les tables dressées par M. Quételet, la force musculaire augmenterait à partir de l'âge de six ans jusqu'à trente, diminuerait ensuite progressivement pour revenir, à soixante ans, à ce qu'elle était vers l'âge de quinze. Le poids du corps augmenterait également jusqu'à quarante ans, diminuerait ensuite, et reviendrait à quatre-vingt-dix ans, à ce qu'il était à peu près à dix-huit ans.

Suivant M. Hutchinson, la taille aurait une influence sur la quantité d'air expiré, quantité qui augmenterait par pouce anglais de taille, d'après une porportion arithmétique, qui a pour raison 8 pouces cubes. Le poids du corps exercerait également une influence non moins grande sur la capacité respiratoire. M. Simon, dans ses expériences sur le pouvoir respiratoire, a trouvé que, par chaque accroissement de 1 centimètre de taille, la capacité respiratoire augmentait, en moyenne, de 60 centimètres cubes environ. Ces résultats viennent corroborer ceux de M. Hutchinson, auxquels ils sont à peu près conformes.

D'après les recherches de ce dernier médecin, le poids du corps gagnerait, en moyenne, 5 liv. 32 par chaque pouce de taille. Suivant M. Lévy, qui rapporte toutes ces recherches, la coïncidence d'une certaine élévation de la taille et du développement des forces organiques expliquerait pourquoi les corps d'élite ou les armes spéciales fournissent un contingent moindre de maladies et de décès que les troupes d'infanterie; la taille pour celles-ci étant de 1^{m}56, et pour les premiers de 1^{m}706. Ceci est parfaitement exact; mais on doit considérer qu'outre la taille, on exige aussi, pour l'admission dans les armes spéciales, que les hommes soient forts et bien constitués ; dernières conditions qui sont évidemment favorables au maintien de la santé, et dont il faut tenir compte dans l'appréciation du nombre des malades fourni par les différents corps de l'armée. C'est, du reste, ce que reconnaît M. Lévy, car il ajoute plus loin : « En considérant le développement de la taille comme un indice de force générale, nous avons en vue une forte moyenne, non les statures les plus élevées; il est d'observation que ces dernières, sauf quelques exceptions athlétiques, n'ont souvent de la force que les apparences et le luxe extérieur. Nous ne reléguons pas non plus, d'une manière générale, parmi les constitutions débiles les individus de petite taille; lorsqu'ils sont bien conformés et bien pris dans leurs proportions, ils résistent mieux que les gens de stature élancée, mais grêles, à courte poitrine et à membres allongés. Les médecins militaires savent que les constitutions de moyenne et même de petite taille, mais carrées et fermes, qui se rencontrent parmi les voltigeurs et les chasseurs, offrent plus de ressources que les grenadiers, dont un grand nombre, originaires du Nord et de l'Alsace, croulent promptement sous les atteintes de la maladie. »

Nous partageons entièrement cette dernière opinion, et nous pensons, comme ce savant hygiéniste, que le médecin militaire doit tenir compte du poids du corps, car il est presque toujours l'indice d'une bonne constitution. Les recherches et les données dont il vient d'être question sont très-intéressantes et peuvent conduire à de bons résultats. Déjà, au moyen du spiromètre, instrument destiné à mesurer la capacité respiratoire, on a pu, en prenant pour point de départ la capacité normale fixée par M. Hutchinson à 446 cent. 184 millimètres cubes, chez l'homme de trente ans, pesant 75 kilogrammes, apprécier les diminutions que causent les maladies dans la capacité respiratoire. Ainsi, à l'aide de cet appareil, on aurait reconnu, il paraîtrait, la phthisie pulmonaire, alors que la percussion et l'auscultation ne fournissaient encore aucun signe. On pourrait induire de ce fait que de deux individus de même taille et de même force, soumis à l'épreuve du spiromètre, celui qui présenterait une capacité moindre pourrait être considéré, si la différence était notable, comme atteint de quelque affection des organes thoraciques. N'y aurait-il pas quelque avantage à soumettre à cette épreuve, sinon tous les conscrits douteux, du moins les remplaçants et les engagés volontaires? Nous pensons, avec M. Boudin, qu'on pourrait en obtenir de bons résultats.

Nous croyons que la constitution, lorsque la taille ne descend pas trop au dessous de la moyenne, est presque indépendante de celle-ci, et qu'on peut avoir une bonne et forte constitution avec une taille ordinaire comme avec une stature élevée; et qu'enfin des soldats de petite taille, mais bien conformés et dont tous les organes sont également développés, peuvent faire un aussi bon service que ceux qui ont une stature élancée. Nous ajouterons que les premiers l'emportent même sur les derniers, quant à l'agilité, à la vivacité et à la résistance à opposer aux maladies. Aussi désirerions-nous, comme M. Lévy, que la taille légale fût un peu diminuée, afin qu'on pût admettre au service des jeunes gens forts et vigoureux qui en sont dispensés pour 1 millimètre de moins dans la hauteur du corps. La moyenne des exemptions pour cette cause est de 14,000 par an.

Causes qui influent sur la taille. — L'observation a démontré qu'il était des causes qui favorisaient le développement de la taille, et d'autres qui l'arrêtaient. Parmi celles que l'on désigne comme pouvant produire ce dernier effet, nous citerons l'alimentation insuffisante ou grossière, l'excès de travail dans le jeune âge, le défaut de vêtements, les climats très-chauds ou très-froids, l'altitude du sol (les habitants des montagnes ont généralement la taille peu élevée), l'habitation dans des lieux bas, humides, marécageux; enfin, l'usage des spiritueux. On a cru devoir attribuer la diminution de la taille, dans quelques contrées de la Bretagne, à l'habitude des boissons alcooliques, de l'eau-de-vie surtout, que les habitants ont prise depuis quelque temps.

L'aisance, par les bonnes conditions hygiéniques qu'elle procure, est la cause générale qui favorise le plus le développement de la taille.

Tenon a remarqué que la taille diminuait à la suite des guerres prolongées; après celles de Louis XIV, elle fut réduite sous Louis XV à 5 pieds; après les guerres de la République et de l'Empire, sous la Restauration, en 1817, la taille moyenne des conscrits n'atteignit pas le minimum légal, 4 pieds 8 pouces 11 lignes et demie.

Les recherches qui ont été faites en France dans le but de déterminer la moyenne de la taille de l'homme, ont donné des résultats qui varient un peu suivant les observateurs. Selon M. Lelut, cette moyenne serait chez l'adulte de 1^{m}657, ou 5 pieds 1 pouce 3 lignes; d'après Tenon de 1^{m}675, et suivant M. Dufau de 1^{m}657 pour toute la France. Il résulte des recherches de cet observateur qui a divisé la France, sous le rapport de la taille, en dix-sept groupes, que les statures les plus élevées sont fournies par l'Alsace et la Lorraine, et les plus petites par les départements du Midi. M. Quételet estime que la moyenne de la taille, en Belgique, est chez l'homme, à vingt-cinq ans, de 1^{m}675.

On peut déduire de ces travaux que la moyenne de la

taille, en France, est au moins de 1^m657, ou 5 pieds 1 pouce 3 lignes.

Suivant les recherches de M. Quetelet, l'accroissement de la taille ne serait terminé qu'à trente ans. Sur 900 jeunes soldats divisés en trois séries de 300 hommes chacune et appartenant à différents âges, ce savant observateur a obtenu les résultats suivants :

19 ans.	25 ans.	30 ans.
1 ^m 6630	1 ^m 6822	1 ^m 6834
1 6695	1 6735	1 6873
1 6620	1 6692	1 6812
1 6648	1 6750	1 6841

Les jeunes soldats examinés étaient classés ainsi qu'il suit :

	19 ans.	25 ans.	30 ans.
De 15 à 16 décimètres :	32	17	15
16 à 17 —	173	175	163
17 à 18 —	92	103	109
18 à 19 —	3	5	12
19 à 20 —	»	1	1

La taille légale a souvent varié dans l'armée. Sous Louis XIV, une ordonnance du 26 janvier 1701 en avait fixé le minimum à 5 pieds, ou 1^m62. De 1799 à 1803, elle fut réduite à 1^m598 ; en 1804, elle descendit à 1^m544. Sous la Restauration, en 1818, la loi du 18 mars fixa le minimum de la taille à 1^m570 ; celle du 11 décembre 1830 la fit descendre à 1^m540, et enfin la loi du 3 mars 1832 remonta le minimum à 1^m560.

La taille exigée aujourd'hui pour les différents corps composant l'armée, est : pour l'infanterie, de 1^m56 ou 4 pieds 9 pouces 7 lignes 1/2 ; pour les carabiniers, de 1^m761, ou 5 pieds 5 pouces ; pour le génie et l'artillerie, de 1^m733, ou 5 pieds 4 pouces ; pour les dragons et les lanciers, de 1^m706, ou 5 pieds 3 pouces ; pour les chasseurs et les hussards, de 1^m679, ou 5 pieds 2 pouces.

CHAPITRE III.

Les opinions émises par les auteurs sur les tempéraments s'accordent si peu, qu'il devient difficile de définir ce que l'on entend par tempérament. Aussi nous bornerons-nous à rapporter la définition qu'en donne Richerand ; elle se trouve dans les lignes suivantes : « La prédominance de tel ou tel système d'organes modifie l'économie tout entière, imprime des différences frappantes aux résultats de l'organisation, et n'a pas moins d'influence sur les facultés morales et intellectuelles que sur les facultés physiques ; cette prédominance établit le tempérament, elle en est la cause et en constitue l'essence. En supposant, dit le même auteur, un juste rapport entre tous les organes et, par suite, un parfait équilibre entre toutes les actions organiques qui s'exécutent dans l'économie animale, il n'y aurait pas de tempérament dans l'acception que donnent à ce mot les modernes. »

Les anciens, imbus des principes de l'humorisme, reconnaissaient quatre tempéraments : le sanguin, le bilieux, le pituiteux ou lymphatique, et le mélancolique, qu'ils fondaient sur la prédominance de l'une des quatre humeurs suivantes : le sang, la bile, la pituite, l'atrabile, dont ils admettaient l'existence dans le corps. Les modernes arbitrairement ont distingué une foule de tempéraments, dont M. Bégin d'abord et puis M. Royer-Collard ont fait justice dans ces derniers temps.

La plupart des auteurs admettant aujourd'hui que c'est la prédominance, soit du système sanguin, soit du système lymphatique, soit du système nerveux qui constitue le tempérament, il s'ensuit qu'on ne distingue plus que trois tempéraments, qui sont, suivant la division établie par M. Bégin, les tempéraments sanguin, lymphatique et nerveux. Le tempérament bilieux admis encore par quelques auteurs, n'est réellement qu'une modification du tempérament nerveux. Les tempéraments peuvent se combiner entre eux et former des tempéraments mixtes qui tiennent de ceux dont ils sont composés. On les désigne sous le nom de lymphatico-sanguin, de nervoso-sanguin, etc.

TEMPÉRAMENT SANGUIN.

Les personnes à tempérament sanguin ont le teint vermeil, la peau blanche et légèrement rosée, les chairs fermes, la physionomie animée, les formes douces, quoique bien accusées, les cheveux d'un blond châtain ; elles présentent un développement assez considérable du système musculaire et un embonpoint ordinairement modéré. Ce tempérament est surtout caractérisé par l'activité de l'hématose, par l'énergie du cœur, dont les battements, quoique forts et fréquents, sont réguliers, par une augmentation de proportion des globules sanguins (M. Andral) et d'après M. Becquerel, par l'accroissement plutôt de la masse du sang. Les individus sanguins sont vifs, emportés, mais leur colère n'a pas de durée; ils ont l'imagination vive, le caractère gai, la mémoire heureuse, et leur intelligence est développée et active ; ils sont sensibles, bons, généreux, braves ; mais ils ont une propension aux plaisirs de la table et à ceux de l'amour; ils sont en outre légers, inconstants, passionnés et voluptueux.

Le tempérament sanguin prédispose aux inflammations, aux hémorrhagies, aux congestions et aux maladies du cœur.

Parmi les personnages qui ont présenté ce tempérament, on peut citer le maréchal de Saxe, Mirabeau, Platon, etc.

Règles hygiéniques. — Les individus à tempérament sanguin doivent s'abstenir de boissons stimulantes ou excitantes, telles que eau-de-vie, café, thé, de viandes faisandées (gibier) et de mets succulents. Il entrera dans leur nourriture une forte proportion de végétaux et par conséquent peu de viande. Ils devront se livrer à des exercices fréquents, à la marche prolongée surtout; éviter de s'exposer à l'action de la chaleur et avoir soin d'habiter des logements vastes et bien aérés, de faire usage de bains frais ou froids et d'observer, à la moindre indisposition, une diète plus ou moins absolue.

TEMPÉRAMENT NERVEUX.

Les personnes qui présentent ce tempérament ont le système musculaire faible, le teint pâle, terreux ou jaunâtre, les traits mobiles et expressifs, le front haut, le corps et la figure maigres; leur intelligence est développée et leurs mouvements sont brusques et précipités. A ces caractères, il faut ajouter les suivants : activité des organes génitaux, susceptibilité excessive, impressions vives, volonté et sensations mobiles, passions violentes, mais de peu de durée; énergie parfois surprenante dont on n'aurait pu se douter et qui est capable de faire supporter, dans des circonstances difficiles, des travaux, des privations et des fatigues sous le poids desquels des individus forts et robustes succomberaient; moral solide en face de dangers imminents et courage qui peut s'élever jusqu'à l'héroïsme.

Le grand Frédéric, Voltaire, J.-J. Rousseau présentaient ce tempérament.

Les personnes à tempérament nerveux sont sujettes aux névroses de toute espèce, telles que tétanos, convulsions, névralgies diverses, spasmes, et sont habituellement constipées.

Regles hygiéniques. — On doit éviter les émotions fortes, les travaux intellectuels et toutes les causes qui peuvent exciter le système nerveux; chasser les idées tristes, n'user que modérément des plaisirs de l'amour et faire usage d'une alimentation un peu substantielle mélangée avec des légumes frais ; s'abstenir de boissons et d'aliments excitants et se livrer fréquemment à des exercices modérés, tels que marche, équitation, escrime. On recherchera les sociétés gaies et les travaux qui mettent en jeu le système musculaire. La constipation sera combattue à l'aide de lavements frais (les lavements tièdes finissant par amener l'atonie de l'intestin), et on fera souvent usage de bains frais ou tièdes dont la durée devra être assez prolongée. Enfin on joindra à tous ces moyens, si c'est possible, le séjour à la campagne.

TEMPÉRAMENT LYMPHATIQUE.

On peut assigner au tempérament lymphatique les caractères suivants : peau fine et blanche, cheveux blonds ou rouges, yeux souvent bleus, figure présentant parfois des plaques rouges, pâleur des membranes muqueuses, surtout à l'entrée des ouvertures naturelles ; grosseur des lèvres, bouffissure quelquefois de la face, carie des dents, chairs molles, ralentissement général de toutes les fonctions et surtout de la circulation sanguine ; prédominance de la lymphe, du sérum, des mucosités et probablement diminution de proportion des globules du sang et enfin intelligence faible, apathie et indifférence.

Les maladies qui se manifestent chez les individus de ce tempérament sont les inflammations, plutôt chroniques qu'aiguës des membranes muqueuses, telles qu'ophthalmies, corysas, otites, angines, bronchites, diverses affections de la peau, les scrofules et les tubercules.

Règles hygiéniques. — Habiter des logements bien aérés, exposés au midi et situés au-dessus du rez-de-chaussée. La nourriture sera substantielle et se composera de viandes rôties ou grillées (bœuf, mouton) et de légumes en petite proportion : on y joindra l'usage modéré d'un vin un peu tonique, comme celui de Bordeaux, s'il est possible. Les infusions amères, telles que celles de houblon, que l'on

mélange au vin pendant les repas, ou que l'on prend
seules dans la journée, conviennent aux personnes lymphatiques; leur sont également favorables les exercices
fréquents, les bains toniques et stimulants, les frictions
sèches sur la peau, l'usage des vêtements de laine et l'exposition peu prolongée du corps à l'action vivifiante de la
chaleur solaire. Enfin on doit éviter avec soin de s'exposer
à l'humidité et aller, lorsqu'on le peut, habiter des contrées méridionales et des localités situées sur des terrains
élevés.

TEMPÉRAMENT BILIEUX.

Le tempérament bilieux, qui n'est, comme nous l'avons
dit, qu'une modification du tempérament nerveux, a pour
caractères une teinte jaunâtre ou brunâtre de la peau, la
couleur brune ou noire des cheveux, qui sont gros et sans
souplesse, les yeux noirs, le regard vif et pénétrant. Les individus de ce tempérament, sans être précisément maigres,
ont peu d'embonpoint, mais ils ont les muscles et le système osseux très-prononcés; les os de la face sont saillants
ordinairement, ce qui donne aux traits une expression un
peu dure; le foie présente un volume assez considérable,
et la sécrétion de la bile est active et abondante. Les personnes bilieuses ont les passions vives et violentes, le
caractère ferme, inflexible, persévérant, une force de
volonté extraordinaire, et une ambition opiniâtre qui ne
connaît pas de bornes. Constantes dans les projets qu'elles
ont conçus, ni fatigues, ni temps, rien ne leur coûte pour
les mettre à exécution; hardies, courageuses et auda-
cieuses, douées d'ailleurs d'une intelligence rare, elles se
signalent, lorsqu'elles ont atteint le but qu'elles s'étaient
proposé, par de grandes vertus ou par de grands vices, et
parfois par de grands crimes.

Parmi les personnages qui ont présenté ce tempérament,
on cite Alexandre-le-Grand, Jules César, Brutus, Mahomet,
Sixte-Quint, Cromwel, Pierre-le-Grand, etc.

2*

Le tempérament bilieux prédispose aux maladies du foie, telles que hépatite, ictère, engorgements, et aux inflammations du tube digestif, aux duodénites surtout, et aux hémorrhoïdes.

Règles hygiéniques. — Faire usage d'une nourriture peu substantielle et non excitante, composée de légumes frais, de peu de viande, et de fruits acides et sucrés, prendre des bains assez fréquemment pour calmer l'irritation gastro-intestinale, à laquelle ce tempérament prédispose beaucoup, et avoir recours aux demi-lavements frais ou à peine tièdes, lorsque la constipation est opiniâtre. Eviter les émotions vives, les excès de table et l'abus des alcooliques; enfin, se livrer à des exercices assez fréquents, tels que marche prolongée, escrime, natation.

CHAPITRE IV.

DE L'IDIOSYNCRASIE.

L'idiosyncrasie est une manière d'être particulière à chaque individu, ou une disposition individuelle qui rend les personnes, même d'un tempérament semblable, susceptibles d'être influencées différemment par les agents divers qui peuvent impressionner d'une façon quelconque nos organes. C'est, si nous pouvons nous exprimer ainsi, un tempérament individuel greffé sur le tempérament propre. M. Bégin fait consister l'idiosyncrasie dans la prédominance d'un organe, d'un viscère important ou même d'un appareil tout entier. Nous n'examinerons pas si les opinions diverses émises par les auteurs sur l'idiosyncrasie sont plus ou moins fondées, et nous nous bornerons à dire seulement que, quelle que soit l'idée qu'on puisse s'en faire, il n'en résultera pas moins que l'action des modificateurs sur l'économie variera selon la disposition particulière que présentera chaque individu. C'est ce qui s'observe tous les jours et explique pourquoi des personnes de même tempérament et de même constitution, soumises aux mêmes influences, contractent des maladies différentes et éprouvent des impressions dissemblables.

L'idiosyncrasie peut se manifester dans la plupart de nos organes et de nos appareils, et il est peu de personnes chez lesquelles on ne la rencontre. Il n'est pas rare, par exemple, de voir des individus bien portants être tout à coup pris de diarrhée pour s'être exposés à un froid très-modéré, dont l'action aurait été nulle pour tout autre. Nous connaissons des personnes, jouissant d'une bonne santé, qui, à la suite de l'ingestion d'une substance légèrement stimulante, voient survenir une diarrhée bilieuse qui se dissipe promptement; d'autres qui s'enrhument sous l'influence d'une diminution de température à peine sensible ; enfin, il en est qui contractent des migraines, des névralgies, des corysas, en s'exposant au moindre courant d'air. Nous ajouterons qu'il nous est arrivé d'observer chez des individus forts et robustes des effets assez curieux produits par des substances dont l'action sur l'économie est ordinairement presque nulle. L'un était violemment purgé par l'ingestion d'une ou deux huîtres dans l'estomac, l'autre, par un demi-verre d'eau de seltz, et le troisième par une petite tasse de lait. Ces derniers résultats, de même que les dispositions aux maladies que nous venons de citer, et à une foule d'autres que nous ne pouvons rapporter ici, doivent être attribuées à autant d'idiosyncrasies.

L'idiosyncrasie, congéniale ou acquise, devra toujours fixer l'attention des personnes chez lesquelles elle existe; la connaissance qu'elles en auront leur permettra de suivre les règles hygiéniques les plus propres à l'atténuer ou à la combattre. Mais c'est surtout pour le médecin qu'il est important de bien étudier les idiosyncrasies, afin de pouvoir, en tenant compte de ces dispositions individuelles, diriger convenablement le traitement dans l'état de maladie, et prescrire, dans l'état de convalescence ou de santé, les moyens hygiéniques les plus efficaces.

CHAPITRE V.

DE L'HÉRÉDITÉ.

L'hérédité est un phénomène biologique qui fait que les parents peuvent transmettre aux enfants, par voie de génération, les caractères physiques, les aptitudes et très-souvent les états pathologiques qui leur sont propres.

L'hérédité est manifeste dans les plantes, chez les animaux et dans l'espèce humaine, où elle est cependant moins évidente.

Plantes. — Non seulement les plantes reproduisent par les graines des sujets qui leur sont semblables, mais on en obtient, par des semis et par la culture, des variétés et des types nouveaux qui transmettent également, par les graines, leur forme, leur couleur, leur qualité nutritive, enfin, tous les caractères nouvellement acquis qui les distinguent. Ainsi l'espèce dalhia, plante originaire de Mexique, introduite en France, en 1802, par M. de Humbolt, compte aujourd'hui plus de deux mille variétés, dont les caractères de chacune, assez tranchés, se maintiennent assez bien. Il en est de même pour une foule d'autres plantes. Ces variétés conservent cependant une tendance, très-lente à la vérité, à faire retour au type primitif.

Animaux. — Chez les animaux, on voit non seulement les formes, les ressemblances physiques se transmettre, mais les instincts et les aptitudes. Ainsi, on remarque que les chiens, bien dressés à la chasse ou à ces exercices variés qui en font des chiens dits *savants*, communiquent à leur progéniture leur ressemblance, leurs instincts et leurs aptitudes. Il en est de même des chevaux bien dressés et qui sont bons coureurs, etc. Mais ce qui met le plus en évidence l'hérédité dans le règne animal, c'est, sans contredit, le croisement des races. Le baudet et la jument produisent le mulet, chez lequel il est facile de reconnaître les formes combinées du père et de la mère. Ce phénomène est non moins évident chez les oiseaux. De l'union du chardonneret avec la femelle du serin résulte un métis dont le plumage témoigne de l'infidélité de la mère à son espèce.

Impression du mâle sur la femelle. — Des faits assez curieux prouvent que l'influence ainsi que l'impression du premier mâle sur la femelle, se maintient même dans les procréations futures auxquelles il reste étranger. M. Vander-Weide cite, dans le *Moniteur de l'agriculture*, une jument qui, ayant été couverte par un zèbre, eut un poulain zébré; les deux années suivantes elle fut saillie par deux chevaux de race très-pure, et eut encore de chacun d'eux un poulain zébré, qui tenait du zèbre par la forme et d'autres caractères encore. M. Hervey rapporte un fait à peu près semblable. On a constaté plusieurs faits de ce genre chez d'autres animaux.

Ce phénomène, qu'on remarque dans le règne animal, aurait-il lieu dans l'espèce humaine? Une des deux observations de M. Dancel, rapportées dans le feuilleton scientifique du journal *la Presse*, tend à faire penser qu'il peut parfois en être ainsi. Voici ces deux observations: 1° « Un associé d'une riche maison de commerce de France part pour les Grandes-Indes, où des affaires le retiennent pendant trois ans; il laisse sa femme en France, où elle accouche, cinq ou six mois après son départ, d'un enfant qui était tout le portrait du père. Il avait, comme ce dernier, les cheveux rouges. En l'absence du mari éloigné, la jeune femme eut des relations intimes avec un homme très-brun; elle devint enceinte et accoucha d'un enfant ressemblant parfaitement à son aîné et par la figure et par la couleur des cheveux.» — 2° «Une femme, devenue mère, vécut pendant plusieurs années avec son mari comme une sœur avec son frère. Or, pendant cette période, elle donna une sœur à son premier enfant; cette petite fille était tout le portrait du père naturel et non du père légal. »

Le docteur Dancel conclut de ces faits que l'influence du père dans les premières conceptions est constante dans les suivantes chez les animaux; qu'elle existe dans l'espèce humaine, mais qu'elle n'y est pas toujours constante.

Les races s'améliorent par le croisement, et il en résulte de nouveaux types très-propres à remplir le but qu'on a voulu atteindre. En Angleterre, où l'on s'occupe avec persévérance de l'amélioration des races, on a obtenu des résultats vraiment surprenants. L'Anglais Backwell, après quinze ans d'essais persévérants, finit par obtenir la race de bœufs dite *de Durham*, qui se distingue par le peu de volume des os, le grand développement du système musculaire qui forme les deux tiers du poids de l'animal, par la petitesse du cou et par celle de la tête, qui est dépourvue de cornes. Cette race, créée en vue d'augmenter la production de la viande de boucherie, ne laisse rien à désirer sous ce rapport. C'est en faisant croiser des individus qui présentaient un développement marqué d'une partie du corps ou d'un système, comme le système musculaire, par exemple, avec d'autres qui se faisaient remarquer par l'absence de certaines parties, telles que cornes, ou par l'exiguïté de quelques organes, tels que les os, etc., qu'on a obtenu des résultats aussi remarquables.

Si, d'après ce qui vient d'être exposé, la forme, les caractères et les aptitudes se transmettent d'une manière évidente chez les animaux, on doit penser qu'il peut se passer quelque chose d'analogue dans l'espèce humaine. C'est ce que nous allons examiner.

Espèce humaine. — Le croisement peut produire dans

l'espèce humaine des résultats analogues à ceux qu'on remarque dans les diverses espèces animales. Le fait le plus évident qui vient à l'appui de cette assertion est celui que nous présente l'union d'un noir avec une femme blanche, ou celle d'une négresse avec un blanc, union d'où proviendra un métis ou mulâtre, dont les traits, la couleur de la peau, la chevelure, tiendront du père ou de la mère. Du mariage d'un mulâtre avec une femme blanche naîtra un quarteron, qui s'éloignera physiquement de la race africaine, tout en en conservant encore un certain cachet. Le quarteron et la blanche donnent naissance à l'octavon, qui se rapproche déjà beaucoup du type caucasien; enfin l'octavon et la blanche produisent des enfants en tout semblables aux individus de race caucasienne, avec lesquels ils se confondent entièrement.

Quatre générations en sens inverse font redescendre le type blanc au type noir.

Les formes, la constitution se transmettent également chez l'homme; et l'on voit de l'union de deux individus fortement constitués naître des enfants forts et robustes. Le contraire arrive lorsque les parents sont faibles; les enfants auxquels ils donnent naissance sont encore plus faibles qu'eux; de là l'utilité du croisement dans l'espèce humaine, croisement que la loi a voulu favoriser en interdisant le mariage à un certain degré de parenté.

De même que les caractères physiques se transmettent dans notre espèce, de même on peut hériter, mais d'une manière moins constante, des différentes aptitudes qui sont propres au père ou à la mère. On remarque, en effet, assez fréquemment, que des parents doués d'esprit ou de qualités morales élevées, mettent au monde des enfants qui héritent de leurs facultés, sinon entièrement, du moins avec des modifications qui permettent encore de les distinguer. Il en est de même des penchants, de la stature, de la force physique, de la constitution, des tempéraments, des idiosyncrasies et de la durée de la vie.

Il est des aptitudes qui doivent principalement fixer l'attention. Ce sont celles qui prédisposent aux maladies. Les affections qui sont considérées comme héréditaires sont : les scrofules, la goutte, le rhumatisme, l'asthme, le catarrhe pulmonaire, la phthisie pulmonaire, l'emphysème des poumons, le cancer, l'apoplexie, la paralysie, les hernies, la surdi-mutité, l'aliénation mentale, l'idiotie, l'épilepsie, l'hystérie, etc.

Toutes ces affections, soit qu'elles appartiennent au père ou à la mère, prédisposent singulièrement les enfants à les contracter ; elles se manifestent chez eux à des époques indéterminées de la vie. Le danger de l'hérédité diminue, néanmoins, à mesure qu'on avance en âge, et, vers trente-six ans, on peut espérer être à l'abri de ce triste et fatal héritage. Ces maladies affectent les mêmes organes que chez les parents ; elles épargnent quelquefois une génération, mais se déclarent souvent dans la suivante. Elles peuvent frapper tous les enfants indistinctement, comme ne sévir que sur l'un des deux sexes. M. Lévy cite une famille qu'il a connue, dont la mère est morte d'un cancer au sein ; deux de ses filles ont succombé à la même affection, la troisième en est menacée. Les fils se portent bien. Le même auteur rapporte encore que le bisaïeul d'un médecin militaire étant mort à la suite d'un abcès au foie, des six fils qu'il laissa, l'un mourut pendant la retraite de Russie, les cinq autres furent atteints d'abcès au foie, maladie à laquelle ils succombèrent, comme leur père, entre quarante et cinquante ans. Les états ou les dispositions morbides des parents se transmettraient-ils aux enfants suivant le sexe ? Les filles hériteraient-elles des maladies de la mère, et les garçons de celles du père ? C'est ce que, d'après l'état actuel de la science, on ne peut affirmer.

ORIGINE DE L'HÉRÉDITÉ.

Hippocrate faisait dépendre l'hérédité de la liqueur

séminale, qu'il considérait comme provenant de toutes les parties du corps, saines ou malades, et résumant l'organisme. Il expliquait, par cette théorie, comment les ressemblances physiques, les formes extérieures, les états pathologiques pouvaient se transmettre des parents aux enfants. Pour les physiologistes modernes, l'hérédité prend son origine dans la fécondation. Il y a dans cet acte, suivant MM. Litré et Robin, par suite du contact avec l'ovule de la liqueur séminale contenant des animalcules dits *spermatozoïdes*, sans la présence desquels il n'y aurait pas de fécondation, transmission par endosmose, molécule à molécule, de la matière mâle dans celle de la femelle, et, par conséquent, mélange matériel de la substance organisée du mâle avec celle de l'ovule de la femelle, qui reçoit l'impression de la constitution du mâle. Or, les substances organiques jouissant de la propriété de transmettre, par simple contact avec des substances d'une autre espèce, l'état moléculaire particulier que quelque circonstance a produit chez elles, il résulte de cette propriété que toutes les parties qui naîtront de cette première molécule génératrice seront modifiées en bien ou en mal, suivant l'état qu'elle avait elle-même. Il devient alors facile de comprendre que les spermatozoïdes puissent transmettre à l'ovule ou à la matière femelle, dont la fécondation doit avoir pour résultat la naissance d'un être, les états particuliers qui sont propres au mâle dont ils proviennent; néanmoins, cette transmission sera modifiée par l'état propre de la femelle. De là résulte la transmission héréditaire qui explique un grand nombre de phénomènes inhérents à l'hérédité, et dont on ne pouvait se rendre compte.

Règles hygiéniques. — L'hygiène offre des ressources contre l'hérédité qui ne sont pas sans importance et que nous allons faire connaître.

Les personnes issues de parents atteints de maladies dites *héréditaires* seront l'objet d'une attention toute parcul ière. On devra les soumettre d'une manière continue et avec persévérance aux moyens hygiéniques les plus propres à combattre la prédisposition héréditaire qu'elles peuvent avoir. Aux scrofuleux et aux lymphatiques, on prescrira un régime substantiel et tonique, l'exposition à la lumière solaire, le séjour à la campagne, les exercices du corps. On leur fera habiter des logements bien aérés et exposés au midi; on les garantira par des vêtements de laine de l'action du froid et de l'humidité, et on leur conseillera les boissons amères, les bains toniques ou stimulants et les frictions sèches sur la peau. Les mêmes moyens conviendront aux individus prédisposés à la phthisie pulmonaire, mais on devra y joindre l'usage de l'huile de foie de morue ou de préparations iodurées. Ces diverses indications, suivies régulièrement dès le jeune âge, modifieront la constitution et pourront, sinon neutraliser complétement, du moins amoindrir tellement les dispositions héréditaires, que le développement de la maladie qu'on pouvait craindre n'aura pas lieu, et que la vie pourra être compatible avec le nouvel état qu'elles auront créé.

Un des moyens les plus efficaces pour détruire l'hérédité, c'est, sans contredit, le croisement; et c'est en le mettant en pratique que les familles atteintes d'un vice transmissible, verront se dissiper ces prédispositions morbides qui se perpétuent sans cela chez elles, surtout lorsque les alliances n'ont lieu qu'entre proches parents.

Il serait nécessaire, dans les mariages, d'éviter d'unir deux personnes de même tempérament, les enfants qui pourront naître de cette union devant acquérir indubitablement un tempérament plus exagéré que celui des parents. Il serait logique de marier une femme lymphatique à un homme sanguin, et un homme nerveux à une femme sanguine ou lymphatico-sanguine. En agissant ainsi, on finirait par dissiper presque entièrement la

prédominance des appareils ou systèmes, et les dispositions héréditaires.

CHAPITRE VI.

DE L'HABITUDE.

On entend par habitude une disposition acquise par des
actes réitérés, en vertu de laquelle on tend à répéter ces
mêmes actes.

Des fonctions, des actes divers s'exerçant dans l'organisme périodiquement, on peut considérer la périodicité,
comme une loi inhérente au système nerveux. Effectivement c'est par l'impression que produisent sur le cerveau
les actions qui s'accomplissent soit au dedans, soit en dehors de l'économie que cet organe devient apte à les répéter, et cela avec d'autant plus de fréquence qu'elles auront
été elles-mêmes plus répétées et prolongées. L'exercice ne
pouvant qu'augmenter cette aptitude du cerveau, il pourra
arriver que le retour des mêmes actes sollicité sans cesse
par l'organisme ait lieu parfois sans que l'individu en ait
conscience. De là naît l'habitude.

Les influences que l'habitude peut exercer sur l'organisme, celles qu'elle peut avoir sur certains actes et sur
la santé, seront l'objet d'autant de considérations. Nous
diviserons les habitudes ainsi qu'il suit : habitudes physiologiques, habitudes vicieuses, habitudes morbides et
habitudes mauvaises.

DE L'HABITUDE EN GÉNÉRAL.

De même que l'habitude favorise et régularise certaines
fonctions organiques, elle facilite tous les travaux auxquels
l'homme peut se livrer. Ainsi, l'ouvrier, par la répétition

des mêmes actes, finit par acquérir une habileté et une dextérité rares, qui lui font exécuter avec une promptitude et une perfection surprenantes les produits de sa profession. Les personnes qui cultivent les arts obtiennent des résultats non moins remarquables. Le jugement et l'intelligence grandissent chez les individus qui se livrent habituellement à des travaux intellectuels. Sous l'influence de l'habitude, les sens acquièrent plus de délicatesse. Le goût se perfectionne chez le dégustateur, l'ouïe devient très-fine chez le musicien. Ce sens, de même que l'odorat et la vue, est aussi très-subtil chez le sauvage. On connaît la subtilité du toucher chez l'aveugle. L'habitude de faire le bien développe à un haut degré les facultés morales et donne naissance aux sentiments les plus nobles et les plus élevés.

Si l'habitude concourt à développer chez l'homme des qualités qui l'élèvent, elle peut aussi faire naître chez lui des passions qui le rendent un objet de mépris et de dégoût pour ses semblables. L'ivrognerie et la masturbation, qui ont une influence si fâcheuse sur la santé, et qui font descendre ceux qui s'y adonnent au dernier degré de l'échelle animale, sont des vices dégoûtants, dus à de funestes habitudes.

Un des effets les plus constants de l'habitude, c'est d'émousser peu à peu la sensibilité et de nous rendre, à la longue, presque insensibles à la douleur. C'est cet affaiblissement de la sensibilité qui explique pourquoi, chez les personnes habituées aux privations, aux fatigues, aux souffrances, les maladies et les opérations en général sont bien moins douloureuses que chez d'autres.

Sous l'empire de l'habitude, l'action des substances toxiques sur nos organes s'amoindrit. Mithridate, habitué à l'usage du poison, ne put parvenir, dit-on, en en prenant même de grandes quantités, à s'empoisonner, afin de ne pas tomber vivant entre les mains des Romains. Sanctorius rapporte qu'un criminel tomba malade au sortir d'un cachot infect, et ne guérit que lorsqu'il fut replongé dans l'air impur auquel il s'était habitué. Les Russes, qui font un usage fréquent de boissons spiritueuses, peuvent prendre de l'alcool presque pur sans en éprouver de grands inconvénients, tandis que la même liqueur serait peut-être mortelle pour les peuples d'un climat plus tempéré.

La répétition des mêmes actes finit par nous créer des besoins, qui, sans utilité pour nous, sont plutôt nuisibles que favorables, et qui, devenus habituels, ne peuvent plus être maîtrisés; leur suppression pourrait même quelquefois devenir dangereuse, l'habitude étant comme une seconde nature.

HABITUDES PHYSIOLOGIQUES.

Certaines fonctions organiques, sous l'influence de l'habitude, éprouvent des modifications qui ne sont pas sans intérêt pour l'hygiène. Ainsi, on peut s'habituer à manger peu ou beaucoup, sans qu'il en résulte d'inconvénients graves, à moins qu'il n'y ait grand excès. Cependant, en général, l'habitude de prendre beaucoup d'aliments est nuisible; elle amène souvent des maladies, et n'est pas étrangère, selon nous, au développement de ces appétits violents qui constituent la gloutonnerie. Cette disposition, que l'on observe surtout chez les habitants des campagnes, nous paraît être le résultat de l'usage exagéré des aliments dès le bas âge. En effet, les villageois ont coutume de faire prendre à leurs enfants une quantité de nourriture qui n'est pas en rapport avec la force et le volume des organes digestifs, et c'est à cette mauvaise habitude, nous n'en doutons pas, que l'on doit attribuer, non seulement ces appétits excessifs, mais en partie la grande mortalité des enfants dans les localités rurales. C'est par l'habitude que l'homme parvient à supporter l'abstinence, la faim, le régime, à pouvoir faire usage des boissons et des aliments les plus étranges, et à faire naître ou modérer l'appétit, la faim et la soif. Il est des habitudes relatives à l'alimentation dont le médecin doit tenir compte. L'homme qui fait depuis longtemps, sans grand préjudice pour sa santé, un usage immodéré soit de boissons alcooliques, soit d'aliments, n'en devra pas être brusquement sevré.

La défécation et l'émission des urines sont la source de nombreuses habitudes. La plus importante de ces habitude est celle qui tend à régulariser ces deux fonctions; on l'acquiert en accomplissant ces besoins naturels à des heures à peu près fixes. Comme dans le jeune âge toutes les habitudes se contractent facilement, on doit profiter de cette disposition pour rendre régulier l'accomplissement des fonctions dont il est ici question. Nous connaissons une personne qui, ayant été habituée par ses parents, dès l'enfance, à aller à la selle une fois par jour, dans la matinée, et à uriner deux fois dans la journée, le matin et le soir, en a toujours conservé l'habitude.

Dans la constipation, l'habitude a une influence salutaire, puisqu'elle peut faire cesser cet état gênant, incommode et anormal, en amenant et en régularisant la défécation. Pour obtenir ce résultat, il ne s'agit que de chercher à aller à la selle à une heure fixe; en répétant tous les jours le même acte, on finit par obtenir des évacuations, qui deviennent régulières, si on continue à les solliciter périodiquement. C'est un moyen facile à mettre en pratique qui réussit assez fréquemment.

Les fonctions cérébrales présentent de nombreuses habitudes, que nous avons fait déjà connaître en partie. Aussi, pour ne pas nous répéter, nous bornerons-nous à dire que, par l'habitude et l'exercice, les organes des sens (vue, odorat, ouïe, goût et toucher), se développent et acquièrent plus de délicatesse. Sous la même influence, les exercices du corps, tout en devenant nécessaires, favorisent le développement des muscles, donnent aux mouvements

de la souplesse, de l'agilité et de la vélocité, et contribuent
à rendre la santé plus ferme.

La voix, le chant, la déclamation, reconnaissent également
ment l'empire de l'habitude, et en éprouvent des modifications très-favorables. Il en est de même du sommeil
qu'on peut amener ou faire cesser à certains moments. Il
suffit, pour obtenir ce double résultat, de se coucher ou
de se lever, pendant quelque temps, à une heure fixe.

DES HABITUDES MORBIDES.

Nous ne comprendrons dans cette catégorie que les habitudes organiques, qui, compatibles avec la santé, peuvent,
lorsqu'elles sont exagérées, produire un état pathologique. Le flux intestinal habituel, les sueurs abondantes des
pieds, des mains et d'autres parties du corps ; les vomissements qui ne sont liés à aucune affection organique de
l'estomac, la constipation, les pollutions diurnes et nocturnes, etc., peuvent être rangés parmi les habitudes morbides.

Diarrhée. — Il est des personnes qui ont naturellement
plusieurs selles liquides dans la journée sans en éprouver
le moindre inconvénient. Il faut, dans ce cas, ne faire
aucune tentative pour arrêter ces évacuations habituelles,
et se borner, lorsqu'elles deviennent trop fréquentes, à les
modérer et à les ramener à leur état normal par des
moyens très-simples, tels que lavements amylacés et
opiacés, tisanne de riz.

Sueurs. — Les sueurs habituelles des pieds et des mains
doivent être également respectées. On ne devra donc
jamais chercher à les supprimer à l'aide de liquides astringents ; on aura recours seulement, pour les atténuer,
à des soins de propreté assidus et répétés. La suppression de
ces sueurs est toujours dangereuse, et elle cause souvent
des maladies graves. Il est essentiel, pour ne pas amener
ce fâcheux résultat, d'éviter de plonger les membres dans

l'eau froide. Les militaires, à tort, prennent rarement cette précaution.

Constipation. — La constipation habituelle qui se prolonge au-delà de deux ou trois jours, doit être combattue au moyen de bains tièdes et de demi-lavements presque froids. Comme cet état cède à l'habitude, on devra chercher à l'établir en se présentant tous les jours à la selle à une heure fixe.

Flux hémorrhoïdal. — Le flux hémorrhoïdal existant depuis plusieurs années, devra être respecté ; une foule d'exemples prouvent que sa suppression, lors même qu'elle n'est pas provoquée et qu'elle arrive, par conséquent, naturellement, est la source de nombreuses maladies. Cette affection exige des soins de propreté fréquents et des lotions répétées.

Plaies et ulcères chroniques. — Les plaies qui suppurent depuis longtemps demandent également une attention toute particulière, et ce n'est qu'en prenant certaines précautions qu'on doit chercher à en obtenir la cicatrisation. Nous avons vu, à l'hôtel des Invalides d'Avignon, où nous étions chargé d'un service de blessés, des accidents graves survenir à la suite de cicatrisations non ménagées de plaies ou ulcères chroniques résultant d'anciennes blessures. Nous nous rappelons qu'un sergent, atteint d'une plaie ulcérée au pied qui suppurait depuis nombre d'années, fut pris de suffocation intense avec symptômes de congestion cérébrale, parce qu'il était parvenu à faire cicatriser sa blessure. Un vésicatoire appliqué sur cette dernière put seul faire cesser ces accidents en rétablissant la suppuration. Instruit par l'expérience, nous avions toujours soin, lorsque nous voulions obtenir la cicatrisation d'une ancienne plaie, d'établir avant un cautère. Nous avons vu également des accidents graves se développer à la suite de la suppression d'un exutoire qui datait de vingt ans.

DES POLLUTIONS.

On entend par pollutions la perte de la liqueur séminale ou sperme sans coït et sans acte quelconque capable d'en amener l'évacuation. On distingue les pollutions en nocturnes et en diurnes.

Pollutions nocturnes. — Elles sont salutaires ou nuisibles. Celles qui produisent un effet favorable sur l'économie sont les pollutions qui ont lieu par suite d'une pléthore spermatique, déterminée par une continence prolongée, ou bien d'un état habituel de plénitude des vésicules séminales chez les individus fortement constitués et d'un tempérament sanguin, état qui provoque chez eux l'évacuation de la liqueur spermatique.

Les pollutions sont nuisibles lorsqu'elles se manifestent chez des sujets faibles et débiles, ou chez des individus qui ont fait abus du coït ou qui se sont livrés à la masturbation.

Les pollutions nocturnes, quand elles deviennent habituelles et se répètent plusieurs fois dans la nuit, finissent par débiliter l'organisme, et ne tardent pas à y produire des désordres qui peuvent prendre un caractère grave. Il devient alors urgent d'employer des moyens propres à faire cesser ces évacuations anormales. On y parvient souvent en faisant coucher les individus atteints de cette affection sur des matelas de crin, en les empêchant de trop se couvrir dans leur lit, en leur défendant le décubitus sur le dos, en éloignant d'eux les lectures et les images lascives, et en leur interdisant les conversations libidineuses et la société des femmes. L'emploi des bains frais, des lotions et des lavements froids, l'abstinence des liqueurs excitantes et stimulantes, un régime doux, mais un peu substantiel, et l'usage des boissons rafraîchissantes devront compléter les moyens indiqués plus haut.

Pollutions diurnes. — Les pollutions diurnes surviennent sans désirs vénériens, sans excitation des organes génitaux, sans érection du membre viril, et sans que le sujet chez lequel elles ont lieu en ait la conscience. La plupart du temps, l'évacuation du sperme se fait pendant la défécation et l'émission des urines; plus rarement elle a lieu goutte à goutte, dans le courant de la journée, à l'insu du sujet. Les hémorroïdes, l'exercice du cheval, la pierre, et enfin tout ce qui peut exercer une compression sur les vésicules séminales, sont des causes qui prédisposent aux pollutions ou les déterminent. Il faut y joindre aussi les maladies de la prostate et surtout l'affaiblissement et l'épuisement produits par les excès vénériens et la masturbation.

A la suite des pollutions diurnes un peu prolongées, la santé ne tarde pas à s'altérer profondément, et l'on a à craindre le développement de la plupart des maladies que la masturbation peut produire. Les pollutions diurnes réclament des soins assidus et prolongés. Tous les moyens employés contre les pollutions nocturnes conviennent encore dans ces cas; mais on y joindra, pour combattre la débilité générale, l'usage modéré des toniques ou des ferrugineux et d'une alimentation saine et substantielle. Il faut ensuite avoir recours à l'emploi de légers laxatifs pour détruire la constipation. On doit supprimer l'équitation si on en a l'habitude, et éviter toute excitation des organes génitaux. On pourra conseiller, mais avec beaucoup de réserve, le coït modéré. Ajoutons que les boissons froides et l'usage de la glace à l'intérieur sont vantés. Enfin, lorsque ces moyens échouent, la cautérisation de la portion prostatique du canal de l'urètre, pratiquée avec succès par Lallemand, offre une chance de guérison.

HABITUDES VICIEUSES.

La masturbation est l'une des habitudes les plus dégradantes pour l'homme en même temps qu'elle est pour lui la source d'une foule de maladies et d'infirmités. L'in-

dividu adonné à ce vice honteux est morne et silencieux ;
il a le teint pâle et blafard, et recherche la solitude, afin
de mieux satisfaire la passion que l'habitude lui rend de
plus en plus impérieuse. Cette habitude, une fois contractée, est très-difficile à vaincre, et c'est peut-être l'une
de celles qu'on conserve le plus. L'acte qui constitue la
masturbation appelle, par sa réitération, de nouvelles
sensations, lesquelles, finissant par s'émousser, exigent,
pour être reproduites, des manœuvres et plus fréquentes
et plus prolongées de la part du masturbateur, qui passe
tout son temps à s'y livrer. Le fait suivant, cité par
Choppart et rapporté par Richerand, donnera une
idée de l'opiniâtreté avec laquelle on entretient cette funeste passion et des actes auxquels on peut se porter pour
la satisfaire. Un pâtre, ayant pris l'habitude, dès l'âge de
quinze ans, de se masturber, se livre avec excès à la masturbation, sept à huit fois par jour. Bientôt l'éjaculation
devenant difficile, il se fatigue pendant une heure pour
obtenir quelques gouttes de mucosité sanguinolente. Arrivé à l'âge de vingt-six ans, la main ne suffisant plus, il
imagine de chatouiller l'intérieur du canal de l'urètre
avec une petite baguette de bois longue de six pouces.
Par cette titillation, continuée pendant plusieurs heures,
il obtient de nouvelles sensations ; mais, après seize années de cet exercice, le canal de l'urètre devient dur, cal-
leux, insensible, et la baguette ne produit plus d'effet.
L'idée lui vint alors de s'inciser, avec un mauvais couteau,
le gland suivant la longueur du canal de l'urètre ; cette
opération qui aurait été très-douloureuse pour tout autre,
lui procure une sensation voluptueuse, suivie d'une éjaculation abondante. Il répète son procédé chaque fois que
ses besoins l'exigent, et finit par fendre la verge en deux
parties égales jusqu'à sa racine. Ne pouvant pousser plus
loin ses incisions, il revient à l'usage de la baguette, et
obtient en titillant l'orifice des conduits éjaculateurs,
l'émission de la liqueur séminale. Il goûte ce plaisir pen-

dant dix ans; mais, au bout de ce terme, la baguette, en-
foncée trop avant, tombe dans la vessie. Des douleurs
atroces survinrent alors et nécessitèrent son entrée à l'hôpital de Narbonne. Là, interrogé par le chirurgien, surpris de rencontrer sur le même individu deux verges de
grosseur ordinaire, et des cicatrices et des callosités qui
dénotaient que cette conformation n'était pas originelle,
le malade avoua ce qui vient d'être rapporté. L'opération
de la taille fut pratiquée avec succès à ce malheureux,
qui mourut trois mois après d'un abcès dans la poitrine,
consécutif à la phthisie pulmonaire, amenée par une masturbation continuée pendant plus de quarante ans.

Les effets de la masturbation sur l'organisme sont des
plus fâcheux; des troubles se manifestent d'abord du côté
des organes digestifs. Les digestions sont laborieuses et
suivies, par moments, d'un peu de diarrhée. L'épigastre
est sensible et le ventre ballonné; parfois la faim est excessive et la masse d'aliments qu'il faut pour la satisfaire,
quoique énorme, est digérée assez facilement. A ces
symptômes succèdent bientôt des accidents plus graves
sous l'influence de la fréquence de l'onanisme : ainsi le
visage devient plus pâle, les traits se retirent, les yeux
s'enfoncent dans les orbites, s'entourent d'un cercle
bistré et perdent de leur éclat et de leur expression. Le
corps maigrit, la force musculaire diminue insensiblement, et l'affaiblissement général faisant des progrès, la
locomotion devient pénible et difficile, les facultés intellectuelles s'affaissent, et à l'apathie vient se joindre un
état de torpeur dans lequel l'individu reste plongé. L'é-
puisement et le défaut d'érection du membre viril, qui en
est la conséquence, amènent l'impuissance, et l'altération
du sperme, privé de spermatozoïdes, détermine la stérilité. Plus tard, apparaissent les névroses de toute espèce,
telles que gastralgies, convulsions, palpitations nerveuses
du cœur, tremblements des membres, épilepsie. Enfin la
phthisie pulmonaire, la carie des vertèbres, la paraly-

sie, etc. , affections presque toujours mortelles , sont le résultat de cette dégradante et funeste passion. Les excès vénériens produisent à peu près les mêmes effets.

L'ivrognerie, dont il sera question plus loin, est encore une des habitudes vicieuses les plus nuisibles à la santé.

HABITUDES MAUVAISES.

Nous comprenons dans cette catégorie les habitudes que l'homme se crée et qui, sans lui être précisément très-nuisibles, ne sont pas pourtant favorables à sa santé.

DU TABAC.

Le tabac est une plante de la famille des solanées, contenant de la nicotine, poison violent et très-subtil. Cette plante agit sur l'économie de la même manière que les substances narcotico-âcres, dont elle fait partie.

Le tabac, ou du moins la plante qui le produit, est originaire du Mexique. Il fut trouvé, à ce que l'on croit, par les Espagnols, dans l'île de Tabago, d'où serait venu le nom qu'il porte aujourd'hui. En 1518, Cortès envoya des graines de cette plante à Charles-Quint, et, en 1560, Nicot, ambassadeur français en Portugal, l'introduisit en France, où il fut mis à la mode par François de Lorraine, grand-prieur de France, et par Catherine de Médicis. De là le nom d'herbe du prieur et d'herbe à la reine. Ceux qui firent usage les premiers du tabac furent tournés en ridicule ou même persécutés. Le roi d'Angleterre, Jacques Ier, en interdit l'usage dans son royaume, en 1604. Le pape Urbain VIII excommunia, en 1624, les personnes qui prenaient du tabac dans les églises. Amurat IV le défendit sous peine d'avoir les lèvres et le nez coupés. Malgré toutes ces défenses, l'usage en est aujourd'hui universel. Les Indiens faisaient usage du tabac, et leurs prêtres le fumaient lorsqu'ils voulaient traiter de la paix ou prédire les résultats de la guerre.

On fait usage du tabac de trois manières : on le mâche, on le prise et on le fume.

Tabac à chiquer. — Le tabac employé de cette manière, tout en constituant une habitude sale et dégoûtante, produit sur la muqueuse buccale une certaine irritation, augmente la sécrétrion salivaire et communique à la salive une âcreté qui finit par attaquer l'émail des dents et par enflammer les gencives. Celles-ci, sans cesse irritées par le suc du tabac, s'altèrent et se ramollissent en laissant à découvert le collet des dents, ce qui amène plus tard leur carie et leur chute. Ajoutons que le principe âcre du tabac dont les sécrétions de la bouche sont pénétrées exerce sur toute la membrane qui tapisse la cavité buccale une action irritante qui émousse le goût et développe le réseau vasculaire et les follicules de la langue.

Tabac à priser. — Le tabac, pris en poudre, provoque, par l'irritation qu'il produit sur la membrane muqueuse des fosses nasales, l'éternuement et une abondante sécrétion du mucus nasal ; il cause en outre, lorsque l'on commence à en faire usage, de la céphalalgie, des étourdissements, des nausées et des vertiges. L'habitude, tout en rendant l'action du tabac de moins en moins sensible, ne peut cependant empêcher que cette action ne finisse à la longue par affaiblir l'odorat, si elle ne le détruit pas complétement parfois, comme l'observation le démontre. La membrane pituitaire, irritée constamment par le contact du tabac, s'enflamme, s'épaissit, et le nez et les lèvres auxquels cette inflammation se communique peuvent prendre un développement qui n'est rien moins que gracieux.

Le tabac, pris modérément, dissipe les maux de tête légers, ranime les facultés intellectuelles momentanément affaiblies par une longue application à l'étude, et peut être de quelque utilité aux personnes qui ont habituellement là membrane muqueuse olfactive sèche, par suite du défaut de sécrétion du mucus nasal.

Tabac à fumer. — Le tabac à fumer produit chez ceux qui commencent à en faire usage une salivation abondante et une sorte d'ivresse caractérisée par les symptômes suivants : étourdissements, somnolence, affaissement des forces musculaires, nausées et parfois vomissements. Ces accidents cessent de se manifester dès que l'habitude de fumer est contractée, mais la membrane muqueuse de la bouche, toujours en contact avec la fumée du tabac, s'irrite et s'enflamme, et la chaleur du cigare, ainsi que celle surtout des pipes à court tuyau, détermine souvent l'inflammation chronique des lèvres avec induration des tissus. Il n'est pas douteux pour nous que l'usage habituel du cigare ou de la pipe ne soit en partie cause, surtout chez les militaires qui ne prennent guère soin de leur bouche, de ces stomatites et gingivites ulcéreuses et saignantes qui se déclarent assez fréquemment dans l'armée. Dans ce moment, plusieurs soldats du régiment auquel nous appartenons sont atteints d'une affection de cette nature avec ramollissement des gencives, qui donne à l'haleine une odeur infecte, et qui se contracte lorsqu'on boit dans les mêmes vases que les malades.

M. Leroy-d'Étiolles considère l'action irritante du tabac sur les lèvres, ainsi que celle de la chaleur du cigare, mais surtout des pipes à court tuyau, comme l'une des causes les plus fréquentes du cancer de ces parties. D'après ce savant et habile opérateur, on n'observe cette affection qu'une fois et demie sur cent femmes, tandis qu'on la rencontre vingt-six fois sur cent hommes. M. Chape de Saint-Malo, dans un mémoire sur le cancer des lèvres, lu tout récemment à l'Académie de médecine, vient de corroborer l'opinion et les observations de M. Leroy-d'Étioles.

La fumée du tabac, outre l'action locale qu'elle exerce sur les parties avec lesquelles elle se trouve en contact, en a une générale , mais peu intense , à moins qu'il n'y ait grand excès, qui est le résultat de son absorption par la muqueuse pulmonaire. Cette action, qui se porte principalement sur le cerveau, augmente l'activité de cet organe, donne momentanément plus de lucidité à l'esprit et facilite le travail intellectuel.

L'usage abusif du tabac à fumer entraîne des accidents graves; sous son influence , l'appétit se perd, la face devient pâle et livide, diminue de volume, et reste sans expression ; bientôt le fumeur, épuisé par la perte considérable de salive qu'il fait, maigrit, s'affaiblit de plus en plus, perd sa force musculaire et éprouve une faiblesse générale qui rend ses membres tremblants et sa marche peu assurée et difficile. Par suite de l'affaissement et de l'altération qu'ont subis ses facultés intellectuelles, il reste sans caractère et sans énergie, plongé désormais dans l'apathie la plus grande, passant une partie de sa vie à fumer. Tel est l'état qui survient chez les fumeurs de profession.

Aux accidents assez nombreux que l'usage du tabac à fumer peut occasionner et que nous venons d'énumérer, il faut ajouter l'inflammation chronique du voile du palais, du larynx, celle des amygdales et l'hypertrophie de ces glandes.

Quoi qu'il en soit, l'usage du tabac, soit à fumer, soit à priser ou à chiquer, devient pour ceux qui en ont contracté l'habitude, un besoin impérieux auquel il n'est pas facile de résister. Il est des individus qui lutteraient mieux contre la faim que contre le manque de tabac. On sait que de toutes les privations qu'eurent à éprouver les prisonniers français sur les pontons anglais, la plus pénible fut celle du tabac. Cette habitude, qui a une si grande influence sur le moral et le physique, et dont l'utilité n'est rien moins que démontrée, ne devrait jamais être prise sans réflexion, car elle peut causer de cruelles tortures, lorsque des circonstances malheureuses nous forcent à y renoncer. Nous nous rappelons avoir vu à l'hôpital de la

Charité, à Paris, lorsque nous étudiions la médecine, dans le service de M. Roux, un tailleur de pierre, qui ne pouvait se rétablir et était sans cesse menacé d'une rechute, alors que sa position devait faire espérer une prompte guérison. M. Roux, ne pouvant attribuer cet état qu'à quelque cause morale, interrogea avec tant de douceur, d'affabilité et de bienveillance le malade, que celui-ci finit par avouer que, manquant depuis quelque temps d'argent pour acheter du tabac à priser, dont il avait depuis nombre d'années contracté l'habitude, c'était cette privation qui le faisait souffrir et aggravait sa maladie. Le bon et savant professeur tira aussitôt de sa bourse une pièce de monnaie qu'il remit au malheureux ouvrier, tout en faisant remarquer aux élèves qui l'entouraient l'inconvénient qu'il y avait à contracter des habitudes de ce genre, et l'influence que celles-ci exerçaient sur la santé, quand on était obligé de s'en départir. Le malade ayant pu reprendre son habitude, la guérison ne se fit plus attendre, et le tabac, dans cette circonstance, produisit plus d'effet que tous les médicaments du monde.

Saignée habituelle. — La saignée du bras, pratiquée périodiquement, sans besoin réel, constitue une habitude à laquelle on n'attache pas beaucoup d'importance, et qui pourtant présente des inconvénients assez graves.

Un grand nombre de personnes, celles surtout qui habitent la campagne, sont dans l'usage de se faire saigner tous les ans, sans nécessité, au printemps, dans le but, c'est leur croyance, de *renouveler leur sang*. Il résulte de cette habitude que, lorsque l'époque correspondante à celle où les saignées ont eu lieu arrive, il s'opère un mouvement insolite dans la circulation, qui est suivi de suffocation, de coloration de la face et de symptômes de congestion cérébrale. Ces accidents deviendraient tous les jours plus intenses, si on ne pratiquait, pour les faire cesser, l'ouverture de la veine.

Il arrive tous les ans, dans les régiments, une foule de

conscrits qui, ayant déjà contracté cet usage dans leurs familles, présentent aussi aux époques qui correspondent à celles où ils se sont fait précédemment saigner, les symptômes que nous venons de décrire. Nous observons fréquemment cet état, que nous ne pouvons combattre parfois à cause de l'intensité des accidents, qu'à l'aide de la phlébotomie. Néanmoins, nous évitons autant que possible, afin de pouvoir détruire l'habitude contractée, de recourir aux émissions sanguines, et nous employons avec assez de succès un purgatif léger, répété deux ou trois fois à quelques jours d'intervalle. C'est le sulfate de soude à la dose de 30 à 45 grammes. Ce simple moyen suffit souvent pour vaincre cette habitude, qu'on ne devrait jamais prendre sans motif, car, outre qu'elle appauvrit le sang, elle cause des troubles dans l'économie qui ne sont pas sans danger.

Cautères. — Les cautères que se font placer certains individus, souvent sans nécessité, et qu'on supprime ensuite, après les avoir quelquefois gardés très-longtemps, créent une habitude et une nouvelle fonction excrétoire qu'il est dangereux, quoi qu'on en dise, d'abolir. Nous avons vu survenir, chez une personne qui supprima un exutoire qu'elle avait entretenu pendant plus de vingt ans, et qui avait été mis pour agir contre une bronchite chronique, un hydropéricarde et un épanchement pleurétique, auxquels elle succomba.

CHAPITRE VII.

DE L'IMMINENCE MORBIDE.

On entend par imminence morbide cet état de l'organisme où la santé existe encore, mais dans lequel une maladie peut se déclarer d'un moment à l'autre, sous l'influence de certains modificateurs.

Les principales imminences morbides que l'on admet peuvent être rangées ainsi qu'il suit : 1° exagération des tempéraments; 2° prédispositions héréditaires; 3° certaines habitudes vicieuses, et les habitudes physiologiques exagérées; 4° la faiblesse de constitution; 5° l'obésité; 6° la maigreur; 7° la nostalgie.

Les tempéraments très-prononcés peuvent, sous l'influence de certaines causes, être portés à un degré d'exagération tel, qu'il devra en résulter nécessairement un trouble ou un défaut d'équilibre dans les fonctions organiques, trouble qui constituera une imminence morbide ou un état particulier, dont la durée ne pourra se prolonger sans amener le développement de quelque maladie. Ainsi, une personne d'un tempérament sanguin qui ferait un usage immodéré d'aliments substantiels et excitants, de boissons alcooliques et de mets recherchés, ne tarderait pas à être atteinte d'une des maladies inhérentes à ce tempérament, telles que congestion cérébrale, fièvre inflammatoire et phlegmasies diverses. Les individus d'un tempérament nerveux ou bilieux pourront aussi, par suite d'émotions vives, de contrariétés répétées ou de travaux qui épuisent leur force, etc., voir survenir les affections qui appartiennent plus particulièrement à ces deux tempéraments. Le sujet lymphatique placé dans de mauvaises conditions hygiéniques, s'il est exposé, par exemple, au froid et à l'humidité, s'il est mal nourri et mal vêtu, sera sous l'influence d'une imminence morbide, qui pourra se traduire par des engorgements glanduleux, la supersécrétion des muqueuses, les scrofules, etc.

On devra donc éviter avec soin les influences qui peuvent exagérer les tempéraments, et rechercher les modificateurs capables de diminuer la prédominance des appareils et de dissiper conséquemment l'imminence morbide.

Quant aux prédispositions héréditaires et aux habitudes,

comme il en a été déjà question ailleurs, nous n'en reparlerons pas ici.

La faiblesse de constitution, lorsqu'elle est congéniale, c'est-à-dire qu'elle ne provient pas d'une maladie grave et longue, qui aurait pu altérer profondément l'organisme, établit une imminence morbide continuelle, qu'on doit combattre par les moyens qui lui sont propres, tels que nourriture substantielle et un peu tonique, exercices du corps modérés, bains froids, etc.

Obésité. — L'obésité constitue une imminence morbide incessante, qui est très-difficile à dissiper. La graisse qui, chez l'adulte d'une constitution ordinaire, est au poids du corps comme 1 est à 20, peut, chez l'obèse, former la moitié et les trois cinquièmes même de ce poids. On a vu des personnes peser de quatre à six cents livres et même huit cents (M. Lévy). Chez les individus atteints d'obésité, la graisse se forme dans toutes les parties du corps où le tissu cellulaire est abondant; elle s'agglomère dans les organes et les tissus, et cette agglomération a souvent pour résultat l'atrophie des viscères, mais plus fréquemment leur compression et le trouble de leurs fonctions. La matière graisseuse accumulée dans le médiastin rétrécit la capacité du thorax, rend les poumons moins volumineux par la compression qu'elle y exerce, et produit dans la respiration une gêne d'autant plus intense que l'embonpoint est plus considérable. Sous l'influence de cette espèce de diathèse graisseuse, le cœur et les organes abdominaux, mais surtout le foie, acquièrent beaucoup de volume. Ce dernier viscère devient parfois énorme. Enfin l'obésité a pour conséquence de rendre les mouvements difficiles, lents et pénibles; le sommeil lourd et profond, la digestion active et énergique; de déterminer, lorsqu'on se livre au moindre exercice, l'essoufflement et une transpiration abondante et huileuse, et de diminuer l'activité des organes génitaux.

Le tempérament lymphatique prédispose à l'obésité,

mais nous ne pensons pas que cette dernière, contrairement à l'opinion de quelques auteurs, puisse être amenée par l'équitation. Les observations que nous avons pu faire dans l'infanterie et la cavalerie, nous permettent d'établir qu'il n'y a guère plus d'obèses dans cette dernière arme que dans la première.

Quoi qu'il en soit, l'obésité donne naissance à une imminence morbide, qu'il faut combattre par des moyens actifs. On conseillera les exercices fréquents du corps poussés jusqu'à la fatigue, les travaux manuels, la marche prolongée, enfin tous les exercices qui ont pour but le développement des muscles et la diminution du tissu graisseux. On devra joindre à ces moyens une alimentation peu substantielle, l'usage des boissons acides et l'emploi, de temps en temps, de quelque laxatif. Les féculents n'entreront qu'en très-faible quantité dans le régime, et on interdira d'une manière absolue l'usage de la bière.

Nostalgie. — La nostalgie, qui est presque toujours amenée par les regrets que cause l'éloignement du pays natal et de la famille, et par le désir incessant et violent qu'on a de les revoir, constitue, lorsqu'elle n'est pas très-intense, un état qui n'est pas la maladie et qui est compatible encore avec la santé, mais qui établit l'imminence morbide. La nostalgie, arrivée à un certain degré d'intensité, ne tarde pas à produire des troubles dans toute l'économie : sous son influence, les facultés intellectuelles s'affaiblissent, les fonctions digestives languissent, le sommeil, l'appétit et la force musculaire se perdent, la défécation se fait mal, le teint devient pâle et jaunâtre, et le caractère sombre. A tous ces symptômes se joint un amaigrissement général amené par une espèce de consomption nerveuse. Lorsque cet état se prolonge, il finit par déterminer une foule de maladies dont la plus fréquente est la fièvre typhoïde.

Dans l'armée ce sont généralement les Normands, les Bretons, les Corses et les Vendéens qui sont le plus sujets à la nostalgie. Cette maladie, qui est assez fréquente chez les militaires, est cause d'un grand nombre de décès. A la suite de grandes privations, de revers, de désastres, elle peut devenir comme épidémique et porter au suicide.

Les moyens qui pourraient combattre cette affection ne sont pas toujours faciles à employer dans l'état militaire, mais il en est pourtant qui sont praticables. Les voici : On cherchera à placer les conscrits, à leur arrivée au corps, autant que possible, avec des soldats du même pays formés aux habitudes et à la discipline militaire. Cette précaution, en permettant aux individus prédisposés à la nostalgie de vivre en compagnie de compatriotes qui parlent la même langue, et de s'entretenir avec eux de leur famille et de leur pays, contribuera insensiblement à les habituer à leur nouveau genre de vie et à dissiper le chagrin qui les mine. La bienveillance, la douceur, les paroles affectueuses, la sollicitude de la part des chefs à leur égard viendront ensuite concourir heureusement à relever leur moral affecté.

Si la maladie persiste, un congé donné à propos aura constamment pour résultat l'amélioration de la santé, s'il n'amène la guérison de la nostalgie. La promesse d'un congé de convalescence dans le cours d'une affection grave survenue à la suite de la nostalgie, produit aussi presque toujours un bon effet. On joindra aux moyens précédents les exercices modérés, les distractions et la gymnastique.

CHAPITRE VIII.

DE LA CONVALESCENCE.

La convalescence est un état intermédiaire entre la maladie et la santé, qui survient après la première et finit avec le retour de la dernière.

La convalescence présente des caractères différents, suivant que les maladies auxquelles elle succède ont été aiguës ou chroniques, de courte ou de longue durée, et selon que le traitement mis en usage pour les combattre a été plus ou moins actif.

Maladies aiguës. — La convalescence est d'autant plus longue et pénible que les maladies aiguës après lesquelles elle survient ont été plus graves, plus générales et ont nécessité l'emploi de moyens débilitants, tels qu'émissions sanguines, purgatifs, vésicatoires, diète sévère et prolongée, etc. Elle est d'autant plus courte et franche que la maladie aiguë a cédé à un traitement plus simple.

Quoi qu'il en soit, la convalescence qui succède aux maladies aiguës se manifeste par des signes ou caractères que nous allons énumérer, et dont un des premiers est la cessation des symptômes locaux et généraux de la maladie. Le pouls devient faible et lent, mais il est susceptible de s'accélérer sous l'influence de la moindre excitation ; la peau est plus souple et plus halitueuse ; l'altération profonde des traits du visage, amenée par la maladie et la souffrance, se dissipe insensiblement pour faire place bientôt à une physionomie naturelle et expansive, et à un regard plus vif, qui expriment le bien-être dont le convalescent commence à jouir. Les fonctions intellectuelles se réveillent, le sommeil devient calme, profond et réparateur. La face, qui conserve pendant une grande partie de la convalescence une certaine pâleur, se colore par moments, sous l'influence de la moindre émotion et du plus léger mouvement ; la susceptibilité des organes des sens est augmentée ; enfin l'appétit se développe peu à peu et se fait parfois vivement ressentir ; toutes les fonctions se régularisent insensiblement et les forces s'accroissent par degrés. Tels sont à peu près les signes qui, par leur manifestation progressive, annoncent que la convalescence est déclarée.

Maladies chroniques. — La convalescence qui survient

à la suite des maladies chroniques ne présente jamais des
caractères bien tranchés; elle a presque toujours une
marche irrégulière, et ses progrès lents et insensibles la
rendent si peu apparente, qu'elle se confond avec la maladie, dont il est parfois difficile de la distinguer. Longue
et rebelle, ce n'est qu'au prix de soins assidus et prolongés
et d'un régime sévère surtout qu'elle pourra s'établir et
marcher franchement. Le moindre excès de nourriture
suffit pour déterminer des rechutes dont l'issue est souvent fatale.

Les maladies, en général, ayant pour résultat l'affaiblissement de l'organisme et par conséquent des fonctions
organiques, il s'ensuit que la convalescence, pour ramener celles-ci à leur état normal, doit leur faire nécessairement éprouver des modifications qui méritent d'être considérées dans chaque organe ou appareil important.

Appareil digestif. — L'un des premiers signes de la
convalescence, c'est la faim; elle est quelquefois vive dès
le début, et se fait ressentir à des moments assez rapprochés de ceux où elle a été satisfaite; excessive parfois, il
devient difficile de la modérer, et ce besoin impérieux est
le plus grand écueil de la convalescence. En effet, c'est
presque toujours aux excès de nourriture auxquels se
livrent les convalescents, malgré les sages conseils qu'on
leur donne, que sont dues les rechutes. On doit généralement n'augmenter les aliments qu'insensiblement et par
petites quantités. Néanmoins, on devra tenir compte du
degré de force de la constitution de l'individu, de l'énergie ou de la faiblesse avec laquelle les fonctions digestives
s'accomplissent chez lui, de son appétit actuel, de celui
qu'il possédait avant d'être malade, et proportionner l'alimentation à ces divers états.

La convalescence peut être considérée comme franche
lorsque les aliments désirés sont digérés avec facilité et
qu'ils font éprouver un sentiment de bien-être, tout en
imprimant d'une manière progressive un certain degré

de force à l'organisme. A ces indices, il faut ajouter le maintien de l'appétit et l'existence d'une constipation légère qui accompagne toujours la convalescence de bon aloi.

Lorsque la convalescence est fausse, l'appétit est peu prononcé, et l'on éprouve le désir, sans besoin réel, d'une foule d'aliments divers, dont on se dégoûte presque aussitôt qu'on en fait usage. Leur ingestion, d'ailleurs, ne produit aucune impression agréable sur l'estomac. Enfin, la digestion est lente, pénible, suivie de ballonnement, de rapports acides, de chaleur à la peau, de mouvements fébriles, de flactuosités et de diarrhée.

Absorption. — L'absorption étant très-active dans la convalescence, on se rend compte de l'effet fâcheux de l'humidité sur les convalescents et de la facilité qu'ils ont à contracter des maladies miasmatiques.

Circulation. — Elle est lente et variable; le pouls ne donne guère que 40 à 50 pulsations par minute; mais, à la suite de la plus légère fatigue, de la moindre émotion, et par le seul fait de la digestion, il peut s'élever à 100 et même 110 pulsations. C'est ce qui explique ces alternatives de coloration et de pâleur du visage. Les émissions sanguines, la diète prolongée, la médication révulsive que les maladies ont pu nécessiter, amènent la diminution des globules du sang et, par suite, la bouffissure de la face, l'œdème des jambes et la prédisposition aux hydropysies.

Respiration. — La respiration est généralement un peu gênée, et le moindre mouvement, le plus léger exercice, l'action surtout de monter, causent des palpitations de cœur et un essoufflement plus ou moins intenses.

Sécrétions. — Les urines, quoique plus abondantes, sont encore un peu colorées et laissent déposer un léger sédiment rougeâtre; mais elles reviennent peu à peu à leur état normal, et présentent bientôt les caractères qu'elles avaient dans l'état de santé. Les sueurs qui surviennent dans le cours de la convalescence, et qui vont toujours en s'affaiblissant, sont favorables et procurent un état de bien-être. A la suite des maladies graves, des affections éruptives surtout, il n'est pas rare d'observer la desquamation de l'épiderme et la chute des cheveux.

Génération. — Les désirs vénériens se réveillent dans la convalescence, et sont suivis parfois de pollutions nocturnes, qui pourraient devenir nuisibles par leur fréquence, mais qui le plus ordinairement ne produisent aucun effet fâcheux sur l'organisme, surtout lorsqu'elles sont dues à la plénitude des vésicules séminales.

Fonctions de relation. — Les facultés intellectuelles sortent de leur engourdissement, mais elles sont encore bien faibles, et leur exercice fatigue beaucoup le convalescent. Après la fièvre typhoïde, elles sont lentes à se rétablir, et les individus qui sont convalescents de cette dernière affection restent souvent pendant plusieurs mois plongés dans une espèce de stupeur. La faiblesse musculaire étant très-prononcée dans les convalescences qui succèdent à des maladies qui ont été graves et de longue durée, les mouvements sont lents, difficiles et peu assurés. La marche est chancelante et suivie de tremblement des membres.

Les organes des sens sont d'abord vivement impressionnés par les agents extérieurs, mais ils s'habituent bientôt à leur action et reviennent progressivement à leur état normal. Le goût est un peu altéré, et il lui faut quelque temps avant qu'il soit impressionné par les substances sapides de la même manière qu'il l'était dans l'état de santé.

Le sommeil, dans la convalescence est d'une nécessité absolue. Aussi doit-on chercher tous les moyens qui peuvent l'amener naturellement; lorsqu'il est calme et d'une assez longue durée, il est excessivement réparateur, et hâte le retour à la santé.

Règles hygiéniques. — La convalescence exige une foule

de soins et de précautions qui doivent être rigoureusement observés pour éviter les rechutes et obtenir un prompt rétablissement. Ainsi, le convalescent devra ne pas s'exposer au frais, à l'humidité et aux courants d'air, dont l'influence produit toujours de fâcheux effets sur l'économie ; il aura soin, pour neutraliser l'action de ces agents, de se couvrir de vêtements chauds, de porter de la flanelle, et de mettre à ses pieds, qui ont une grande tendance à se refroidir, des bas de laine, d'entretenir dans son logement une température de 15 à 18 degrés, et d'y renouveler fréquemment l'air. Il ne se livrera à l'exercice modéré de la promenade que dans le courant de la journée, la fraîcheur du matin et celle du soir lui étant contraires. Enfin, le convalescent portera une attention toute particulière à son alimentation, car c'est du régime en partie que dépend la consolidation de la convalescence. En effet, un excès de nourriture, l'ingestion seule d'un aliment d'une difficile digestion amènent des rechutes qui sont toujours graves. Tandis que la sobriété, un régime convenablement dirigé et en rapport avec les forces organiques, hâte le rétablissement et le rend stable.

M. Reveillé-Parisse a si bien indiqué les règles à suivre dans la convalescence, sous le rapport de l'alimentation, que nous ne saurions mieux faire que de les rapporter ici.

« 1° Proportionner la nourriture, non à la faim du convalescent, mais à la faculté digestive de l'estomac ; 2° manger peu et souvent ; 3° soumettre longtemps les aliments à la mastication ; 4° choisir les aliments les plus en rapport avec la tolérance gastrique et consulter pour ce choix les habitudes individuelles, en tant qu'elles ne sont pas nuisibles. »

Après les maladies aiguës dont la durée a été longue, les aliments doivent être donnés en petites quantités, qu'on augmentera progressivement. On commencera d'abord par un peu de bouillon de veau, qu'on mêlera ensuite avec du bouillon de bœuf; plus tard ce dernier sera donné seul, puis on en viendra aux petits potages, faits avec la semoule ou du tapioca, qu'on répétera un certain nombre de fois dans la journée; on y joindra des fruits cuits, tels que pruneaux, pommes, etc. Au bout de quelques jours, on permettra des œufs frais *à la coque*, des épinards ensuite, auxquels succéderont le poisson grillé et le poulet rôti; enfin, dans une autre période, ces derniers aliments seront remplacés par des viandes plus nourrissantes, telles que celles de veau, de mouton ou de bœuf, grillées ou rôties. Un peu de vin de Bordeaux coupé viendra compléter le régime qui ne devra être augmenté qu'à mesure que les forces digestives feront des progrès.

L'usage d'un peu de vin de quinquina, lorsque la convalescence est bien prononcée, produit un bon effet. Il développe les forces et sert en même temps à réprimer les sueurs, trop copieuses, qui, par leur persistance, pourraient affaiblir beaucoup l'organisme. Le quinquina, par ses propriétés toniques, imprime aux organes une certaine tonicité qui les rend plus aptes à accomplir leurs fonctions et à résister aux influences des modificateurs.

La constipation, assez habituelle chez les convalescents, doit être combattue à l'aide de lavements et de boissons rafraîchissantes.

Les bains que les convalescents sont assez portés à prendre ne conviennent pas dès le début de la convalescence; l'affaiblissement qu'ils produisent, le refroidissement presque inévitable qu'ils occasionnent à la sortie de l'eau, les rendent nuisibles. Ce n'est que plus tard, alors que le rétablissement est prononcé, qu'ils sont utiles; et devra-t-on encore les rendre alcalins ou gélatineux, ne pas les prolonger et les faire suivre de frictions sèches sur la peau, faites soit avec la main, soit à l'aide d'une brosse douce ou d'un morceau de flanelle. Le linge dont on se servira pour essuyer le corps devra être très-chaud.

Le séjour à la campagne, s'il était possible, dans un endroit bien exposé et où l'air serait pur, contribuerait puissamment à activer la convalescence et à ramener la santé.

L'empereur, dans sa sollicitude incessante pour le bien-être de l'ouvrier, vient d'ordonner la construction d'un établissement dans le bois de Vincennes, qui sera destiné aux ouvriers convalescents. Cette mesure si paternelle du chef de l'Etat est appelée à rendre de grands services aux classes ouvrières.

SALLES DE CONVALESCENTS.

Dans l'armée, il y a une douzaine d'années, les militaires qui n'étaient pas envoyés en congé dans leur famille, à leur sortie de l'hôpital, étaient obligés de passer leur convalescence dans les casernes, où, soumis sans transition à l'ordinaire de la troupe et logés dans les mêmes chambres que les hommes bien portants, ils ne pouvaient se rétablir qu'imparfaitement. Le nombre des rechutes était-il considérable aussi à cette époque !

Depuis, on a créé dans chaque quartier des salles de convalescents, dont l'utilité devient tous les jours plus appréciable. Les hommes admis dans ces salles ont un ordinaire à part, combiné de manière à ce qu'il convienne à leur état de santé; ils ont, en outre, une ration de vin et de riz. Là, éloignés de tout foyer d'infection, logés dans des salles bien aérées et bien exposées, délivrés de ce triste tableau des souffrances humaines, que présente une salle d'hôpital, ces militaires trouvent dans la société de leurs camarades des distractions qui viennent relever leur moral affaibli, et contribuer, avec les soins et le régime, à leur rétablissement, qui, dans d'autres conditions, aurait pu se faire attendre longtemps.

Les salles des convalescents rendent des services réels ; mais elles laissent encore un peu à désirer sous le rapport de l'exposition et de la disposition.

Il serait à désirer qu'on pût former dans les villes où il y a une nombreuse garnison ou dans chaque division militaire, des établissements destinés à recevoir les militaires convalescents. Ces établissements, qui devraient être situés sur un terrain un peu élevé, planté d'arbres, bien exposé, et placé en dehors des habitations et des villes, permettraient aux soldats qui ne peuvent aller en congé, soit parce qu'ils sont trop éloignés de leur pays, soit parce qu'ils appartiennent à des familles trop pauvres pour les recevoir et leur donner des soins convenables, de se rétablir plus promptement. Cette mesure entraînerait, sans doute, d'assez fortes dépenses, mais elle aurait l'avantage de procurer un plus grand nombre de guérisons, d'abréger la durée de la convalescence, celle du séjour dans les hôpitaux, et de diminuer surtout le chiffre des rechutes assez élevé encore aujourd'hui.

DEUXIÈME PARTIE.

—

MATIÈRE DE L'HYGIÈNE.

Circumfusa, choses environnantes.

—

CHAPITRE I.

DES INFLUENCES SIDÉRALES.

Les anciens attribuaient superstitieusement aux astres une foule d'influences dont on a fait justice aujourd'hui. On n'admet plus maintenant que les influences qui sont appréciables, ou qui, sans être très-sensibles, peuvent néanmoins exercer quelque effet indirect sur nous. Ainsi, l'action du soleil sur la terre, et conséquemment sur les êtres vivants qui l'habitent, est incontestable. Elle nous est rendue manifeste par les alternatives du jour et de la nuit, alternatives qui dépendent de la rotation d'occident en orient de notre globe sur lui-même, en vingt-quatre heures, espace de temps pendant lequel il présente toutes ses faces au soleil. Il résulte de cette rotation que lorsqu'il est midi dans un lieu, il est minuit au nadir ou au-dessous de ce lieu.

Outre ce mouvement diurne, la terre opère une révolution annuelle et tourne autour du soleil en 365 jours

5 heures 48 minutes 51 secondes, en décrivant une courbe, appelée ellipse, et en conservant toujours dans la même direction son axe, qui est incliné sur le plan de l'écliptique de 23° 1/2. Dans cette course annuelle, elle présente alternativement ses deux pôles au soleil, le pôle nord au solstice d'été, le pôle sud au solstice d'hiver. Ces différentes positions de la terre par rapport au soleil font qu'elle n'est pas toujours également éloignée de cet astre, qui, du reste, n'occupe pas le centre de l'ellipse qu'elle décrit, mais un point qui se trouve sur le plus grand diamètre de cette même ellipse, et qu'on nomme foyer. Il y a environ un million de lieues entre la plus grande distance de la terre au soleil et la plus petite. C'est dans l'hiver que la terre est le plus rapprochée du soleil, et dans l'été qu'elle en est le plus éloignée. Dans le premier cas, l'axe de la terre étant plus incliné, les rayons solaires nous arrivent plus obliquement; dans le second cas, cet axe étant moins incliné, les mêmes rayons nous arrivent plus perdendiculairement. Ceci explique la différence de température de ces deux saisons, de même que la durée des jours, plus courte en hiver, et plus longue en été.

DES SAISONS ET DE LEUR INFLUENCE SUR L'ORGANISME.

La position de notre globe vis-à-vis de l'astre qui le régit, détermine les quatre saisons de l'année; le printemps, qui commence à l'équinoxe du printemps; l'été, au solstice d'été; l'automne, à l'équinoxe d'automne; et l'hiver, au solstice d'hiver.

Pour mieux expliquer les saisons, on suppose ordinairement que c'est le soleil qui tourne autour de la terre quoique ce soit le contraire qui arrive. Nous ne saurions faire mieux que de nous conformer à cette habitude. Dans cette supposition, le soleil arrive deux fois dans l'année à l'équateur; il y est le 21 mars, époque de l'équinoxe du printemps, mais il s'en éloigne peu à peu, s'avance dans notre hémisphère jusqu'au tropique du cancer, où il semble s'arrêter; cela a lieu le 22 juin, jour du solstice d'été; c'est le moment où il est en apparence, le plus près de nous et où ses rayons sont le plus perpendiculaires; à cet endroit, qui est son extrême limite, il est éloigné de la ligne équatoriale de 23 degrés 28 secondes. De notre tropique le soleil revient insensiblement vers l'équateur, où il arrive le 21 septembre (équinoxe d'automne); il s'en éloigne ensuite, passe dans l'autre hémisphère, arrive dans le tropique du capricorne le 22 décembre, jour du solstice d'hiver. C'est le moment où ses rayons tombent à plomb dans cette partie de l'autre hémisphère, tandis qu'ils sont alors le plus obliques pour nous. Il est également éloigné de l'équateur, comme au solstice d'été, de 23 degrés 28 secondes; il revient de là à la ligne, le 21 mars, après avoir décrit tout l'écliptique et accompli l'année tropique.

Sous le rapport de la température, on a divisé la terre en cinq zones. La zone torride, comprise entre les deux tropiques; les deux zones tempérées, s'étendant des tropiques aux cercles polaires, et les deux zones glaciales, s'étendant des cercles polaires aux pôles.

Sous l'équateur les jours et les nuits sont toujours égaux; aux cercles polaires il n'y a plus, pour ainsi dire, qu'un jour de six mois et une nuit d'égale durée.

Les alternatives du jour et de la nuit, comme la succession des saisons, produisent sur l'organisme des modifications, sinon très-sensibles, du moins assez appréciables.

La nuit favorise plutôt qu'elle ne détermine le sommeil, repos indispensable à l'homme pour réparer ses forces un peu épuisées par l'exercice actif auquel ont été soumis, dans la journée, ses principaux appareils et systèmes, et exerce une sorte d'influence débilitante sur un assez grand nombre de fonctions. Ainsi, la respiration, la circulation, la digestion sont plus lentes, les urines plus rares, la transpiration moins abondante, la quantité d'acide carbonique expiré moins considérable, les fonctions cérébrales plus paresseuses, le système musculaire et les sens moins actifs et la sensibilité plus obtuse. Plusieurs de ces modifications s'expliquent par la fatigue de la journée.

C'est pendant la nuit que les souffrances des malades augmentent, que les exacerbations des maladies, soit aiguës, soit chroniques, se déclarent et atteignent leur maximum d'intensité, que se manifestent les crises, que la plupart des décès surviennent, et, par une coïncidence qu'on ne peut s'empêcher de remarquer, c'est aussi dans la nuit que la majorité des naissances a lieu.

INFLUENCE DES SAISONS SUR L'HOMME.

Chaque saison imprime à l'économie des modifications diverses : au printemps, la chaleur vivifiante du soleil, en augmentant les forces vitales, vient rendre les fonctions en général plus actives. C'est l'époque aussi où le maximum des conceptions est atteint, ce qui porte la majorité des naissances au mois de février. M. Villermé a prouvé, en se basant sur la statistique, le calcul et l'observation (*Annales d'hygiène*), le rapport qui existe entre les conceptions et le printemps. L'influence de cette saison sur les conceptions est si bien marquée que, suivant la latitude, elles sont avancées ou retardées. Ainsi, en deçà du 45e degré de latitude nord, le maximum des conceptions est en janvier et février, tandis qu'au-delà du 49e degré, il est en mai et juin. Dans l'autre hémisphère, où la succession des saisons est inverse, la majorité des conceptions a également lieu au printemps qui correspond au mois d'octobre, de novembre et de décembre. En cela, l'homme, quoique apte à procréer en toute saison, subit en partie la même influence que les animaux, dont l'accouplement a lieu, comme on le sait, au printemps. Ajoutons que les maladies qui se déclarent à cette saison sont les fièvres éruptives, les fièvres intermittentes, les pleurites, les affections inflammatoires de l'appareil respiratoire et les angines.

L'été produit des modifications qui consistent principalement dans l'augmentation de l'exhalation cutanée, dans l'accélération de la respiration et de la circulation, accélération qui alterne avec le ralentissement de ces mêmes fonctions, lorsque la chaleur a provoqué d'abondantes sueurs; dans la diminution des urines, des sécrétions intestinales et des muqueuses en général. A ces effets, il faut ajouter l'augmentation assez notable de la bile, la turgescence de la peau, vers laquelle affluent les liquides. L'été est l'époque où se manifestent les congestions cérébrales, les inflammations gastro-intestinales, les affections de l'appareil biliaire, celles de la peau et les apoplexies.

Dans l'automne, les fonctions se régularisent, l'exhalation cutanée diminue, les urines deviennent plus abondantes, de même que les sécrétions des muqueuses ; mais, vers la fin de cette saison, le froid et l'humidité, en refoulant le sang de la périphérie au centre, et en impressionnant la muqueuse des bronches d'une manière fâcheuse, causent des maladies, telles que bronchites, pneumonies, pleurésies. C'est aussi la saison où les décès par phthisie pulmonaire sont nombreux, et où les fièvres intermittentes paludéennes exercent le plus de ravages.

Dans l'hiver, toutes les forces semblent se concentrer sur les organes des cavités thoracique et abdominale. Sous l'influence du froid, la respiration devient plus fréquente, la sécrétion urinaire plus abondante, la digestion plus énergique, et l'hématose plus active. L'organisme présente un certain degré de force et de vigueur qui permet à l'homme de lutter contre l'intensité du froid, et de supporter mieux les fatigues ; mais le froid humide qui se manifeste vers la fin de l'hiver aggrave les maladies qui s'étaient déclarées précédemment, et en détermine d'autres qui prennent souvent un caractère très-grave. La dernière période de l'hiver est celle où il survient le plus grand nombre de décès. Les maladies qui dominent le plus en hiver sont principalement les inflammations franches des voies respiratoires, telles que pneumonies, pleurites, bronchites. Viennent ensuite les rhumatismes et l'apoplexie qui est presque aussi fréquente qu'en été.

INFLUENCE DE LA LUNE.

La lune, à cause de sa proximité de la terre, dont elle n'est éloignée que de 86,000 lieues, a été considérée, dès les temps les plus reculés, comme exerçant des influences nombreuses sur l'atmosphère, sur la végétation, sur la germination des graines, la croissance des plantes, sur la santé, etc., etc. De ces croyances, plusieurs ont été abandonnées, mais il en reste un assez grand nombre, auxquelles on attache encore aujourd'hui une certaine importance. Nous ne devons nous occuper ici que des influences qui peuvent modifier, soit l'atmosphère, soit l'organisme.

Il est parfaitement reconnu aujourd'hui que c'est à l'action combinée de la lune et du soleil que sont dues les marées ainsi que les variations diurnes et régulières de la pesanteur atmosphérique. D'après les observations faites pendant de longues années en Allemagne, par Pilgram et Schübler, il résulterait, en outre, que le maximum du nombre des jours de pluie a lieu entre le premier quartier et la pleine lune, et le minimum, entre le dernier quartier et la nouvelle lune.

Suivant les mêmes observateurs, le rapprochement ou l'éloignement de cet astre de la terre déterminerait des chutes de pluies plus fréquentes dans le premier cas que dans le second. Dans une période de vingt-huit ans, Schübler a trouvé qu'il a plu, pendant les sept jours les plus voisins du périgée, 1,169 fois, et pendant les sept jours les plus voisins de l'apogée, 1,096 fois. Sur cent observations faites par Pilgram, il résulte aussi qu'il y a eu, pendant le périgée, trente-six jours de pluie, et pendant l'apogée, vingt jours seulement. D'après les tables de Schübler, les vents du sud et d'ouest soufflent plus fréquemment en Allemagne, depuis la nouvelle lune jusqu'au premier octant, tandis que dans le dernier quartier ce sont les vents d'est et de nord qui règnent. Toaldo, qui s'est livré à de nombreux calculs au sujet de l'influence lunaire, a trouvé qu'il y avait, sur sept nouvelles lunes, six changements de temps; sur six pleines lunes, cinq; sur trois quartiers, deux; sur six périgées, cinq; sur cinq apogées, quatre.

Suivant des observations faites pendant vingt ans, à Viviers, sur la hauteur du baromètre, à midi, par M. Flaugergues, la lune aurait, selon ses phases, une influence sur la colonne de mercure. Il résulte, en effet, des recherches de cet observateur, que le minimum de hauteur présenté par le baromètre, et qui est de 754 mill. 79, correspond au deuxième octant; que son maximum, qui est de 756 mill. 23, correspond au second quartier; qu'à l'apogée, le baromètre est à 755 mill. 73, et au périgée à 754 mill. 73. Ces observations, qui ont été confirmées par les recherches de M. Bouvard, corroborent celles de Schübler et de Pilgram. Effectivement, il pleut quand le baromètre descend, et il fait beau lorsqu'il remonte. Les pluies arrivent ordinairement par les vents du sud et d'ouest, tandis que ceux qui viennent de l'est et du nord amènent le beau temps. En considérant la coïncidence des changements de temps avec les phases lunaires, coïncidence que toutes les observations que nous venons de citer démontrent, on ne peut guère s'empêcher de reconnaître que la lune exerce une action réelle, quoique faible, sur notre atmosphère.

On a attribué au satellite de la terre des influences nombreuses sur l'homme et les animaux. D'après Pline, Tibère ne se faisait couper les cheveux qu'aux nouvelles lunes, dans la croyance que c'était le moment le plus favorable pour les faire croître et les empêcher de tomber. Varron, pour le même motif, ne se laissait pratiquer cette opération que dans la pleine lune.

Dans des temps déjà bien éloignés de nous, des médecins, tels que Hippocrate, Empédocle, Galien, etc., croyaient à l'influence de la lune sur les maladies. Aristote, Caton, Pline et Varron ont partagé la même opinion. La doctrine des crises, fondée par Hippocrate, semble tirer son origine des phases lunaires. Quoique cette théorie ait donné lieu à de vives controverses, elle a compté chez les anciens et compte encore chez les modernes de nombreux partisans. Dans sa doctrine, le père de la médecine, admettant que les changements dans les maladies arrivent le septième jour, les septenaires étaient-ils considérés aussi comme des jours critiques par excellence. Galien a attribué les crises reconnues par Hippocrate à l'influence des phases lunaires. La menstruation était considérée par les anciens comme dépendante de l'influence lunaire. De là le nom de *lunes*, dont on s'est servi pour désigner la période menstruelle. Cette croyance des anciens, qui a longtemps prévalu, est partagée encore par quelques modernes.

Les accès d'épilepsie, d'hystérie et d'autres maladies nerveuses ont été également attribuées à cette même influence. Aussi ceux qui étaient atteints de ces affections étaient-ils désignés sous le nom de *lunatiques*. Frédéric Hoffmann, Sauvages, Bruce, Mead, citent beaucoup d'exemples d'accès d'épilepsie survenus pendant la pleine lune. Vanhelmont, Floyer, Bernett signalent la coïncidence qui existerait entre les accès d'asthme et les périodes lunaires. Des hémorrhagies revenant aux nouvelles lunes ont été observées par Musgrave et Pitcarn. Dans les Indes orientales, plusieurs médecins, et, entre autres, Lind et François Balfour, ont considéré les phases lunaires comme exerçant une grande influence sur les fièvres intermittentes et la mortalité. D'après Jacques Lind, ce serait aux époques des pleines et des nouvelles lunes que les accès fébriles accompagnés de symptômes pernicieux se manifesteraient avec le plus d'intensité. Cette influence serait augmentée beaucoup, lorsqu'aux équinoxes l'action du soleil vient se joindre à celle de la lune. Ces faits sont si fréquents dans ces contrées, qu'ils sont reconnus par tous les habitants, ajoute l'auteur que nous venons de citer.

Suivant Baillou, Ramazzini et Diemerbroeck, la lune ne serait pas non plus sans influence sur les épidémies. Dans la peste qui se déclara en 1636, à Noyon, Diemerbroeck observa qu'elle exerçait plus de ravages pendant la nouvelle lune. De 1692 à 1694, Ramazzini remarqua aussi, dans une épidémie de fièvre pestilentielle avec pétéchies, qui régna en Toscane, que cette peste devenait plus intense après la pleine lune. Ces faits, rapportés par des médecins distingués ou célèbres comme ce dernier, et dont l'autorité a de l'importance, feraient présumer que l'opinion qui attribue à la lune une influence sur les maladies, n'est peut-être pas dénuée de fondement. M. Foissac, auquel nous avons emprunté une partie des détails qui précèdent, dit au sujet des influences lunaires sur les maladies : « Mais lorsqu'on trouve, au nombre des partisans de cette opinion, les noms de Galien, de Blaglivi, de Sthal, de Frédéric Hoffmann, de Mead, de Ramazzini, etc., il serait peu sage de tout nier, de tout rejeter sans examen. »

CHAPITRE XI.

DE LA CHALEUR.

La chaleur, soit qu'on la considère comme un fluide impondérable (système de l'émission), ou comme due à un mouvement vibratoire des molécules des corps chauds (système des ondulations), est répandue dans tous les corps de la nature, même les plus froids, où elle existe en plus ou moins grande quantité. Elle se propage par rayonnement et tend à mettre en équilibre de température les corps auxquels elle transmet ses rayons. Il est prouvé en physique que deux corps inégalement chauds, en échangeant leur calorique, finissent par acquérir la même température lorsque rien n'empêche l'émission de leurs rayons calorifiques, et qu'ils ne sont pas placés à une trop grande distance l'un de l'autre.

La chaleur provient de différentes sources. La combustion, le frottement, les combinaisons chimiques, etc., donnent lieu à un dégagement de calorique, mais c'est principalement du soleil que ce fluide émane. La chaleur que la terre reçoit de cet astre, dans le cours d'une année, est évaluée par chaque centimètre carré de sa surface à 231,675 unités par M. Pouillet. Ce savant physicien, a calculé que si cette quantité de chaleur était également répartie sur tous les points du globe, elle serait capable de fondre une couche de glace qui envelopperait la terre entière, et qui aurait une épaisseur de 30^{m}80, ou près de 31 mètres.

M. Pouillet a encore trouvé, par le calcul et par de savantes expériences, que chaque centimètre carré de la surface du soleil émet, en une minute, 84,888 unités de chaleur, quantité qui pourrait fondre en une minute une couche de glace qui envelopperait cet astre de toute part, et qui aurait une épaisseur de 11^{m}80, et, en un jour, une couche de 16,992 mètres, ou 4 lieues et demie.

La chaleur ou calorique se propage, sous forme de rayons, en ligne droite dans toutes les directions, autour des corps qui en absorbent plus ou moins, suivant leur pouvoir absorbant. Les rayons qui ne sont pas absorbés sont réfléchis, et, dans ce dernier cas, l'intensité du calorique réfléchi est subordonnée : 1° à la température de la source d'où il émane ; 2° à la distance de celle-ci à la surface réfléchissante ; 3° à l'obliquité des rayons calorifiques, lors de leur émission par le corps rayonnant. Tous les corps ne réfléchissent pas le calorique d'une manière égale, et leur pouvoir réflecteur varie selon chaque substance. Les métaux sont les meilleurs réflecteurs.

Le pouvoir absorbant des corps est en raison inverse de leur pouvoir réflecteur, mais il est égal à leur pouvoir émissif.

La propriété qu'ont les corps de transmettre le calorique se nomme conductibilité. Cette transmission, comme on l'a vu, s'opère par rayonnement. Tous les corps ne conduisent pas également la chaleur. On a nommé bons conducteurs ceux qui la transmettent facilement, tels sont les métaux ; et mauvais conducteurs ceux qui ne la propagent que faiblement, tels que le verre, les résines, le bois, etc. Après ces données, qui trouveront leur application plus tard, il est nécessaire de considérer, sous le rapport de la chaleur, le globe que nous habitons.

Outre la chaleur que la terre reçoit du soleil, elle en possède une dans son intérieur qui lui est propre, indépendante tout à fait de la première, et qui est le résultat de son incandescence primitive. Au-dessous de la surface du sol existe une couche qu'on trouve partout, dite invariable, parce qu'elle conserve toujours la même température, dans la même localité, et dont la profondeur augmente avec la latitude. Elle est située dans nos climats à 25 ou 30 mètres. Au-delà de cette couche, et à mesure que la profondeur progresse, la chaleur inhérente à la terre s'accroît de plus en plus. On admet généralement qu'elle augmente en moyenne de 1 degré pour 25 ou 30 mètres (M. Pouillet). A Paris, cette chaleur s'élève de 1 degré environ par 33 mètres de profondeur ; c'est ce qui a été constaté lorsqu'on a fait le puits artésien de Grenelle, qui a 648 mètres de profondeur à partir de la surface du sol, et donne de l'eau dont la température est de +27,7 degrés.

La température qui résulte de l'action de la chaleur solaire sur notre globe, varie beaucoup suivant les localités, et ces variations sont dues à de nombreuses influences, parmi lesquelles il en est une, l'altitude, qui se traduit toujours par un abaissement de température. En effet, il est reconnu que celle-ci décroît, dans les lieux situés à une certaine élévation au-dessus du niveau de la mer, dans une proportion qui varie suivant la latitude. Ainsi, elle diminue environ d'un degré, en moyenne, pour 220 mètres de hauteur dans les régions équatoriales, et, dans nos latitudes également d'un degré, pour 170 à 180 mètres d'élévation (M. Pouillet). La configuration des côtes maritimes, celle du sol, la végétation dont celui-ci est couvert, les montagnes, le voisinage des mers, les forêts, l'humidité de l'air entretenue par de vastes étendues d'eau, les différents vents qui règnent plus particulièrement dans certaines contrées, et la nature des terrains, sont autant de causes qui font augmenter ou diminuer la température. A ces causes, il faudrait joindre l'influence des saisons, dont nous avons déjà parlé, influence qui a pour résultat de faire décroître la température de l'équateur au pôle, d'un demi-degré, en moyenne, pour chaque degré de latitude. Ce décroissement s'explique par la marche du soleil qui, en quittant la ligne équatoriale pour s'avancer dans l'un ou l'autre hémisphère, envoie des rayons d'autant plus obliques qu'il s'éloigne de cette ligne.

Il résulte de la distribution de la chaleur à la surface du globe une température moyenne annuelle pour chaque localité, que le tableau suivant fait connaître pour un certain nombre de lieux.

TEMPÉRATURES MOYENNES A DIVERSES LATITUDES.

Abyssinie.	+ 31° 0	Paris.	+ 10° 8
Calcutta.	28° 5	Londres.	10° 4
Jamaïque.	26° 1	Bruxelles.	10° 2
Sénégal (Saint-Louis).	24° 6	Strasbourg.	9° 8

Rio-Janeiro.	25° 1	Genève.	9° 7
Le Caire.	22° 7	Boston.	9° 3
Constantine.	17° 2	Stockholm.	5° 6
Naples.	16° 4	Moscou.	5° 6
Mexico.	16° 6	Saint-Pétersbourg.	5° 5
Marseille.	14° 1	Mont Saint-Gothard.	— 1° 0
Constantinople.	15° 7	Mer du Groënland.	— 7° 7
Pékin.	12° 7	Ile Mellville.	— 18° 7

La plus haute température observée à la surface du globe a été de + 47° 4 à Esné, en Egypte, et la plus basse de — 56° 7, à Fort-Reliance, au nord de l'Amérique. Il y a entre ces deux extrêmes températures 104° 1 de différence entre les plus hautes et les plus basses températures observées sur différents points du globe.

La plus haute température observée à Paris a été de + 38° 4, le 8 juillet 1793, et la plus basse de —23° 5, le 24 décembre 1708.

TEMPÉRATURE DE L'HOMME.

La température de l'homme est de 37 degrés centigrades; outre cette chaleur, qui lui est propre et qui reste à peu près fixe sous les climats les plus opposés (il n'y a guère entre les individus qui habitent les pays les plus chauds et ceux qui habitent les pays les plus froids qu'une différence à peine d'un degré), il reçoit aussi du calorique du soleil, comme tous les autres corps de la nature. Il en reçoit également des corps qui l'environnent, de même qu'il peut leur en transmettre à son tour. Soumis aux mêmes lois physiques que les matières inertes qui tendent toujours à se mettre en équilibre de température entre elles, l'homme, suivant que les corps et les agents extérieurs avec lesquels il se trouve en rapport sont relativement plus chauds ou plus froids, verrait à chaque instant sa propre température augmenter ou diminuer, ce qui compromettrait sans cesse sa santé et son existence, s'il ne pouvait contrebalancer ces influences à l'aide de quelques fonctions qui lui permettent de réparer le calorique qui peut lui être soustrait et d'éliminer celui qu'il peut avoir en excès

La principale source de la chaleur humaine doit être recherchée dans l'acte de la respiration : l'air subit dans les poumons, au contact du sang, des modifications dans sa composition, qui se traduisent dans l'air expiré par une augmentation d'acide carbonique et d'eau, et par une diminution d'oxygène. Ces modifications seraient dues, suivant Lavoisier et les nombreux partisans de sa théorie, à la combinaison d'une partie de l'oxygène de l'air avec le carbone et l'hydrogène du sang, d'où résulterait la formation d'une certaine quantité d'acide carbonique et d'eau. Cependant ce dernier liquide, qu'on trouve en assez forte proportion dans l'air expiré, ne vient pas tout de cette source, il provient en majeure partie du sang. De cette double combinaison, espèce de combustion lente et humide, résulte un dégagement continuel de calorique qui entretient la température du corps humain. L'assimilation et la décomposition, actes qui constituent le travail de la nutrition, et les réactions chimiques qui ont lieu dans l'économie, sont aussi des sources abondantes de calorique, ce seraient même les seules qui alimenteraient le corps de l'homme, d'après la plupart des physiologistes de nos jours. L'oxygène, pour eux, serait par endosmose absorbé simplement par le sang ; l'acide carbonique se formerait dans les vaisseaux sanguins et se dégagerait par exosmose des poumons avec une certaine quantité d'eau du sang.

On a évalué en moyenne le calorique qui se produit chez l'homme, en vingt-quatre heures, à 2,500 unités de chaleur ou calories, chaleur capable de porter à l'ébullition 25 kilogrammes d'eau. (On entend par calorie la quantité de chaleur nécessaire pour élever d'un degré centigrade la température d'un kilogramme d'eau.) Cette masse de calorique se dissipe au-dehors. Le rayonnement et le contact des corps moins chauds en enlèvent une partie, mais ce sont surtout les exhalations cutanée et pulmonaire qui en sont les principales voies d'élimination, et en soustraient par conséquent la plus forte somme. Par suite de cette déperdition incessante de chaleur, la température du corps reste à peu près stationnaire et se maintient à + 27 degrés.

Résistance à la chaleur. — L'homme pouvant habiter la plupart des contrées du globe est exposé, dans celles qui sont très-chaudes, à supporter une température plus élevée que celle qui lui est propre, comme au Sénégal et en Egypte surtout, où l'on a vu le thermomètre monter à l'ombre à + 47 degrés. Ces températures excessives mettraient indubitablement la vie en danger, si, comme nous venons de le dire, il n'y avait dans l'organisme des fonctions capables de contrebalancer ce surcroît de calorique. Les fonctions qui ont cette propriété et qui contribuent le plus puissamment à éliminer la chaleur en excès, sont les exhalations pulmonaire et cutanée. En effet, ces exhalations, dont le produit principal est l'eau réduite à l'état de vapeur, enlèvent au corps des quantités considérables de calorique, dont les évaluations suivantes pourront donner une idée. La quantité d'eau qui s'évapore à la surface de la peau, en vingt-quatre heures, a été évaluée, en moyenne, à un kilogramme, et celle qui s'exhale des poumons, dans le même espace de temps, à quatre ou cinq cents grammes (Seguin). Cette quantité de vapeur d'eau contient une somme de calorique latent qui pourrait élever à plus de 800 degrés un égal poids d'eau.

Les transpirations de la peau et des poumons, qui règlent pour ainsi dire la température du corps humain, expliquent, par la déperdition de calorique qu'elles font éprouver à l'organisme, ces faits nombreux cités par les auteurs, et qui sont relatifs à des personnes qui, placées dans des étuves ou dans des fours chauffés à 93, 107 et et 115 degrés, ont pu résister à ces températures excessives pendant quelques minutes. Duhamel et Tillet rapportent que des servantes d'un boulanger ont pu rester, sans en être incommodées, près de douze minutes dans un four chauffé au degré voulu pour la cuisson du pain. Ces faits ont été confirmés plus tard par les expériences de Blagden, qui a vu un homme rester sept minutes dans une étuve à 93 degrés, et par celles de M. Berger, qui a vu également un individu supporter, pendant le même espace de temps, la température d'une étuve à 107 et 109 degrés. Dans tous ces cas, la résistance à la chaleur était due à l'abondance de la transpiration, qui ne peut s'effectuer, comme on le sait, qu'au détriment du calorique du corps. Il résulte de ceci que, plus les exhalations cutanée et pulmonaire sont actives, plus il y a de calorique éliminé de l'organisme, et, par conséquent, plus d'aptitude pour l'homme à résister à la chaleur. C'est Franklin qui, le premier, donna l'explication de ce phénomène, qui a quelque analogie avec celui qui a lieu dans les alcarazas, vases poreux dont on se sert dans les pays chauds pour faire rafraîchir l'eau. Pour obtenir ce résultat, on place ces vases à l'ombre, dans un endroit exposé à un courant d'air ; sous l'influence de ce dernier, l'eau qui suinte à travers les parois et qui se répand ainsi à leur surface externe s'y évapore promptement aux dépens du liquide intérieur, qui, perdant de cette manière une quantité notable de chaleur, se refroidit d'autant plus que l'évaporation est plus prolongée et plus intense. On obtient par ce moyen une eau très-fraîche et très-agréable à boire.

Résistance au froid. — L'homme possédant presque toujours une température supérieure à celle des corps qui l'environnent et des milieux où il vit, ferait, surtout dans les saisons froides, soit par contact, soit par rayonnement, une perte considérable de calorique qui amènerait un refroidissement général incompatible avec la vie, si l'organisme n'avait à opposer à cette tendance une production plus grande de chaleur. Cette production est due à l'activité qu'imprime le froid à la respiration, au dégagement plus intense d'acide carbonique qui en est la conséquence, et à l'air qui, devenant plus dense sous l'influence d'une basse température, s'introduit sous un même volume en plus grande quantité dans les poumons. Il résulte de ce dernier phénomène que, dans un temps donné, il y a plus d'oxygène absorbé, plus d'acide carbonique formé et par conséquent plus de calorique produit. Les expériences de M. Letellier sur les animaux prouvent que les quantités d'acide carbonique sont d'autant plus élevées que la température est basse.

L'activité de la digestion, les aliments que l'on prend en proportion plus forte dans l'hiver et qui fournissent de nombreux matériaux combustibles, concourent aussi au développement de la chaleur humaine. Les vêtements plus chauds et plus épais dont on se couvre lorsqu'il fait froid contribuent, en modérant le rayonnement, au maintien de cette chaleur. Ajoutons que la transpiration cutanée, source d'une déperdition considérable de calorique, étant réduite à son minimum, la suppression de cette voie d'élimination favorise singulièrement la conservation de la température du corps. Telles sont les principales causes qui augmentent et conservent la chaleur du corps et permettent à l'homme de résister à des froids intenses. La résistance au froid s'établit, du reste, insensiblement, et est subordonnée à l'âge, au tempérament et à la constitution des individus.

INFLUENCE DE LA CHALEUR SUR L'HOMME.

L'action de la chaleur sur l'homme, soit artificielle, soit solaire, a pour effet d'accélérer la circulation, d'augmenter la fréquence et la force du pouls, de produire à la surface de la peau une sueur abondante, d'activer la respiration et de la rendre parfois si fréquente, qu'elle devient gênée et anxieuse, et d'opérer enfin la dilatation de nos liquides et de nos solides. Ces phénomènes sont suivis d'excitation et d'agitation générales, d'oppression, de gêne, de malaise, de l'afflux du sang vers la tête et les poumons et de turgescence de la peau, où les liquides affluent.

L'action directe de la chaleur solaire sur l'homme peut déterminer des accidents qui seront d'autant plus graves que l'exposition au soleil aura été plus prolongée. Parmi les maladies produites par l'insolation, on doit citer : l'érysipèle de la face et du cuir chevelu, le tétanos, les méningites, les apoplexies, etc. En Afrique, dans des expéditions faites à l'époque des chaleurs, des soldats ont été frappés de mort subite, et d'autres ont été atteints de méningites très-graves.

Règles hygiéniques. — On doit éviter de s'exposer sans nécessité à la chaleur; mais lorsque cela n'est pas possible, comme dans l'état militaire, où il faut quelquefois, à cause des exigences du service, franchir de grandes distances au moment des fortes chaleurs, il est nécessaire, dans ce cas, de prendre des précautions qui puissent atténuer l'action qu'exerce la chaleur sur nos organes. En route, les militaires ne devront pas être gênés dans leurs vêtements; il leur sera permis de dégrafer le collet de l'habit, de déboutonner celui-ci et d'ôter même parfois le col; ils s'abstiendront de boire de l'eau fraîche, ou ils n'en prendront, lorsque la soif sera par trop vive, que par gorgées, en ayant soin de la retenir un moment dans la bouche, afin qu'elle s'y réchauffe un peu avant de pénétrer dans l'estomac. Une forte quantité d'eau froide qui arriverait tout à coup dans cet organe pourrait, en déterminant le refoulement du sang vers l'abdomen, la poitrine et la tête, produire la congestion des organes de ces cavités ou l'apoplexie cérébrale, ou bien être cause de maladies telles que pneumonies, pleurites, diarrhées.

Les étoffes blanches ayant la propriété de réfléchir assez bien la chaleur, et par conséquent, celle de ne pas se laisser pénétrer par elle, une enveloppe de cette couleur placée sur la coiffure, pourrait garantir la tête des rayons solaires. Les vêtements blancs, quelle que soit la nature de leur tissu, possèdent la même propriété, et c'est pour cela sans doute que les Arabes ont adopté les étoffes de laine de cette couleur pour se vêtir, tout en ignorant peut-être l'effet qu'elles produisent. La chaleur déterminant d'abondantes transpirations, on devra, après les exercices, les marches, les manœuvres, pour éviter le refroidissement subit du corps, ne pas s'exposer à l'action des courants d'air, s'abstenir de boissons aqueuses, fraîches, se garder de plonger les mains, les pieds ou la tête dans l'eau froide, pendant que le corps est en sueur, comme le font assez habituellement les soldats, et avoir soin de changer de suite en rentrant le linge mouillé par la transpiration.

Lorsque le corps est en sueur, toutes les causes qui peuvent en opérer le refroidissement subit doivent être évitées avec le plus grand soin. Ce refroidissement est toujours fâcheux et quelquefois mortel ; il détermine des maladies très-graves dont on guérit difficilement et dont l'issue est souvent fatale.

Pendant les chaleurs, les soins de propreté sont très-nécessaires. On devra donc se laver fréquemment les parties du corps où la transpiration est plus abondante ; prendre des bains, afin de débarrasser la peau des impuretés qui la souillent, et de favoriser l'exhalation cutanée si nécessaire à l'élimination du calorique qui se trouve en excès dans le corps, et au maintien de la santé. Les bains frais ou froids conviennent, ils calment l'excitation générale produite par la chaleur, et rafraîchissent tout en imprimant à l'organisme une certaine tonicité.

L'abus des boissons aqueuses est nuisible ; il est fréquemment suivi d'une foule de maladies plus ou moins graves. Ces boissons, en général, prises sans modération, affaiblissent l'estomac et le système musculaire, occasionnent des vomissements, l'embarras gastrique, la diarrhée, etc., et elles augmentent la transpiration, qui, pour être salutaire, ne doit pas dépasser certaines limites. Pour se mettre à l'abri de pareils accidents, on ne devra faire usage que modérément de ces boissons. Afin de les rendre moins débilitantes, on pourra y joindre un peu d'eau-de-vie ou de rhum. On s'abstiendra de liqueurs alcooliques et de celles qui, comme l'absinthe contiennent une huile essentielle dont l'action se porte principalement sur le système nerveux. L'usage abusif de cette dernière boisson produit les effets les plus fâcheux sur l'organisme. Les tremblements nerveux, l'affaiblissement des facultés intellectuelles, les congestions cérébrales, la folie, sont souvent la conséquence de cette habitude.

La sobriété doit être rigoureusement observée pendant les fortes chaleurs, car le moindre abus, soit d'aliments, soit de boissons alcooliques, peut être suivi d'accidents graves. La nourriture sera peu abondante, peu substantielle, et se composera principalement de végétaux et de fruits doux et légèrement acides. L'usage modéré du café et du thé est favorable, surtout dans les pays chauds où il existe des marais.

CHAPITRE III.

DE LA LUMIÈRE.

La lumière a été considérée par Descartes comme dépendante d'un mouvement vibratoire, communiqué par les molécules des corps lumineux à un fluide très-subtil, répandu dans l'espace, qu'on nomme éther, et par Newton comme une substance impondérable émanant de ces mêmes corps et qui se propage en ligne droite avec une vitesse extraordinaire. Quoi qu'il en soit de ces deux hypothèses, la lumière est l'agent qui nous fait distinguer, par l'intermédiaire de l'organe de la vision, les couleurs et les formes des corps qui nous environnent et nous met en rapport avec eux. Le soleil et les étoiles sont les sources naturelles de la lumière; mais, pour notre globe, c'est le premier de ces astres qui en est la source principale. Le frottement, le choc, les réactions chimiques, les recompositions électriques, la combustion, produisent aussi la lumière.

La lumière est émise par les corps lumineux dans tous les sens; elle se propage en ligne droite dans les milieux homogènes et diaphanes avec une vitesse prodigieuse, puisqu'elle franchit la distance du soleil à la terre, qui est de 38 millions de lieues, en 8 minutes 13 secondes. M. Fizeau évalue la vitesse de propagation de la lumière à 70,948 lieues par secondes. D'après M. Pouillet, « les étoiles les plus rapprochées de nous sont, avec certitude, à 200,000 fois, au moins, la distance du soleil à la terre. Par conséquent, pour arriver à nous, leur lumière met au moins 200,000 fois 8'13", c'est-à-dire 3 ans 45 jours. Sans doute il n'y a pas d'exagération, ajoute le même savant, à supposer que nous voyons des étoiles qui sont quelques milliers de fois plus éloignées et dont la lumière met par conséquent plusieurs siècles à venir jusqu'à nous. Tout ce qui existe dans le ciel au-delà de notre système pourrait être brisé, confondu, anéanti, et nous, habitants paisibles de la terre, nous passerions encore de nombreuses années à contempler comme aujourd'hui ce grand spectacle d'ordre et de magnificence, qui ne serait plus qu'une illusion trompeuse, une image sans réalité. »

La lumière diminue d'intensité à mesure qu'elle s'éloigne du corps d'où elle émane. Lorsqu'elle rencontre des surfaces polies ou blanches, elle se réfléchit suivant un angle égal à celui d'incidence; les corps opaques en réfléchissent une partie, se laissent pénétrer par l'autre; mais les surfaces noires l'absorbent entièrement.

La lumière traverse les corps transparents et homogènes en ligne droite, mais éprouve des déviations en passant d'un milieu dans un autre; elle se rapproche ou s'écarte, de la normale suivant que le second milieu est plus dense ou moins dense que le premier. Il y a alors réfraction.

Mirage. — Il est un effet d'optique, le mirage, qui se produit assez souvent dans les pays chauds, où il se trouve, comme en Égypte, de vastes plaines sablonneuses, qu'il est bon de connaître, afin de ne pas être dupe d'une illusion qui peut causer de pénibles déceptions.

Le mirage a été observé pour la première fois en Égypte, pendant l'expédition de l'armée française dans ce pays, mais il devait être connu dès la plus haute antiquité, et l'on est étonné que les anciens auteurs n'en fassent pas mention. Quoi qu'il en soit, le mirage est un phénomène qui fait qu'on aperçoit, soit dans l'air, soit à la surface du sol, l'image renversée des objets élevés et éloignés. Dans les pays chauds, où ce phénomène a lieu, le sol sablonneux, échauffé dans la journée par un soleil brûlant, échauffe à son tour les couches d'air qui sont à sa surface, et celles-ci, prenant bientôt l'aspect de l'eau, forment comme un lac immense au milieu duquel apparaissent des villes, des villages, des arbres, et, pour compléter cette illusion, le ciel se voit par réflexion, comme on le verrait sur une eau tranquille. Nos soldats, en Égypte, trompés par cette illusion, harassés de fatigue, exposés à un soleil ardent, à un air chargé de sable, et en proie à une soif excessive, s'élançaient pour satisfaire ce besoin impérieux vers les rivages qu'ils croyaient voir; mais ces rivages imaginaires fuyaient devant eux, et ils ne trouvaient en s'avançant qu'une terre brûlante au lieu même où ils espéraient rencontrer les objets qui avaient attiré leur attention. Ce phénomène, dont Monge reconnut de suite la cause et donna l'explication, surprit et impressionna un moment l'armée qui en était témoin et les savants attachés à l'expédition.

Le mirage est un effet de réfraction de la lumière solaire qui résulte de l'inégale densité des couches d'air échauffées par le sol brûlant avec lequel elles se trouvent en contact; ces couches étant plus ou moins denses, suivant qu'elles sont plus éloignées ou rapprochées de la surface de la terre, font éprouver à la lumière qui les traverse des déviations, d'où résulte la reproduction des images sans réflecteur apparent. Or, comme il est prouvé en physique que les rayons qui passent d'un milieu plus dense dans un milieu qui l'est moins s'éloignent de la normale, il s'ensuit que la lumière d'un objet élevé, tel qu'un arbre, par exemple, pour arriver à l'œil d'un observateur placé à une certaine distance, est obligée de traverser des couches d'air successivement moins denses à mesure qu'elles se rapprochent du sol, et qui la font écarter de plus en plus de la normale; de telle sorte qu'il vient un moment où les rayons lumineux deviennent si obliques, qu'ils finissent par se redresser. Ils sont alors réfléchis par les couches d'air comme par un miroir au lieu d'être réfractées. C'est ce qui fait que l'observateur voit les objets renversés.

Des rayons qui partent d'un même point, les uns arrivent directement à l'observateur avec quelques légères inflexions qui peuvent produire un peu d'irrégularité dans les contours de l'image, les autres ne lui parviennent qu'après avoir été réfléchis. De là résulte la reproduction de deux images, l'une droite, l'autre renversée, que l'on peut voir à la fois.

Influence de la lumière sur les plantes. — La lumière exerce sur les plantes et sur l'homme une action qui, sans être aussi sensible et aussi essentielle que celle de la chaleur, n'en est pas moins réelle et nécessaire. D'après M. Martins, les végétaux placés dans des conditions de température les plus favorables s'étiolent et dépérissent si la lumière leur manque. D'un autre côté, l'on a remarqué que c'était sous l'influence de la lumière que se formaient les parties vertes des plantes, parties qui ont la propriété d'absorber l'acide carbonique de l'air, de s'en assimiler le carbone et de dégager de l'oxygène presque pur; que

6

l'absence des rayons lumineux causait un effet inverse, et que la substance verte des végétaux qu'on plaçait dans l'obscurité était remplacée bientôt par une substance blanche exhalant de l'acide carbonique au lieu d'oxygène. Cet effet produit sur les végétaux par l'obscurité ou absence de la lumière solaire est mis tous les jours à profit dans l'horticulture. Certaines plantes alimentaires, telles que le céleri, le cardon, le chou, la romaine, la chicorée, etc., ne deviennent tendres et ne blanchissent que parce qu'on les soustrait à l'action des rayons solaires, ou parce que ces derniers ne peuvent parvenir entre les feuilles de ces plantes superposées les unes sur les autres.

L'étiolement des végétaux étant une véritable maladie reconnaissant pour principale cause le manque de lumière, on peut penser que les plantes doivent avoir une tendance à rechercher, pour ainsi dire, ce fluide. C'est effectivement ce qui arrive. L'observation a prouvé qu'une plante renfermée dans une pièce éclairée par une seule ouverture s'inclinait dans cette direction. On voit également les jeunes arbres que l'on plante au milieu d'autres plus forts et plus hauts qu'eux croître rapidement en hauteur, afin d'atteindre leurs aînés et d'avoir ainsi leur part d'air et de soleil.

Une influence assez curieuse de la lumière sur les plantes est celle qui a rapport à leur sommeil et à leur veille. Beaucoup de plantes, telles que la sensitive, le trèfle, le tamarin, etc., s'épanouissent à la clarté du jour et se ferment pendant la nuit. Quelques-unes, comme la belle-de-nuit, l'acacia, ne s'ouvrent que la nuit et se ferment pendant le jour. Ces phénomènes, qui ont été considérés comme une sorte de sommeil et de veille, sont dus, ainsi que le prouvent les expériences de De Candolle, à l'action de la lumière. Ce savant botaniste, en plaçant la sensitive pendant le jour dans un endroit obscur, et en l'exposant dans la nuit à la lumière artificielle, parvint à changer les heures de sommeil et de veille de cette plante.

Même résultat pour la belle-de-nuit, qui s'épanouit pendant le jour, dans l'obscurité, et se referma, dans la nuit, à la clarté de la lumière artificielle. Enfin, ajoutons que c'est pendant la nuit que les plantes dégagent de l'acide carbonique.

Si la lumière produit sur le règne végétal des influences aussi prononcées que celles que nous venons d'énumérer; si son action, qu'on peut considérer comme stimulante, est nécessaire à l'infinité de plantes qui le composent, on doit penser que, par analogie, elle exerce des influences à peu près semblables sur l'homme. C'est ce qui arrive en effet.

Action de la lumière sur l'homme. — La lumière, en agissant sur l'organe de la vue d'une manière régulière et modérée, nous fait apercevoir les objets qui nous entourent et nous met en relation avec eux; mais lorsqu'elle est d'une certaine intensité et directe, elle impressionne vivement les yeux et détermine des accidents, tels que trouble, affaiblissement et parfois abolition momentanée de la vue. Nombre d'individus ont éprouvé ces symptômes et ont été même frappés de cécité pour avoir fixé un instant le soleil ou s'être exposés à une lumière éblouissante, comme celle d'un incendie, des éclairs, etc. Les ouvriers qui, par leur profession, sont obligés de travailler à une vive lumière sur des objets brillants et souvent très-petits, ceux qui sont employés dans les forges, les fonderies, les verreries, sont sujets à des affections diverses des yeux. L'impression vive des rayons solaires sur les yeux détermine souvent dans l'armée, surtout au printemps, époque à laquelle les exercices commencent, de nombreux cas d'héméralopie.

La lumière réfléchie agit de la même manière que la lumière directe et produit par conséquent à peu près les mêmes effets. Les terrains sablonneux, calcaires, blanchâtres et ceux qui sont couverts de neige, enfin tous les objets blancs ou polis, ont la propriété de réfléchir plus ou moins la lumière. La réverbération du sable, en

Égypte, fut cause de ces nombreuses et graves ophtalmies qui se déclarèrent dans l'armée expéditionnaire. La lumière réfléchie par la neige détermine des accidents non moins graves; les maladies précédentes et la cécité ne sont pas rares chez les habitants des régions polaires. « C'est, dit M. Lévy, la réverbération de la neige qui fit perdre la vue à un grand nombre des soldats grecs ramenés par Xénophon, du fond de l'Asie, à travers les montagnes de l'Arménie. »

Le passage de l'obscurité ou d'un endroit demi-éclairé à une vive clarté présente des dangers. Dans le midi de la France, où l'on a l'habitude, pour maintenir les appartements frais et faire la sieste, de fermer les volets, ce qui fait qu'on passe souvent et d'une manière subite de l'obscurité au grand jour et de la clarté à l'obscurité, on trouve beaucoup d'individus affectés d'affaiblissement de la vue; l'amaurose y est aussi plus fréquente qu'ailleurs. On cite des personnes qui, après avoir vécu longtemps dans l'obscurité, ont perdu la vue en s'exposant tout à coup à une vive lumière.

L'absence de la lumière, lorsqu'elle est prolongée, produit la décoloration de la peau, prédispose aux scrofules, cause la déviation des membres chez les enfants pauvres qui habitent des lieux bas et sombres. Les mineurs, les ouvriers, qui travaillent dans des endroits peu éclairés, les prisonniers, présentent une décoloration remarquable de la peau, un affaiblissement général, une flaccité particulière des muscles et des tissus, et une altération du sang, consistant dans la diminution de la fibrine, des globules et de l'albumine de ce liquide et dans l'augmentation de l'eau (M. Becquerel). Cette altération, qui est suivie parfois d'œdème des jambes, de la bouffissure légère de la face, prédispose aux hydropysies, et les détermine lorsqu'elle est intense. Cet état chlorotique n'est pas dû seulement à la privation de la lumière, il dépend aussi de l'action du froid et de l'humidité, et du défaut d'aération, de nourriture, de vêtéments et d'exercice. Ce qui le prouve, c'est que, d'après M. Foissac, la chlorose de l'espèce humaine, comme l'étiolement des plantes, affections qui ont beaucoup d'analogie entre elles, ne guérissent pas par le seul effet de l'insolation, si on n'y joint l'emploi des préparations ferrugineuses, dont l'efficacité pour l'une et l'autre de ces maladies est réelle. Les expériences de M. Eusèbe Gris montrent que la guérison de l'étiolement des plantes s'obtient mieux en les arrosant avec une dissolution de sulfate de fer à la dose de 10 à 20 grammes par litre d'eau, qu'avec l'eau saturée de principes azotés.

C'est principalement à l'action de la lumière qu'est due la coloration de la peau chez les différents peuples du globe. Ainsi, les hommes du nord ont la peau blanche et les cheveux blonds, et certains animaux qui vivent dans ces contrées, comme l'ours et la renne, se font remarquer par leur pelage blanc. Les habitants des pays chauds sont bruns ou ont le teint basané. L'Africain de la zone torride est noir. Les habitants des grandes villes, les dames surtout, qui s'exposent peu au soleil, ont généralement la peau plus blanche que les gens de la campagne.

La lumière donne du ton à la peau et en favorise l'exhalation; mais lorsqu'elle agit d'une manière prolongée sur cette enveloppe, elle occasionne l'érythème (coup de soleil) ou l'érysipèle. L'action combinée des rayons lumineux et calorifiques du soleil tombant directement sur la tête, peut déterminer des accidents graves, tels que congestion ou apoplexie cérébrale.

La lumière artificielle ne peut remplacer celle qui émane du soleil. Les personnes qui, par leur profession, sont obligées de travailler la nuit à une vive clarté, les femmes du monde qui font de la nuit le jour, et qui vivent dans des salons où la lumière est éclatante, ont la peau pâle et sans animation. Prolongée, cette manière de vivre amène l'étiolement et le dépérissement.

Règles hygiéniques. — On doit éviter de s'exposer à une

vive lumière et surtout de la fixer. Dans les pays chauds, pour neutraliser son action sur la tête, on fera usage d'une coiffure blanche, ou l'on recouvrira celle que l'on porte ordinairement d'une enveloppe de cette couleur. Si on voyage ayant le soleil devant soi, on cherchera à en éviter les rayons en portant ses regards vers le sol, et plus particulièrement vers les endroits cultivés, la couleur verte des plantes reposant agréablement la vue et lui étant favorable. Dans les pays chauds, où le terrain sablonneux fait éprouver à la lumière une vive réflexion, comme celui d'Egypte, qui fut si pernicieux à notre armée expéditionnaire, on devra, pour se garantir de la réverbération du sable, faire usage de conserves vertes ou bleues.

Les ouvriers, et en général toutes les personnes qui par leur profession ou accidentellement sont obligées de rester dans des lieux obscurs ou faiblement éclairés un certain espace de temps, auront soin en revenant au grand jour, et afin d'éviter l'impression nuisible que produit une vive clarté, de mettre les yeux à l'abri de la lumière, soit en se servant des mains comme d'un écran, soit en tenant les paupières demi-closes, soit au moyen d'autres précautions qu'il serait oiseux d'indiquer. Nous ajouterons seulement que le retour à la lumière doit toujours avoir lieu progressivement.

Les individus qui travaillent habituellement dans des endroits privés de lumière solaire ont besoin d'une nourriture substantielle et un peu tonique ; ils doivent faire usage de vin ou de toute autre boisson fermentée ; ceux qui sont lymphatiques ou prédisposés aux scrofules doivent renoncer à leur profession ; en la continuant, ils ne pourraient qu'aggraver l'état dans lequel ils se trouvent.

L'exposition, même peu prolongée, aux rayons solaires, pendant les fortes chaleurs, pouvant déterminer des accidents très-graves, tels que l'apoplexie, les méningites, etc., devra être soigneusement évitée.

CHAPITRE IV.

DE L'ÉLECTRICITÉ.

L'électricité est un fluide impondérable qui existe à l'état latent chez l'homme, les animaux, dans l'air et dans tous les corps de la nature. Ce fluide ne reste pas pourtant toujours neutre, et il est des circonstances où il manifeste sa présence dans les corps par des effets qui lui sont propres, c'est lorsque ces corps sont électrisés.

On admet que l'électricité est composée de deux éléments ou fluides, l'un qu'on nomme fluide vitré ou positif, l'autre fluide résineux ou négatif, parce que c'est par le frottement du verre qu'on développe le premier, et par celui de la résine, le dernier. Ces deux fluides, combinés entre eux, constituent l'état naturel des corps.

On admet également que les fluides de même nom se repoussent, et que ceux de nom contraire s'attirent. Il résulte de ce phénomène que les électricités de nom contraire des corps qui nous environnent doivent avoir continuellement une tendance à se réunir. Or, comme l'électricité de l'air et des vapeurs aqueuses qui s'y trouvent répandues est positive et celle de la terre négative, il s'ensuit que l'homme qui vit à la surface du sol est sans cesse traversé, sans qu'il en ait la conscience, par des courants électriques dus à la recomposition de l'électricité de l'atmosphère avec celle de la terre.

Électricité atmosphérique. — L'électricité répandue dans l'atmosphère est due à diverses causes ; d'après M. Pouillet, l'évaporation de l'eau de la mer et des fleuves en est la principale source. La végétation active qui a lieu à la surface du sol, le dégagement d'acide carbonique qui en résulte, les compositions et decompositions chimiques qui s'opèrent sans cesse dans la nature, en sont les sources secondaires.

L'électricité atmosphérique n'a pas toujours le même

degré d'intensité; il est des instants de la journée où ce fluide est en plus ou moins grande quantité dans l'air ; il augmente après le lever du soleil, et, suivant la saison, il atteint son *maximum* à des heures différentes de la journée ; en été c'est à six ou huit heures du matin ; au printemps et en automne, à huit ou neuf heures , et, en hiver, à dix heures ou midi. Après cette période croissante, l'électricité diminue jusqu'à deux heures avant le coucher du soleil, mais elle augmente ensuite et atteint son second *maximum* deux heures après la disparition de cet astre de l'horizon ; elle décroît pendant la nuit pour croître de nouveau avec le jour. Elle éprouve aussi dans l'année des variations notables, et ce n'est pas l'été, époque où les orages sont assez fréquents dans nos climats, que ce fluide, comme on pourrait le croire, atteint son *maximum* d'intensité, mais bien l'hiver, suivant Biot, Arago, etc. D'après les observations de M. Turley, la moyenne des variations mensuelles de l'électricité a été, de 1845 à 1848, de 47° au mois de juin, de 49° au mois de juillet, de 78° au mois d'août, de 669° au mois de décembre, de 605° au mois de janvier, et de 378° au mois de février.

Lorsqu'il y a dans l'atmosphère accumulation d'électricité et de vapeur d'eau, si cette dernière vient à se condenser subitement, il survient un orage qui est précédé et suivi, si c'est dans l'été, d'éclairs , de coups de tonnerre, phénomènes qui sont dus à la combinaison subite des électricités contraires de deux nuages. Le bruit du tonnerre est produit par la vibration de l'air ébranlé par le passage de l'électricité. La foudre, qui détruit, emporte ou renverse tout ce qu'elle rencontre, est le résultat de la combinaison de l'électricité résineuse ou vitrée d'un nuage avec l'électricité vitrée ou résineuse de la terre. Le phénomène dit choc en retour qui s'observe en temps d'orage, se produit lorsqu'un nuage chargé d'une électricité quelconque attire l'électricité contraire de la terre. Il y a alors tension électrique à la surface du sol. Si dans ce moment le fluide de ce nuage vient à se combiner avec le fluide opposé de quelque autre nuage, l'électricité de la terre n'étant plus attirée par influence, rentre subitement dans la profondeur du sol. Dans ce cas, les individus ou les animaux qui se trouvent placés à l'endroit où ce phénomène a lieu sont foudroyés sans que la foudre tombe, et ceux qui en sont plus éloignés éprouvent un ébranlement plus ou moins violent.

Tous les corps ne transmettent pas également le fluide électrique; il y en a qui sont bons et d'autres mauvais conducteurs de ce fluide; les métaux sont de bons conducteurs. La résine, le verre, le spath, etc., qu'on nomme aussi corps isolants, sont de mauvais conducteurs.

INFLUENCE DE L'ÉLECTRICITÉ SUR L'HOMME.

La différence d'intensité que présente l'électricité à diverses époques de l'année a été considérée par un grand nombre de médecins comme la source d'une foule de troubles organiques et de maladies. Le docteur Turley attribue l'état de faiblesse qui survient chez nous en juin et juillet à la diminution de ce fluide, et l'énergie avec laquelle s'accomplissent nos fonctions dans l'hiver, à son augmentation. Le choléra et la plupart des épidémies ont été rapportés à la première de ces causes: M. Fourcault pense que c'est le défaut d'équilibre de l'électro-magnétisme qui produit le choléra, la peste, la fièvre jaune et les fièvres pernicieuses; et il conseille, afin d'éviter la déperdition du fluide électrique, l'isolement des lits au moyen de plaques de verre ou de résine. M. Pallas indique le même moyen pour combattre l'influence morbide qu'exerce sur l'organisme l'électricité en excès dans l'atmosphère. Pour mieux atteindre ce but, il fait éloigner les lits des murs et enlever les rideaux.

Dans l'état actuel de la science, il n'est guère possible de savoir si les opinions que nous venons de rapporter sont fondées ou non ; de nouvelles recherches, de nouveaux travaux pourront peut-être plus tard nous l'apprendre. Quoi qu'il en soit, l'influence de l'électricité sur l'homme et sur la plupart des maladies dont il peut être atteint est évidente. En effet, on voit à l'approche des orages les individus même bien portants et forts ressentir un certain malaise, un abattement plus ou moins prononcé et une faiblesse musculaire particulière, et ceux qui sont d'un tempérament nerveux éprouver de la céphalalgie, de la dyspnée, des palpitations de cœur, des frémissements musculaires, des douleurs plus ou moins intenses dans différentes parties du corps et un trouble général. Il est des personnes qui sont si sensibles à l'électricité, qu'elles éprouvent une partie des symptômes que nous venons d'énumérer à la moindre tension de ce fluide dans l'atmosphère, alors que les autres n'en ressentent aucun effet.

Sous l'influence des orages, les affections nerveuses s'exaspèrent ou se réveillent, les douleurs goutteuses ou rhumatismales deviennent plus intenses, les névralgies, les accès d'asthme, de fièvre intermittente, reparaissent parfois; les maladies aiguës ou chroniques s'aggravent, les plaies deviennent plus douloureuses, et ceux qui en sont affectés sont plus disposés aux accidents tétaniques : enfin la mort survient plus tôt chez les personnes atteintes de maladies dont la terminaison devait être fatale.

Ozone. — Quelques observateurs ont tout récemment attribué le choléra et d'autres affections à un nouveau corps gazeux découvert par M. Schœnbein, l'ozone. Ce corps, qui paraît se former dans l'air sous l'influence des décharges électriques, pendant les orages, n'est, d'après les expériences de MM. Fremy et Becquerel, que de l'oxygène électrisé positivement. L'ozone a une odeur analogue à celle qui s'exhale de la machine électrique. Il détruit les couleurs bleues, blanchit l'indigo et le curcuma, colore d'une nuance plus ou moins foncée le papier recouvert d'une colle contenant de l'iodure de potassium et de l'amidon, et produit, lorsqu'il est répandu dans l'air en certaine proportion, la gêne de la respiration et l'inflammation des muqueuses. M. Schœnbein considère l'ozone, à l'état de pureté, comme un poison mortel.

Règles hygiéniques. — Il est difficile de se soustraire à l'action de l'électricité; en s'isolant même, soit à l'aide de chaises reposant sur des plaques de verre, soit au moyen d'étoffes de soie dont on pourrait se couvrir, on ne serait pas encore à l'abri de tous les accidents que peut occasionner la foudre. Le meilleur préservatif pour les maisons, les édifices publics et les personnes qui les habitent, est, sans contredit, le paratonnerre.

Les courants d'air paraissant favoriser l'écoulement du fluide électrique, on devra, si l'on se trouve surpris en route par un orage, ne pas courir et avoir soin, lorsque l'on est chez soi, de ne pas ouvrir les croisées des appartements. Tous les objets élevés ayant la propriété d'attirer la foudre, il est essentiel de ne pas se placer sous les arbres. Cette imprudence, que l'on commet journellement, est cause, tous les ans, de la mort d'un assez grand nombre de personnes; on évitera également de se réfugier dans les édifices élevés et principalement dans les clochers.

L'habitude absurde qu'on a dans les campagnes de sonner les cloches pour dissiper l'orage est la source d'une foule d'accidents mortels. Quoique ce ne soit pas précisément l'ébranlement de l'air qui attire la foudre, mais plutôt la flèche du clocher et les masses métalliques que celui-ci contient, cet usage devrait être sévèrement interdit. Deslandes rapporte que, pendant la nuit du 14 au 15 avril 1718, le tonnerre tomba, dans l'espace qui sépare Landerneau de Saint-Paul-de-Léon, sur vingt-quatre églises, et précisément sur celles où l'on sonnait pour l'écarter. On a calculé qu'en trente-trois ans, la foudre a frappé 386 clochers et tué 103 sonneurs. Il serait prudent, lorsque les troupes voyagent par des temps très-orageux, dans des pays montagneux surtout, de faire ralentir le pas, de ne pas laisser la baïonnette au fusil, et de faire mettre même ce dernier sous le bras, le canon dirigé vers le sol ; les lanciers devraient également diriger les pointes de leurs lances vers la terre. La foudre tombe fréquemment sur la cime des montagnes : en 1832, M. Buchwalder, ingénieur suisse, faisant au sommet du mont Sentis, à 2,504 mètres au-dessus du niveau de la mer, des observations géodésiques, eut son aide foudroyé à côté de lui, pendant un orage des plus violents.

César et Pline ont vu la pointe des piques des soldats en feu pendant des nuits orageuses.

CHAPITRE V.

DE L'AIR ATMOSPHÉRIQUE.

Atmosphère. — Composition et propriétés physiques de l'air.

L'atmosphère est constituée par des couches d'air de différentes épaisseurs qui entourent le globe de toute part. Cette masse gazeuse, qui est maintenue par l'action de la pesanteur à la surface de la terre, suit cette dernière dans sa révolution annuelle autour du soleil et dans le mouvement de rotation qu'elle fait sur elle-même d'occident en orient dans l'espace de vingt-quatre heures. La hauteur de l'atmosphère est évaluée à environ quinze ou seize lieues.

DE L'AIR ATMOSPHÉRIQUE.

L'air est un fluide élastique, pondérable, insipide, inodore, transparent et incolore. Les nuages, diversement colorés que l'on aperçoit dans les hautes régions de l'atmosphère, sont dus à des amas de vapeurs condensés à l'état vésiculaire. L'air est composé, en poids, de 23,10 d'oxygène et de 76,90 d'azote, et en volume, de 80,20 d'oxygène et de 79,90 d'azote. Ces proportions se sont trouvées à peu près les mêmes dans les divers pays du globe où l'analyse de ce fluide a été faite. L'air contient en outre de 4 à 6 dix millièmes d'acide carbonique, des traces d'acide nitrique, d'ammoniaque, d'iode (M. Chatin) et une quantité de vapeur d'eau variable suivant la température, les mois, les saisons, les heures de la journée, et qui peut s'élever depuis 0,0033 jusqu'à 0,0166 du poids de l'air. Les tables de Kaemtz démontrent que cette vapeur atteint son maximum de tension au mois de juillet, son minimum au mois de janvier; que l'humidité est à son minimum au mois d'août et à son maximum au mois de décembre.

Ces divers états de la vapeur trouvent leur explication dans les faits suivants : en été, sous l'influence de la chaleur, il s'exhale de la surface des mers, des fleuves, des lacs, des masses de vapeurs qui, au contact d'une atmosphère chaude, se dilatent et atteignent ainsi un degré de tension et de sécheresse plus élevé qu'à toute autre époque de l'année; dans l'hiver, par suite de la diminution que subit la température, il y a moins d'évaporation, moins de vapeur par conséquent répandue dans l'air; mais cette vapeur étant plus condensée, il en résulte que, dans cette saison, l'humidité est à son maximum.

Pesanteur de l'air. — La pesanteur de l'air est prouvée par une foule d'expériences qu'il est inutile de rapporter ici. L'instrument qui sert généralement à exprimer le poids de l'atmosphère est le baromètre. Ce poids est représenté par une colonne de mercure de 76 centim. (28 pouces), ou par une colonne d'eau de 32 pieds. Ainsi la pesanteur totale de l'air est équivalente à celle d'une colonne de mercure de 76 centim., ou 28 pouces qui envelopperait la terre de toute part. On a calculé qu'un centimètre cube de ce métal pesant 13 grammes 6, et la surface totale du corps humain étant d'un mètre carré et demi, la pression exercée par l'air sur l'homme devait être de 15,500 kilogrammes. Telle est la pression énorme que nous supportons sans en avoir la conscience. Si ce poids, sous lequel on devrait être brisé, écrasé, est insensible, cela tient à ce que la pression atmosphérique ayant lieu dans tous les sens, les colonnes d'air qui agissent dans une direction sont contrebalancées par celles qui agissent dans un sens opposé. Ainsi la colonne d'air qui exerce de haut en bas, sur la partie antérieure du bras tendu, par exemple, une pression qui tend à l'abaisser, est neutralisée par la colonne de force égale agissant de bas en haut. Le même effet se répétant sur les côtés, il en résulte que le membre est maintenu dans la position qui lui avait été primitivement donnée. Ajoutons qu'il y a chez l'homme des fluides susceptibles d'expansion et très-peu compressibles, de l'air dans les poumons, des gaz dans l'estomac et l'intestin dont la tension peut être considérée comme égale à la pression atmosphérique. On s'explique, par l'effet que toutes ces causes réunies produisent, que l'eau d'un bain, dont la pression s'exerce également dans tous les sens, ne détermine aucune compression sensible sur le corps de l'homme qui y est plongé, et que les poissons puissent vivre dans les profondeurs des mers et y conserver toute leur agilité, quoique supportant parfois un poids cinquante fois plus lourd au moins que celui de l'atmosphère.

La pesanteur de l'atmosphère, à laquelle le baromètre sert de mesure varie dans la journée, et les observations montrent que la colonne de mercure, dont la hauteur moyenne est, à Paris, de 756 millimètres, atteint chaque jour deux *maxima* et deux *minima;* le premier *maximum* a lieu vers neuf heures du matin, le second vers dix heures du soir; le premier *minimum* a lieu vers quatre heures du matin, le second à quatre heures de l'après-midi. Ces variations ont été attribuées à des espèces de marées atmosphériques résultant de l'é-

chauffement ou du refroidissement des couches d'air. La
lune, d'après Mead et d'autres observateurs, aurait aussi
une influence sur ces marées.

Il est, en outre, des perturbations atmosphériques irré-
gulières croissant de l'équateur aux pôles, qu'on observe
assez fréquemment dans nos climats, qui sont dues aux
vents et aux orages, et dont l'influence sur le baromètre
se traduit par une augmentation ou une diminution de la
colonne de mercure. La plus grande hauteur que celle-ci
atteint correspond aux vents du nord et de nord-est; la
plus petite aux vents du sud et du sud-ouest. Si ces derniers vents exercent moins de pression, quoique chargés
de plus de vapeur que les autres, c'est parce que la chaleur dont ils sont pénétrés raréfie cette vapeur. La différence de pression entre les premiers et les seconds s'élève
à plus de 7 millimètres.

DE L'INFLUENCE EXERCÉE SUR L'HOMME PAR LA DIMINUTION OU L'AUGMENTATION DE LA PESANTEUR DE L'AIR.

La pesanteur atmosphérique est indispensable au jeu
de nos organes et à notre existence; une diminution considérable du poids de l'air serait suivie aussitôt de l'expansion de tous nos liquides, de la rupture des vaisseaux ou
réservoir qui les contiennent, de la tuméfaction générale
du corps et par conséquent d'une prompte mort.

Les oscillations du baromètre montrent que le poids de
l'atmosphère n'est pas toujours le même; qu'il diminue
dans certaines circonstances et qu'il augmente dans d'autres. Ces alternatives produisent sur l'organisme des effets
qu'il est important de connaître. Mais disons, avant de les
étudier, que la pression qui est la plus convenable à la
santé est celle qui est représentée par une colonne de mercure de 76 centimètres de hauteur.

Diminution de la pesanteur de l'air. — La pesanteur de
l'air diminuant avec l'altitude, il en résulte que l'homme,

à mesure qu'il s'élève, éprouve une pression moins forte. Lorsque la diminution de cette pression est peu considérable, comme sur les montagnes d'une élévation moyenne, les phénomènes physiologiques qui surviennent dans ce cas, consistent dans l'accélération de la circulation et de la respiration, dans le développement de l'appétit, l'activité des fonctions digestives et dans un peu de gêne dans la respiration et les mouvements.

Chez les montagnards, habitués à respirer un air pur et sec, le pouls et la respiration sont également fréquents, mais celle-ci, quoique accélérée, est ample et facile ; l'appétit est assez intense, la digestion active, et les mouvements s'exécutent avec aisance et agilité. L'habitant des montagnes est vif, courageux, agile et souple ; il a les passions violentes, le caractère remuant, inquiet et indépendant ; il joint à une intelligence assez développée une activité et une subtilité remarquables des sens. Enfin les montagnards ont généralement un embonpoint et une taille médiocres, une force musculaire assez prononcée et un tempérament nervoso-sanguin. Les différences physiques et morales qui les distinguent des habitants des plaines semblent tenir à la configuration et à l'exposition du sol, et surtout à l'air pur, frais, sec et vivifiant qu'ils respirent.

A des hauteurs plus considérables, de 2,000 à 4,000 mètres, par exemple, la diminution de la pression atmosphérique détermine des effets physiologiques, dont l'intensité varie suivant l'altitude et les dispositions individuelles.

D'après ce que rapportent de nombreux voyageurs, tels que le capitaine Gérard, Bonpland, M. de Humboldt, Saussure, MM. Bravais, Martins, Lepileur, etc., qui ont tenté ou effectué sur divers points du globe l'ascension de hautes montagnes, comme celle de l'Hymalaya, en Asie, dont un des pics, le Kunchinginga, le plus élevé de la terre, est situé à 8,588 mètres au-dessus du niveau de la mer, du Chimborazo, dans l'Amérique du sud, d'une élé-

vation de 6,530 mètres, et du Mont-Blanc, d'une hauteur
de 4,810 mètres, les symptômes que l'on éprouve à une
certaine élévation consistent dans l'accélération très-prononcée de la circulation et de la respiration avec gêne et
oppression, dans une faiblesse musculaire et une lassitude
excessive avec propension au sommeil ; à une plus grande
hauteur, comme celle du Mont-Blanc, 4,810 mètres, il
survient des vertiges, des nausées, des vomissements,
des épistaxis. M. Atkins en eut une au sommet du Mont-
Blanc qui dura trois jours entiers ; enfin, la prostration
est telle, qu'on a la plus grande peine à soulever les
membres ; le froid et la soif deviennent intenses, la
propension au sommeil plus grande, la respiration plus
pénible et la circulation plus active. Le pouls des guides
de Saussure, à la cime du Mont-Blanc, donnait de 98 à
112 pulsations par minute ; il n'en présentait plus que 60
à 72 après leur retour à Chamouni. D'après les observations de MM. Lepileur et Roulin, la fréquence du pouls
augmenterait d'une manière assez constante avec l'altitude. Sur le Chimborazo, à 5,754 mètres, MM. Bonpland et
d'Humboldt éprouvèrent beaucoup de difficulté à respirer
et eurent des nausées, des vomissements, des vertiges ; à ces
accidents vint se joindre l'injection des conjonctives, des
lèvres et des gencives qui devinrent saignantes. M. Rey
rapporte que trois Anglais furent atteints d'aliénation
mentale à la cime du Mont-Blanc.

Dans les ascensions aérostatiques, les personnes qui se
sont élevées à 7,012 et à 7,094 mètres, comme MM. Gay-
Lussac, Barral et Bixio, ont éprouvé un froid excessif aux
pieds et aux mains, une espèce d'anéantissement de l'exercice musculaire, de la fréquence dans la respiration et la
circulation, et une sécheresse excessive de la bouche. Tels
sont les phénomènes auxquels l'altitude donne lieu et à
l'ensemble desquels on a donné le nom de *mal des montagnes.*

Il est pourtant des villes qui sont situées à quatre mille

mètres au-dessus du niveau de la mer, telles que Cala-mara, Potosi, en Amérique, où les habitants n'éprouvent aucun des effets que nous venons de décrire, se portent tout aussi bien et vivent aussi longtemps que les personnes qui habitent les plaines. Cette faculté qu'ont certains peuples de vivre dans des lieux très-élevés et par conséquent sous une faible pression atmosphérique que d'autres ne pourraient supporter, paraît tenir à l'habitude et à la tendance qu'ont les organes à se mettre en rapport avec les milieux où leurs fonctions doivent s'exercer.

Règles hygiéniques. — L'air raréfié des montagnes ayant pour effet de rendre la respiration et la circulation plus actives, de faire affluer les liquides à la surface du corps, est nuisible aux individus atteints d'emphysème du poumon, d'asthme, d'affections du cœur, de tubercules pulmonaires et de bronchites aiguës ou chroniques; il est également contraire à ceux qui sont prédisposés à ces mêmes maladies ainsi qu'aux congestions et aux hémorrhagies.

L'habitation dans des lieux secs et un peu élevés, jointe à une nourriture substantielle et à un exercice modéré, convient aux personnes d'un tempérament lymphatique dont les fonctions sont languissantes, surtout celles qui ont rapport à la digestion, et aux individus prédisposés aux scrofules. Par ces moyens hygiéniques, on obtient presque toujours la modification très-sensible et même durable de la constitution.

Augmentation de la pesanteur de l'air. — Il est assez difficile de connaître l'action qu'exerce la pesanteur de l'air sur l'homme, celui-ci ne s'enfonçant jamais dans l'intérieur de la terre à une profondeur assez considérable pour que cette action puisse être sensible; mais on est parvenu, à l'aide d'appareils où on peut comprimer l'air à plusieurs atmosphères, à constater les effets qu'une pression beaucoup plus forte que celle que nous supportons pouvait produire sur l'organisme. Sous une cloche à condenser l'air, dont M. Tabarié est l'inventeur, et dans laquelle l'air était comprimé à une atmosphère et demie, M. Becquerel a remarqué, dans plusieurs expériences qu'il a faites, que les individus soumis à cette pression n'éprouvaient aucune sensation agréable ou désagréable; que la respiration se ralentissait, et que le pouls diminuait de quelques pulsations. Les personnes qui se prêtaient à ces expériences restaient une demi-heure sous la cloche.

D'un autre côté, M. Triger, ingénieur civil, ayant été obligé, pour le percement d'un puits dans les mines de Chalonnes-sur-Loire de faire exécuter des travaux dans l'air comprimé, observa qu'à une certaine pression les ouvriers éprouvaient des douleurs dans les oreilles qui se dissipaient bientôt lorsque sans doute l'air, pénétrant par la trompe d'Eustache, arrivait dans la caisse du tympan. Il remarqua, en outre, qu'à une pression de trois atmosphères, tous ces ouvriers parlaient du nez et ne pouvaient siffler; l'un deux, devenu sourd au siége d'Anvers, entendait plus distinctement sous cette pression. De ces observations et de celles de MM. Junod, Tabarié, etc., on peut déduire que l'augmentation de la pression atmosphérique ralentit la circulation, rend la respiration plus aisée, les inspirations plus larges et la pénétration de l'air dans les vésicules pulmonaires plus facile; qu'enfin le pouls devient plus régulier, plus plein et plus résistant; que les forces vitales augmentent d'une manière notable, et que la plupart des fonctions, la digestion et les sécrétions surtout, se font avec plus d'aisance et de facilité.

La production par l'air comprimé de ces effets physiologiques, qui ont quelque rapport avec ceux bien moins prononcés que nous ressentons lorsque le baromètre est élevé, a donné l'idée d'employer l'air atmosphérique à l'état de condensation comme moyen thérapeutique. M. Tabarié, qui en a fait usage dans diverses maladies, rapporte, dans son mémoire présenté à l'Académie des sciences, plusieurs cas de guérison d'affections des organes respiratoires. Le pouls des individus soumis à ce traitement diminuait de 10, 15 et 20 pulsations par minute. M. Pravaz, qui a étendu l'application de l'air comprimé à un grand nombre de maladies, en a également obtenu des succès dans des affections telles que scrofules, phthisie pulmonaire et laryngée, obstruction de la trompe d'Eustache et surdité. Ce savant médecin n'est pas cependant le premier, comme on l'a dit, qui ait employé ce moyen contre ces deux derniers accidents; la priorité en appartient incontestablement à M. Deleau, habile et érudit médecin auriste, dont les travaux sur les maladies de l'oreille ont enrichi la pathologie.

DES VENTS OU COURANTS D'AIR.

Les vents sont des masses d'air mises en mouvement par diverses causes, telles que la condensation subite des vapeurs répandues dans l'atmosphère, l'action inégale de la chaleur sur les couches d'air, la rotation de la terre, les combinaisons et répulsions électriques. On divise les vents en vents réguliers, périodiques, et en vents variables et ou irréguliers. Les vents réguliers, nommés *alisés*, sont ceux qui soufflent toute l'année dans une direction à peu près constante, de l'est à l'ouest, dans les environs de l'équateur. Les vents périodiques, dits *moussons*, sont ceux qui règnent dans l'océan indien, et qui soufflent pendant six mois de l'est à l'ouest et pendant six autres mois de l'ouest à l'est. Les vents variables ou irréguliers, produits le plus souvent par la condensation subite des vapeurs atmosphériques, soufflent tantôt dans une direction, tantôt dans une autre.

Température des vents. — La température des vents est très-variable; elle est subordonnée à celle de la contrée où ces derniers se forment, à la nature et à l'état du sol, et à l'étendue des surfaces liquides sur lesquelles ils passent. Ainsi le simoun, qui règne en Egypte, est un vent très-chaud, parce qu'il passe sur des plaines sablonneuses brûlantes. Il en est de même du sirocco, qui souffle en Afrique ; ce vent, auquel le sable du désert donne une température très-élevée, se fait aussi ressentir en Sicile, en Espagne, à Malte, en Italie et en Provence. Mais comme au contact de la Méditerranée il perd une partie de son calorique et se charge de vapeurs aqueuses, il est, lorsqu'il arrive dans ces derniers pays, et moins chaud et moins sec.

En Afrique, le sirocco produit un trouble général dans l'économie ; il rend la peau sèche et rugueuse, la respiration difficile et anxieuse, la soif ardente, le pouls fort et rebondissant, ou faible et irrégulier, l'intelligence paresseuse et les sens obtus. Enfin, sous l'influence de ce vent, la transpiration devient très-abondante ; la face se colore, les lèvres se gonflent, et il survient une prostration telle que les mouvements et la marche surtout, deviennent presque impossibles. Ajoutons que le sable, dont ce vent est chargé, en s'introduisant sous les paupières, y détermine une vive irritation qui peut être suivie d'ophthalmie très-grave.

Vents chauds. — Les vents chauds ou du midi, qui soufflent en France, nous viennent d'Afrique. Ils contiennent toujours une assez grande quantité de vapeur et amènent souvent la pluie. Ils occasionnent un peu de dyspnée, d'accablement, de céphalalgie, et ralentissent un peu les fonctions digestives.

Vents froids. — Ces vents, qui viennent du nord, sont secs, parce qu'ils ont à traverser, avant d'arriver en France, la Sibérie, les steppes immenses de la Russie et toute l'Allemagne. Les vents froids nous enlèvent beaucoup de calorique, réduisent considérablement la transpiration cutanée, refoulent le sang de la périphérie au centre, irritent les bronches, et peuvent déterminer des maladies telles que, pneumonies, bronchites, pleurites, etc.

Les vents les plus humides sont ceux qui nous viennent de l'ouest ; ils absorbent en passant sur l'Océan des masses de vapeurs qui, par leur condensation, donnent lieu à des pluies abondantes. Ces vents, qui amènent presque constamment la pluie, prédisposent aux affections catarrhales et rhumatismales.

Force et vitesse des vents. — La force et la vitesse des vents sont subordonnées à l'impulsion qui est imprimée à ces derniers par les causes qui les produisent, à la configuration et à l'état du sol des contrées qu'ils parcourent. Voici les vents qu'on distingue dans la marine avec leur vitesse relative.

Nom du vent suivant sa force.	Milles parcourus en une heure.
Petite brise.	4,5
Jolie brise.	8,0
Brise fraîche.	16,0
Grands frais.	36,0
Coup de vent.	62,0
Tempête.	88,0
Ouragan.	120,0

Action du vent sur l'homme. — Le vent qui a une certaine force agit d'abord mécaniquement sur les parties qu'il frappe, et y exerce une pression dont les effets sont peu sensibles ; mais, quand il est impétueux, il y produit des commotions qui ont pour résultat l'irritation plus ou moins intense de ces parties.

Le vent étant l'agent le plus actif de l'évaporation, il s'ensuit que, lorsque le corps est exposé à son action, les produits de la transpiration cutanée sont rapidement évaporés. Or, comme toute évaporation ne peut avoir lieu à la surface d'un corps qu'au détriment du calorique de celui-ci, il en résulte pour l'homme une déperdition de chaleur, et par conséquent un refroidissement d'autant plus considérable que l'évaporation à la surface de la peau a été plus intense et plus prolongée ; ce refroidissement, qui est suivi de la suppression de l'exhalation cutanée, peut, quand le corps est en sueur et que l'air qui

l'entoure est sec et très-agité, être assez intense pour déterminer promptement des affections graves, telles que
pneumonies, pleurites, etc.

Courants d'air. — Les courants d'air, comme ceux, par
exemple, qui s'établissent lorsqu'on laisse ouvertes deux
croisées ou deux portes placées à l'opposite, agissent sur
nous de la même manière que le vent, mais avec plus
d'intensité, leur action étant plus directe. Quoi qu'il en
soit, le refroidissement qu'ils déterminent et qui a pour résultat le refoulement du sang de la périphérie au centre
et par conséquent la congestion des organes plus ou moins
profondément situés, la suppression plus ou moins complète de la transpiration cutanée, est la source, dans l'armée comme ailleurs, d'une foule d'accidents, amenés tantôt par l'hypérémie des organes, tantôt par le défaut ou
l'intensité de la réaction.

La suppression subite de la transpiration résultant de
l'action des courants d'air sur la surface cutanée est, selon
nous, une des causes les plus puissantes de maladies.
D'après les expériences de MM. Becquerel et Breschet, les
animaux chez lesquels on supprime les fonctions de la
peau en recouvrant la surface de celle-ci d'un enduit résineux, meurent au bout de quatre ou dix heures. Après
la mort on trouve les organes engorgés d'un sang noir,
comme après l'asphyxie. M. Béclard pense que, dans ce
cas, c'est l'acide carbonique non expulsé par la peau
qui, s'accumulant dans le sang, amène à la longue une asphyxie lente. Nous croyons que, chez l'homme dont la
transpiration a été supprimée subitement par une cause
quelconque, il doit se produire quelque chose de semblable, et que non seulement dans cette circonstance l'a-
cide carbonique, mais les autres produits de l'exhalation
cutanée, dont l'élimination n'a plus lieu, tels que chlorure de sodium, urée, lactates alcalins, etc., doivent
jouer un grand rôle, comme causes productrices, dans les
affections souvent graves, qui se développent chez les in-

dividus qui ont été exposés à l'action des courants d'air ou
à celle de tout autre modificateur susceptible d'amener le
prompt refroidissement du corps. La présence de ces produits dans le sang ne peut être que nuisible. Elle détermine toujours une irritation générale dont les conséquences sont plus ou moins fâcheuses. Ce qui nous fait
penser que l'opinion que nous venons d'émettre est un peu
fondée, c'est que, lorsqu'après un refroidissement, ll
réaction détermine des sueurs abondantes, les symptômes
qui accompagnaient ce refroidissement disparaissent
plupart du temps, et qu'il ne survient presque jamais
alors d'affections graves. Quoi qu'il en soit, l'action des
courants d'air sur l'homme donne lieu à une foule de
maladies. Nous en citerons quelques-unes. M. Bérard attribue la majorité des paralysies faciales à cette cause.
M. Castara de Lunéville, a cité dans le *Journal des connaissances médico-chirurgicales* plusieurs cas d'hémiplé-
gie de la face, survenus à la suite de refroidissements produits par des courants d'air. MM. Marcet et Nonat ont
également observé des paralysies de l'avant-bras et des
quatre membres dues à cette même cause. M. Lebreton
rapporte dans sa thèse que le bataillon auquel il était attaché, ayant été obligé de gravir, en Espagne, une mon-
tagne élevée pendant que la neige tombait de toute part
et que le vent soufflait avec force, il y eut après cette marche plusieurs hommes atteints de rhumatisme du côté
du corps exposé au vent et à la neige. Nous avons vu à
Lunéville, dans le mois d'octobre 1855, dans le cinquième
régiment de lanciers, caserné au quartier de l Orangerie
une diarrhée épidémique, qui fut suivie plus tard du choléra, sévir plus particulièrement sur les hommes qui
habitaient le pavillon où elle avait pris naissance, pavillon qui était percé de si nombreuses croisées que les soldats le désignaient sous le nom de *la lanterne*. Cette épidémie, dont les trois autres régiments en garnison dans
la même ville furent exempts, quoique combattue avec

et zèle et persévérance par le médecin-major du régiment, à l'aide des moyens usités en pareil cas, ne diminua réellement d'une manière sensible que lorsqu'on eut condamné la plupart des fenêtres et détruit ainsi les courants d'air cause du développement de la maladie. Enfin, ajoutons qu'il est peu de médecins qui n'aient observé dans leur pratique des maladies, telles que amygdalites, diarrhées, otites, rhumatismes, corysas, etc., reconnaissant pour cause l'action des courants d'air sur le corps Dans l'armée, on doit attribuer à cette même cause ces adénites cervicales si nombreuses et si difficiles à guérir.

Nous sommes entrés dans tous ces détails, parce que, selon nous, c'est à l'action des courants d'air, surtout quand le froid et l'humidité viennent s'y joindre, que les militaires qui s'y exposent journellement, malgré les observations qui leur sont faites, doivent une partie des maladies qui les frappent. C'est principalement en rentrant dans leurs chambres, après les exercices, les manœuvres, les revues, alors que toutes les croisées correspondantes sont ouvertes, qu'ils subissent cette fâcheuse influence.

Règles hygiéniques. — Eviter de s'exposer aux courants d'air, même dans l'été. Lorsqu'à la suite des exercices, le corps est en sueur, on doit, en rentrant à la caserne, changer de linge le plus tôt possible et ne jamais se laver qu'après que la transpiration a complétement cessé; n'ouvrir, après s'être habillé et reposé un instant, que les croisées d'un côté seulement, lorsqu'il y en a de placées à l'opposite, et avoir soin de fermer les portes, afin qu'il ne s'établisse pas un courant d'air entre elles et les fenêtres ouvertes. Le matin, au réveil, attendre que les hommes soient habillés et prêts à quitter leurs chambres pour découvrir les lits et ouvrir les croisées. Eviter surtout, lorsqu'il fait du vent et que la température est un peu basse, d'aller en chemise et sans col aux lieux, dans les corridors et dans les cours, comme les soldats ont la mauvaise habitude de le faire. Les lits placés à côté des portes devraient toujours en être séparés par une cloison en planches, afin de mettre à l'abri des courants d'air les militaires qui y couchent. Ce défaut de précaution est cause de beaucoup de maladies. Il est des casernes (celles nouvellement construites) où il existe de ces abris, mais elles sont en petit nombre, et la plupart des anciens quartiers en sont dépourvus. Enfin si, malgré toutes les précautions qu'on a pu prendre pour se garantir des courants d'air, le corps a éprouvé un refroidissement plus ou moins intense, il faudra chercher, en se couvrant bien dans le lit et en faisant usage d'une infusion chaude soit de tilleul, soit de bourrache ou de fleurs de sureau, à amener la réaction et la transpiration. Les boissons chaudes un peu excitantes et toniques, comme le vin chaud sucré et étendu d'eau, conviennent lorsque la température est froide et humide, mais il faut qu'elles soient prises en faible quantité.

Air chaud. — Nous avons fait connaître les effets que produit la chaleur sur l'homme, et, comme ils sont à peu près les mêmes que ceux que détermine l'air chaud, nous ne répéterons pas ici ce que nous avons déjà dit ailleurs (voir *Chaleur*, page 75).

Air chaud et humide. — Cet air chargé de vapeurs aqueuses raréfiées, exerce une action débilitante sur l'économie; il rend les fonctions digestives languissantes, la respiration difficile et pénible, l'hématose moins active et moins parfaite : il ralentit la circulation générale comme la circulation capillaire; l'exhalation cutanée diminue notablement; et, par suite du ralentissement de cette fonction, voie principale d'élimination pour la chaleur humaine, la température du corps s'accroît, les liquides se dilatent et viennent affluer à la peau qui se gonfle et se colore; la sueur que l'air déjà saturé d'humidité ne peut plus absorber se répand sous forme de gouttes à la surface du corps; les sécrétions en général subissent une diminution notable; les urines seules deviennent plus abondantes; l'exercice musculaire est lourd et pénible; le système nerveux, comme les facultés intellectuelles, éprouvent une sorte de dépression, enfin, par suite de l'absorption d'une certaine quantité d'eau par la muqueuse pulmonaire et la peau, le poids du corps augmente.

L'air chaud et humide est l'agent actif de la décomposition putride, et le conducteur par excellence des produits qui en résultent. Ces produits, qui se dissolvent dans la vapeur d'eau dont l'air est chargé, sont parfois transportés par les courants d'air à de grandes distances des lieux où ils se sont formés.

DE L'AIR FROID ET SEC ET DE SON ACTION SUR L'HOMME.

Froid modéré. —L'air froid, par sa tendance à se mettre en équilibre de température avec le corps, lui enlève des quantités considérables de calorique, et détermine ainsi un refroidissement qui est suivi du refoulement du sang sur les oganes internes, de pâleur de la peau et du ralentissement de la circulation capillaire. Les expériences de M. Poiseuille prouvent que ce dernier phénomène est dû à des couches de sérum qui se forment dans les vaisseaux capillaires, sous l'influence du froid, et dont l'épaisseur, qui augmente avec le décroissement de la température, peut devenir assez considérable pour y arrêter le cours du sang.

Le froid a encore pour effet de réduire à son minimum la transpiration cutanée, d'augmenter très-notablement les urines et les sécrétions des muqueuses en général; la sécrétion de la bile est diminuée ainsi que celle du sperme. Les fonctions génitales sont-elles aussi peu actives quand le froid est intense. Le système musculaire éprouve une sorte d'engourdissement qui cesse dès qu'on exécute des mouvements; la marche devient alors facile et les contractions musculaires qu'elle nécessite impriment aux membres une certaine force et une certaine agilité, tout en augmentant la chaleur du corps.

Le froid semble exercer une action tonique ou fortifiante sur les fonctions de plusieurs appareils et organes. En effet, l'hématose est plus active, le pouls plus serré et plus fréquent, la respiration plus énergique, l'appétit plus vif et la digestion plus puissante et plus prompte. En hiver, le besoin d'une nourriture substantielle et abondante se fait ressentir, et les aliments, quoique pris parfois en assez grande quantité, se digèrent bien.

Le froid sec et modéré est généralement salutaire; il imprime à l'organisme une certaine énergie qui rend la constitution plus robuste. Aussi les habitants du nord sont-ils plus forts et résistent-ils mieux aux maladies que ceux des pays chauds, et arrivent-ils à un âge plus avancé. C'est dans le nord qu'on trouve les exemples les plus remarquables de longévité.

Les maladies qui se déclarent le plus fréquemment sous l'influence du froid sont les bronchites, les pneumonies, les pleurésies, les rhumatismes, la goutte, et, par suite de l'état de congestion dans lequel se trouvent les organes internes, les apoplexies pulmonaires et cérébrales.

Froid excessif. — Lorsque le froid est excessif, il survient, sous son influence, une faiblesse générale, un engourdissement musculaire qui rend les mouvements presque impossibles; la peau, surtout aux extrémités des membres et aux parties les plus exposées à l'air, devient violacée et insensible. Les traits du visage n'ont plus d'expression, et la face est grippée; les machoires agitées par un mouvement convulsif, s'entre-choquent, les pieds et les mains paralysés par le froid ne présentent plus la moindre sensibilité, les fonctions cérébrales éprouvent un affaissement considérable; enfin, l'organisme est plongé dans une sorte de torpeur qui est suivie d'une propension irrésistible au sommeil. Si, dans cet état de perturbation générale, le froid vient à augmenter, la circulation dans les vaisseaux capillaires de la peau et de ceux qui sont plus profondément situés, s'arrête complétement, et, par suite de cet arrêt, la congestion des organes internes devenant de plus en plus intense, il survient souvent des hémorrhagies à la surface des membranes muqueuses, ou des apoplexies pulmonaires ou cérébrales. Mais il arrive le plus ordinairement qu'à la suite des pertes énormes de calorique faites par l'organisme, les parties les plus éloignées du centre de la circulation sont frappées de congélation. L'homme tombe alors dans un sommeil exempt d'agitation et de douleur, sommeil qui ne doit pas être suivi de réveil, et qui ne précède la mort que de quelques instants.

L'action que le froid exerce sur l'homme varie suivant la constitution, le tempérament, l'âge, et l'état de santé des individus. Ainsi, comme l'a remarqué l'illustre et si digne baron Larrey, les personnes fortement constituées, qui ont un tempérament sanguin, les chairs fermes, la peau colorée, les mouvements souples et l'esprit gai, résistent beaucoup mieux à l'influence du froid que celles qui sont lymphatiques et qui ont les tissus pâles et flasques, le système musculaire peu développé et le caractère triste. Voici ce que dit à ce sujet ce célèbre chirurgien, dans un passage de ses Mémoires de chirurgie, relatif à la campagne de Russie : « J'ai remarqué que les sujets bruns et d'un tempérament bilioso-sanguin, presque tous des contrées méridionales de l'Europe, résistaient plus que les sujets blonds, d'un tempérament phlegmatique et presque tous du nord, aux effets de ces froids rigoureux, ce qui est contraire à l'opinion généralement reçue... Ainsi nous avons vu les Hollandais du 3ᵉ régiment des grenadiers de la garde, composé de 1,787 hommes, périr presque tous sans exception, car il n'en était rentré en France, deux années après, que 41, tandis que les deux autres régiments de grenadiers, composés d'hommes presque tous nés dans les provinces méridionales de la

France, ont conservé une assez grande partie de leurs soldats. » D'après ces observations et celles qui ont été faites par d'autres médecins de la grande armée, il est évident que les individus des contrées méridionales de l'Europe résistent beaucoup mieux à l'action d'un froid rigoureux que ceux des pays septentrionaux. Ajoutons que, depuis, le capitaine Ross a fait des observations qui corroborent les précédentes.

Règles hygiéniques. — Pendant les saisons froides et les hivers rigoureux surtout, on doit chercher à activer les sources de la chaleur animale par l'usage d'une nourriture substantielle et abondante, et de quelques boissons fermentées (vin, bière). Celles-ci seront toujours prises avec modération, et on s'abstiendra de liqueurs spiritueuses, ou on n'en prendra qu'en très-faible quantité, leur abus hâtant la congélation. D'après M. Bunoust, témoin oculaire de la désastreuse retraite de Moscou, à Kowno seulement, le nombre des soldats français qui moururent de la congélation pendant l'ivresse produite par des boissons alcooliques, s'éleva à plus de 1,200 hommes. On aura soin de se couvrir de vêtements de laine épais ; les gilets de flanelle portés sur la peau, qui, comme tous les tissus de couleur claire ou blanche ont la propriété de ne transmettre que très-faiblement le calorique, sont d'une utilité incontestable.

On élèvera la température des chambres au moyen de poêles ou de calorifères ; en campagne, les feux du bivouac suppléeront, bien imparfaitement à la vérité, à ces derniers ; mais, malgré cet inconvénient, devra-t-on encore, lorsque le froid est intense, ne pas s'exposer trop à l'action de ces feux en plein air, et se chauffer à une certaine distance. Dans la campagne de Russie, le baron Larrey remarqua que la gangrène se développait en très-peu de temps dans les parties congelées, lorsque les individus atteints de congélation partielle s'exposaient à l'action d'une vive chaleur, et que, sous l'influence de cette dernière, l'engourdissement et la propension au sommeil augmentaient, et la mort arrivait promptement.

L'inaction étant pernicieuse, on devra se livrer à la marche ou à des exercices qui puissent activer la circulation et les sources de la chaleur humaine. Il résulte des expériences de MM. Breschet et Becquerel, que la température d'un muscle qui se contracte augmente d'un demi-degré. Or, comme dans tous les mouvements que l'homme opère, il y a nécessairement de nombreuses contractions musculaires, il s'ensuit qu'on trouve dans les exercices et la marche une source de chaleur assez abondante pour pouvoir protéger la vie contre l'action meurtrière d'un froid intense.

Les peuples du nord, les Russes, les Lapons ont l'habitude, pour se garantir du froid, de s'oindre la peau d'huile, de suif ou de graisse; les corps gras étant mauvais conducteurs du calorique, on s'explique qu'ils puissent, en s'opposant à la déperdition de ce fluide par la surface cutanée, maintenir la température du corps à un degré suffisant pour contrebalancer l'influence du froid. Les personnes qui ont un certain embonpoint étant moins sensibles au froid que celles qui sont maigres, on peut supposer que cette sorte d'immunité est due aux couches de graisse, qui, en les enveloppant de toute part, empêchent que le corps perde de son calorique par rayonnement. Les onctions huileuses si usitées chez les anciens et les Romains surtout, et qui avaient principalement pour but d'assouplir la peau et de rendre les mouvements plus faciles, n'étant pas nuisibles, comme le prouve cette réponse : *intus vino, extus oleo*; l'usage du vin à l'intérieur et de l'huile à l'extérieur, de ce vétéran romain à Auguste, qui lui demandait la cause à laquelle il devait la conservation parfaite de sa santé, à un âge déjà avancé, pourraient, sans inconvénient, être employées par les troupes campant ou combattant en hiver, dans des contrées septentrionales, pour garantir le corps, mais plus particulièrement les membres, du froid et de l'humidité en même temps.

Eviter de prendre de la neige ou de la glace dans le but de calmer la soif ou la faim. Les soldats qui en firent usage pendant la retraite de Russie en éprouvèrent un fatal effet, car la plupart payèrent de leur vie cette imprudence. Les substances congelées qu'on introduit dans l'estomac ne pouvant que faire baisser la température du corps qui manque déjà de calorique, on s'explique les accidents fâcheux qui surviennent à la suite de leur ingestion.

Pendant la nuit, lorsque le ciel est clair et l'air calme, prendre des précautions, s'abriter et se couvrir mieux, car c'est l'indice d'un froid prochain plus intense. En effet, lorsque l'atmosphère n'est pas chargée de vapeurs, le rayonnement de la terre et des corps qui sont à sa surface vers les espaces célestes, devenant plus actif, il se fait par cette voie une déperdition considérable de calorique, qui produit dans les couches inférieures de l'air un refroidissement parfois excessif contre lequel il est bon d'être prémuni.

La marche et tous les exercices en général qui mettent en jeu les muscles, ayant la propriété d'activer la circulation et de développer la chaleur, comme nous l'avons déjà dit, on devra s'y livrer d'une manière assez continue. Les factionnaires, pendant les hivers rigoureux, ne négligeront jamais cette précaution. En route, les fantassins devront accélérer un peu le pas, et les cavaliers aller à des allures plus vives ; répétons que, par un froid intense, l'inaction est très-dangereuse et que le sommeil auquel malheureusement on a une propension irrésistible à se livrer est mortel.

Des expériences ont prouvé que la mort ne survenait chez les animaux soumis à l'action du froid que lorsqu'ils avaient perdu le tiers au moins de leur calorique, c'est-à-dire 14 ou 15 degrés; par analogie, on peut penser que la vie de l'homme ne doit s'éteindre qu'après un abaissement de température semblable.

Lorsqu'on aura été exposé à un froid intense, il ne faudra qu'insensiblement réchauffer le corps afin d'éviter des accidents graves et souvent funestes Une accumulation subite de calorique sur des parties refroidies, ou l'exposition de celles-ci à un feu vif aurait infailliblement pour résultat l'afflux du sang vers la peau et les organes sous-jacents, la dilatation des fluides dans les tissus refroidis ou congelés, la rupture parfois des vaisseaux capillaires, accidents qui amèneraient soit la gangrène, soit l'inflammation plus ou moins intense de ces mêmes tissus avec tous les effets qui en sont la conséquence. C'est à cette même action non ménagée du calorique qu'on doit attribuer, en grande partie du moins, les engelures et les crevasses si fréquentes chez les militaires.

De la congélation et de son traitement. — Lorsque l'action du froid a été intense et prolongée, il peut survenir, malgré toutes les précautions qu'on a pu prendre, une congélation, soit partielle, soit générale du corps.

Dans le cas de congélation générale, on doit éviter surtout d'exposer au feu ou dans les pièces chaudes les individus congelés, un pareille pratique ne pouvant qu'amener des accidents très-fâcheux. Les soins à donner dans cette circonstance consistent à placer les malades dans un lieu dont la température ne dépasse pas deux ou trois degrés au-dessus de zéro, et à faire sur toutes les parties du corps des frictions avec la neige ou l'eau de glace ; on cherche en même temps à ranimer la circulation et la respiration en frictionnant avec de la flanelle sèche l'épigastre et la région du cœur, en insufflant de l'air bouche à bouche ou au moyen d'un tuyau dans les poumons et en titillant la luette avec la barbe d'une plume. Dès qu'on voit l'action organique se manifester un peu, on remplace les frictions précédentes par des lotions avec des liquides spiritueux et aromatiques à peine tièdes, ou bien on applique sur la peau des linges chauds dont on augmente peu à peu la température. Lorsqu'à l'aide de ces moyens, on est parvenu à réveiller les fonctions organiques, on fait prendre aussitôt au malade quelques gouttes de liqueurs spiritueuses, et, peu de temps après, on lui donne quelques cuillerées de bouillon chaud ou mieux de consommé dont on continue ensuite l'usage. Lorsque la réaction est intense et que l'individu est sanguin et pléthorique, on doit avoir recours, dans ce cas, à la saignée du bras. Les moyens qui viennent d'être indiqués doivent être soutenus, car la mort n'est souvent qu'apparente. L'on a vu des personnes revenir à la vie après être restées assez longtemps plongées dans cet état d'engourdissement général si voisin de la mort qu'amène la congélation.

Si la congélation n'est que partielle, les frictions avec la neige et les liqueurs spiritueuses ne seront faites que localement, et on évitera, comme dans la congélation générale, d'exposer les parties malades au feu ou à une température élevée; on ouvrira les phlyctènes sans enlever l'épiderme et on les couvrira d'un linge enduit de cérat saturné et opiacé. Si c'est un membre qui soit congelé on l'entourera d'un bandage roulé peu serré afin d'éviter le gonflement qui suit la réaction. On administrera quelques boissons stimulantes et chaudes, telles que le vin ou le thé pris en infusion et associé à un peu de rhum. L'usage du bouillon chaud est encore indiqué.

AIR FROID ET HUMIDE.

L'air froid et humide exerce une action débilitante sur l'organisme, qui a pour effet de diminuer considérablement la transpiration cutanée, de ralentir les fonctions digestives, de rendre la respiration moins facile et moins régulière, la circulation moins active et d'affaiblir le système musculaire. Sous son influence, les urines deviennent très-abondantes, les selles plus fréquentes et plus liquides, la sécrétion des muqueuses en général, mais surtout celle des bronches, est plus considérable; les tissus se relâchent et le corps perd une grande quantité de calorique. L'affinité de l'eau que contient l'air pour ce fluide impondérable est cause de cette perte et de cette sensation de froid que nous éprouvons au contact d'une humidité froide, sensation si vive qu'elle nous fait paraître la température de l'atmosphère plus basse qu'elle ne l'est réellement. Par suite de l'absorption de l'humidité atmosphérique par la muqueuse pulmonaire et la peau, le poids du corps augmente. Enfin l'air froid et humide soustrait à l'organisme une certaine quantité d'électricité et exerce sur la plupart des fonctions une action dépressive qui est la source d'une foule de maladies, parmi lesquelles les affections catarrhales tiennent le premier rang. Viennent ensuite les rhumatismes, les engorgements glandulaires, etc.

ALTÉRATIONS DE L'AIR.

L'altération de l'air peut avoir lieu de plusieurs manières : 1° par modification de ses principes constituants; 2° par des matières gazeuses ou solides qui s'y répandent et dont on peut reconnaître la nature à l'aide de moyens chimiques et physiques; 3° par des effluves, des miasmes et des émanations de toute sorte, que la chimie n'a pu encore démontrer, mais dont l'existence, d'après les effets qu'ils produisent sur l'économie, n'est pas douteuse. Quelques-uns de ces principes se révèlent à nous parfois par une odeur qui affecte plus ou moins péniblement l'odorat.

De toutes les causes qui peuvent produire l'altération de l'air, la principale est sans contredit la respiration, lorsque surtout les produits qui en sont le résultat s'accumulent dans un espace limité. En effet, l'air qui contient, avant d'avoir servi à la respiration, 21 parties environ d'oxygène et 79 d'azote en volume, 4 à 6 dix-millièmes d'acide carbonique et une quantité variable de vapeur d'eau, ne présente plus la même composition après sa sortie des poumons. Il y a pendant l'inspiration une certaine quantité d'oxygène absorbé, car on ne trouve plus dans l'air expiré que 18 à 19 parties de ce gaz au lieu de 21. L'azote reste à peu près en même proportion ; mais l'acide carbonique, qui n'était que de 4 à 6 dix-millièmes, a subi une augmentation notable, puisque l'air expiré en contient 3 à 4 pour 100, augmentation qui est à peu près équivalente à la diminution qu'a éprouvée l'oxygène par suite de son absorption. Ils exhale en outre de la surface de la muqueuse pulmonaire de la vapeur d'eau chargée d'une matière animale très-susceptible de fermentation putride. Le principal phénomène de la respiration consiste donc dans la diminution de l'oxygène de l'air, gaz très-essentiel à la vie, et dans une augmentation d'acide carbonique, corps qui exerce sur l'économie une action d'autant plus délétère qu'il est répandu dans l'air en quantité plus considérable. La formation de cet acide, qui est accompagné d'un dégagement de calorique, qui entretient, comme on le sait, la température du corps, est due à la combinaison d'une partie de l'oxygène de l'air avec le carbone du sang. De là vient l'augmentation de l'acide carbonique et la diminution de l'oxygène.

Air confiné. — On entend par air confiné l'air des logements ou des enceintes closes dans lesquels séjournent des êtres vivants, et qui, ne pouvant se renouveler, se trouve vicié par la respiration et les exhalaisons de ces mêmes êtres.

A l'air libre, les produits qui se sont formés pendant l'acte de la respiration étant emportés par les vents ou les courants d'air qui agitent sans cesse l'atmosphère, n'exercent aucune influence sensible sur l'organisme ; mais lorsque l'homme se renferme dans des appartements clos et qu'il s'y trouve surtout réuni à un certain nombre de personnes, il n'en est plus de même. Dans ce cas, si l'es-

pace est resserré et si la ventilation est insuffisante pour
neutraliser les propriétés délétères que l'air a acquises
par suite des modifications que la respiration lui a fait
éprouver, il surviendra des accidents d'autant plus fâcheux que le séjour aura été plus prolongé. L'air, qui
contient de 4 à 5 pour 100 d'acide carbonique, commence
déjà à être nuisible, et, à un certain degré de saturation,
il peut déterminer l'asphyxie, comme le ferait l'acide
carbonique résultant de la combustion du charbon. Le
plus ou moins de résistance à l'action toxique de ce dernier gaz dépend de la constitution, de l'âge, de la force
et de l'état de santé des individus. Quoi qu'il en soit, l'agglomération dans des enceintes closes mal aérées produit
toujours un effet plus ou moins fâcheux sur les personnes qui la subissent; dans les hôpitaux, où l'air est
chargé d'émanations de toute sorte, elle détermine les
maladies les plus graves, telles que fièvre typhoïde, résorption purulente, pourriture d'hôpital, dyssenterie,
typhus, etc. On cite une foule d'accidents survenus à la
suite d'agglomérations d'individus dans des lieux n'ayant
que des ouvertures insuffisantes pour donner accès à l'air
extérieur. M. Becquerel rapporte les faits suivants :
« Dans les Indes, 146 prisonniers anglais furent enfermés
dans un cachot de 20 pieds carrés, où l'air n'arrivait que
par deux fenêtres donnant sur une galerie étroite, et par
lesquelles l'air ne se renouvelait que très-difficilement et
lentement. Bientôt il y eut une chaleur insupportable,
puis de la soif vive et de la suffocation. Ils se battirent
entre eux pour s'approcher des soupiraux, où pouvaient
seuls atteindre les plus robustes. Au bout de huit heures,
il n'y en avait plus que 23 vivants.

Un fait analogue s'est passé en France. Après la bataille
d'Austerlitz, 300 prisonniers autrichiens furent enfermés
dans une cave ; 260 y succombèrent dans un court espace
de temps.

Qui ne connaît le fait des assises d'Oxfort, dans les

quelles juges, auditeurs et accusés furent frappés d'asphyxie mortelle? »

Dans tous ces cas, ce n'est pas seulement à l'action de l'acide carbonique qu'il faut attribuer ces déplorables accidents; les émanations de nature animale provenant des exhalations pulmonaire et cutanée, la diminution de l'oxygène de l'air, l'augmentation de la chaleur, ont concouru puissamment aussi à les produire.

La respiration n'est pas la source unique de l'acide carbonique, il s'en dégage des plantes qu'on laisse dans les appartements, il s'en dégage également pendant la fermentation du vin et pendant la combustion des substances servant au chauffage et à l'éclairage. Les quantités qui se produisent dans ces circonstances sont parfois assez considérables pour déterminer des accidents très-graves.

La combustion du charbon produit un dégagement considérable d'acide carbonique et détermine en même temps la formation d'une certaine quantité d'oxyde de carbone, gaz qui a une action très-toxique sur l'économie. Lorsque cette combustion a lieu dans des pièces où l'air ne se renouvelle qu'imparfaitement, l'accumulation de ces deux gaz amène promptement l'asphyxie. Pour se mettre à l'abri d'un aussi terrible accident, on devra éviter d'allumer des réchauds dans des chambres qui manquent de cheminée, les croisées seules n'étant pas suffisantes pour opérer l'expulsion des principes délétères qui résultent de la combustion du charbon.

Il se dégage de certains volcans ou de leur voisinage des quantités parfois considérables d'acide carbonique.

Le moyen le plus efficace à opposer à l'air confiné ou chargé d'acide carbonique est la ventilation dont il sera parlé plus loin, et qui consiste dans l'introduction de l'air extérieur dans les appartements et dans l'expulsion au-dehors de celui qui est vicié. Les croisées, les cheminées, les portes remplissent le premier but, et les cheminées d'appel le second.

L'air vicié par la respiration est la source d'une foule de maladies, telles que phthisie pulmonaire, fièvre typhoïde, etc. M. Turck a vu cette dernière affection se développer dans un pensionnat de demoiselles à Épinal, par suite du défaut d'espace des chambres. Dès le début de la maladie on se hâta d'envoyer les malades à leurs parents, chez lesquels, dans vingt communes différentes, elles portèrent la fièvre typhoïde, qui y frappa de nombreuses victimes. M. Boudin a constaté que, de 1843 à 1848, cette même affection s'était déclarée à Saint-Cloud, parmi la garnison, huit jours après l'arrivée du roi, pour disparaître après son départ. Cela provenait de ce que les casernes, où ne logeaient ordinairement que 400 à 500 hommes, en recevaient près du triple pendant le séjour du roi.

ALTÉRATIONS DE L'AIR PAR DES PRINCIPES QUE LA CHIMIE PEUT FAIRE RECONNAITRE.

Ces principes se forment naturellement dans certaines circonstances, ou sont le produit de l'art.

Au nombre des premiers sont l'hydrogène carboné, qui se dégage des houillères, des matières végétales en putréfaction et de la vase des marais. Ce gaz, qui est très-inflammable, peut, par l'action toxique qu'il exerce sur l'économie, causer promptement l'asphyxie.

Hydrogène phosphoré. — Ce gaz se forme pendant la décomposition des matières animales; il se dégage des cimetières, lorsqu'on n'a pas soin d'enterrer les cadavres à une profondeur suffisante, deux mètres environ. Ce principe n'est jamais contenu en assez grande quantité dans l'air pour produire des effets fâcheux sur l'économie.

Hydrogène sulfuré ou acide sulfhydrique. — Ce gaz est un produit de la décomposition putride des matières végétales isolées ou réunies à des substances animales. Il se dégage aussi des fosses d'aisance; mais, dans ce cas, il est presque toujours mélangé avec des principes ammonia-caux, tels que hydrosulfate, carbonate, acétate d'ammoniaque. Les gaz qui s'exhalent des fosses d'aisance occasionnent certaines maladies, et entre autres l'ophthalmie dite *des vidangeurs;* lorsqu'ils sont répandus dans l'air en certaine quantité, ils déterminent assez promptement l'asphyxie. L'acide sulfhydrique pur tue instantanément les animaux, même lorsqu'il se trouve mêlé avec plusieurs volumes d'air.

M. Gavarret a appelé l'attention des médecins sur une découverte importante due à F. Daniell. Cet habile observateur a prouvé d'une manière incontestable qu'à l'embouchure des grands fleuves, le mélange des eaux salées avec les eaux douces est suivi de la production d'une quantité considérable de gaz hydrogène sulfuré qui, d'abord tenu en dissolution dans les eaux, s'en dégage ensuite pour se répandre dans l'atmosphère. L'acide sulfhydrique qui se produit dans ces circonstances est le résultat de la réaction des matières organiques en décomposition sur les sulfates que les eaux tiennent en dissolution. « Quand on se rappelle, dit M. Gavarret, que 1/1500 d'hydrogène sulfuré mêlé à l'air agit d'une manière toxique sur les petits animaux, il est permis de se demander si l'insalubrité des villes et des localités placées dans le voisinage de l'embouchure des grands fleuves ne reconnaît pas pour une de ses causes principales la présence dans l'atmosphère d'une très-faible proportion de ce gaz délétère. Montfalcon a consigné dans son *Histoire des Marais* des observations excellentes pour prouver qu'à la suite de l'irruption des eaux salées de la mer dans les marais d'eau douce, les effluves paludéens prennent un degré insolite d'activité. Toutes les fois que, par une cause quelconque, un mélange semblable avait lieu, les contrées environnantes étaient ravagées par des épidémies de fièvres graves qui disparaissaient dès que la séparation des eaux salées et des eaux douces était effectuée; or, ne doit-il pas se produire là, d'une manière accidentelle, des phéno-mènes analogues à ceux que Daniell a étudiés à l'embou-chure des fleuves? Malgré toute la réserve que commande un sujet aussi grave, il est impossible de ne pas tenir grand compte de cette production d'hydrogène sulfuré quand il s'agit de rechercher les causes de l'insalubrité de certaines localités. »

Règles hygiéniques relatives aux émanations des la-trines. — Pour remédier à l'action nuisible qu'exercent les émanations provenant des latrines, on doit disposer convenablement les fosses d'aisance, les éloigner des bâ-timents habités par les militaires, les désinfecter souvent, soit avec le sulfate de fer (30 grammes par litre d'eau), le charbon animal, la suie ou les chlorures de soude ou de chaux; mais le meilleur moyen pour assainir les lieux est sans contredit la cheminée d'appel qui, en opérant d'une manière continue l'expulsion des émanations, met les ha-bitations et ceux qui les occupent à l'abri de toute mau-vaise odeur; enfin, avant de vider les latrines on aura soin de les désinfecter avec les substances précitées.

Poussière en suspension dans l'air. — L'air peut tenir en suspension des poussières provenant de métaux, tels que plomb, cuivre, zinc, mercure et d'autres substances très-divisées, comme chaux, plâtre, sable fin, charbon de bois ou de terre, débris de laine, dont l'action sur les yeux ou la membrane muqueuse des bronches détermine des irritations ou des inflammations plus ou moins intenses. La poussière de charbon, qui pénètre dans les bronches, y forme parfois des espèces de concrétions qu'on a pu trouver à l'autopsie, et qui présentaient tous les caractères de la substance dont elles provenaient. En Angleterre, où l'usage du charbon de terre est très-répandu comme moyen de chauffage, les cas de ce genre sont moins rares. Ces petits dépôts de charbon, en agissant comme corps étrangers, doivent hâter la terminaison fatale de la phthisie pulmonaire et déterminer certaines lésions dans les tissus où ils se forment.

Corps qui sont le produit de l'art. — Les corps qui sont le produit de l'art, comme le chlore, les acides chlorhydrique, nitrique, sulfurique, etc., ne pouvant guère exercer leur action plus ou moins toxique que sur les personnes qui sont employées dans les fabriques où on les prépare, ou sur celles qui habitent près de ces dernières, il n'en sera pas question ici.

DES ALTÉRATIONS DE L'AIR PAR DES PRINCIPES NON APPRÉCIABLES PAR LA CHIMIE.

Miasmes en général.

Les miasmes sont des principes volatils qui se dégagent, soit des corps vivants, soit des matières animales ou végétales en décomposition, et qui, respirés avec l'air qui leur sert de véhicule, et absorbés dans les poumons, peuvent déterminer diverses maladies chez les personnes bien portantes, et surtout chez celles qui sont valétudinaires ou convalescentes.

Les miasmes peuvent être divisés : 1° en miasmes putrides, provenant des matières animales en décomposition; 2° en effluves marécageux, résultant de la putréfaction des substances végétales et animales; 3° en miasmes proprement dits, provenant des corps vivants. Nous ne nous occuperons ici que de ces derniers, les miasmes putrides et les effluves marécageux seront étudiés plus loin.

Un des caractères principaux des miasmes proprement dits, c'est de donner naissance à des maladies spéciales, c'est-à-dire semblables à celles d'où ils tirent leur origine. Ainsi, par exemple, les miasmes varioleux ou pestilentiels produiront la variole ou la peste, et non des maladies d'une nature différente.

La transmission des miasmes a lieu le plus ordinairement par l'intermédiaire de l'air. On ne pourrait s'expli-

quer sans cela comment la scarlatine, la rougeole, la
variole, le choléra, etc., peuvent se transmettre à des
personnes qui, non seulement n'ont eu aucun rapport
avec des individus atteints de ces affections, mais qui
en sont souvent très-éloignés. De nombreuses observations prouvent, en effet, que ce mode de propagation
est fréquent, et que les miasmes tenus en suspension dans
la vapeur d'eau atmosphérique peuvent être transportés,
par les vents ou courants d'air, à des distances parfois
considérables du foyer d'infection. A ce sujet, M. Boudin
rapporte les faits suivants : En 1826, les fièvres de marais,
qui exerçaient de grands ravages dans toutes les provinces
de la Hollande, furent portées par des vents d'Est jusqu'en
Angleterre, où elles sévirent avec intensité. Lors de l'incendie de Hambourg, l'on sentit à Postdam, à 60 lieues de
distance, une odeur empyreumatique prononcée. En
1812, les cendres du volcan de Saint-Vincent furent transportées par le vent jusqu'à la Barbade, à 180 lieues de
distance du point de départ, et le pont d'un vaisseau en
fut couvert à la hauteur de 5 pouces. A ce mode de transmission le plus fréquent , il faut ajouter celui qui s'opère
par contact immédiat, c'est-à-dire par le contact des vêtements provenant des malades ou par celui des matières,
telles que laine ou coton, qui ont pu, soit au contact du
malade, soit de toute autre manière, se charger de principes morbifiques.

Pour que les miasmes qu'exhale un individu affecté puissent agir sur des individus bien portants, il faut que ceux-
ci se trouvent dans une disposition particulière pour les
recevoir, et que le principe morbifère pénètre dans l'économie par absorption cutanée ou pulmonaire; le plus
souvent, c'est par cette dernière voie que l'introduction
a lieu. Les individus qui contractent le plus facilement
les maladies miasmatiques sont : les convalescents et ceux
qui ont une faible constitution ou un tempérament lymphatique; viennent ensuite les personnes qui présentent

une disposition particulière. Il est des individus qui jouissent d'une immunité parfaite au milieu des épidémies les plus meurtrières sans qu'on puisse expliquer à quoi ils doivent un si grand privilége.

Les causes qui favorisent le plus le développement des miasmes et leur propagation sont la chaleur et l'humidité. Aussi est-ce pendant les saisons chaudes et humides que ces principes atteignent leur maximun d'intensité, et pendant les saisons froides et sèches leur minimum.

Les miasmes, une fois formés, conservent assez longtemps la propriété de reproduire une maladie semblable à celle qui leur a donné naissance. M. Guérard a réuni, dans sa thèse de concours, plusieurs faits qui viennent à l'appui de cette assertion; en voici quelques-uns : « Le fossoyeur de Chelvrood, dans le comté de Sommerset, ouvrit, le 30 novembre 1752, le tombeau d'un homme mort de la variole et inhumé depuis trente ans; la bière qui le renfermait était de chêne et bien conservée. L'ouvrier qui l'ouvrit en perça le couvercle avec une bêche; aussitôt il s'éleva dans l'air une puanteur telle que le fossoyeur n'en avait jamais ressenti de pareille; parmi les nombreux assistants, quatorze furent atteints de variole au bout de quelques jours, et la maladie s'étendit dans toute la contrée. »

« Une dame, qui avait succombé à la variole, fut inhumée dans une église. Le monument qu'on lui érigea ne put être terminé qu'à la fin de l'année de deuil. Pour le poser, il fallut déplacer la pierre qui couvrait le cercueil; celui-ci était de plomb et seulement à un pied de la surface du sol. Il fut entamé dans cette manœuvre, et il en sortit aussitôt une vapeur fétide qui fit périr sur-le-champ un des ouvriers maçons; diverses personnes s'évanouirent, et l'architecte Lory, qui était présent, et auquel on doit les détails de cet événement, fut atteint de la variole. »

Ozonam, rapporte que deux fossoyeurs ayant exhumé le corps d'un homme mort depuis dix ans de la variole, furent eux-mêmes atteints de cette maladie.

CHAPITRE VI.

La transmission des miasmes s'opère le plus ordinairement par l'intermédiaire de l'air, et l'on dit, dans ce cas,
que la maladie est infectieuse ou miasmatique; elle s'opère
en outre par le contact d'individu à individu, ou par celui
des vêtements et des substances chargés d'émanations morbifiques. Il est encore des maladies qui se transmettent par
des virus et des miasmes, ce sont celles qu'on peut appeler virulentes et infectieuses à la fois. Enfin, il en est
d'autres qui ne se communiquent qu'au moyen d'un virus,
et qu'on désigne sous le nom de maladies virulentes.

La transmission par contact étant peu fréquente et
même douteuse dans la plupart des cas où on l'admet,
nous diviserons, à l'exemple de M. Durand-Fardel, mais
en ayant soin d'indiquer les affections où la transmission
par contact a paru plus ou moins évidente, les maladies
contagieuses : 1° en maladies contagieuses par infection,
ou infectieuses; 2° en maladies contagieuses par virus et
infection, ou virulentes et infectieuses à la fois; 3° et en
maladies contagieuses par virus, ou virulentes. A ces trois
classes nous en ajouterons une quatrième : celle des maladies contagieuses par animaux et par végétaux parasites.

MALADIES CONTAGIEUSES PAR INFECTION.

Peste d'Orient. — La peste d'Orient, ainsi nommée
parce qu'elle se développe spontanément dans le Levant
(Basse-Egypte), serait due, suivant les auteurs qui se sont
occupés de son étiologie, a diverses causes, telles que les
débordements du Nil sur les inhumations (Pariset), l'habitation sur des terrains marécageux ou d'alluvion, dans
des maisons basses, humides, mal aérées et encombrées,

le défaut de vêtements et de nourriture, la malpropreté, et enfin, l'exhalaison de miasmes putrides provenant de matières animales ou végétales répandues sur un sol chaud et humide ; ajoutons que l'hydrogène sulfuré, qui se dégage en quantité assez considérable à l'embouchure des grands fleuves, comme le prouvent les observations de F. Daniell, n'est peut-être pas étranger au développement de cette meurtrière maladie, de même qu'à celui du choléra et de la fièvre jaune.

L'Egypte ne paraît pas être la seule contrée qui donne naissance à la peste. Les maladies pestilentielles qui ravagèrent Athènes dans le cinquième siècle avant Jésus-Christ, l'Empire romain sous le règne de l'empereur Antonin, l'Europe et l'Afrique au milieu du quatorzième siècle (peste noire), venaient d'Asie, suivant Thucydide, Galien et d'autres auteurs recommandables.

La transmission de la peste s'effectue par des miasmes qu'exhalent les pestiférés, et qui, répandus dans l'air, peuvent être assez promptement absorbés par les individus qui se trouvent placés dans leur sphère d'activité. Les vêtements, les étoffes de laine, de coton et diverses autres substances qui se chargent facilement de ces principes morbifiques, transmettraient également cette maladie. C'est ainsi que des marchandises transportées au loin auraient pu communiquer la peste à des villes et à des provinces populeuses. Cette maladie, qui se déclara à Marseille en 1720, enleva, soit dans cette ville, soit dans la Provence, 84,000 personnes.

L'incubation de la peste est de huit à neuf jours. Si, après cet espace de temps, cette maladie ne s'est pas déclarée, il y a presque certitude pour les personnes qui se sont exposées à l'influence des miasmes pestilentiels, qu'elles n'en seront pas atteintes.

La contagion de la peste, autre que par infection, est encore bien controversée. Cependant, la plupart des médecins qui se sont occupés de cette question sont pour la non contagion proprement dite, et pour la contagion par infection (M. Aubert-Roche). M. Prus, dans son savant rapport sur la peste à l'Académie de médecine, penche pour l'infection.

Jusqu'à présent, l'inoculation du sang et du pus des pestiférés, de même que le contact de leurs vêtements, n'a produit que des résultats nuls ou équivoques.

Choléra. — Le choléra est une maladie qui se propage par voie miasmatique, et qui paraît être déterminée, d'après l'opinion la plus accréditée, par des effluves qui se dégagent des bords du Gange, surtout à l'embouchure de ce fleuve, dont l'eau vaseuse contient des matières animales et végétales qui se décomposent sous l'influence d'une température chaude et humide. Ce seraient ces miasmes qui, en se modifiant d'une manière particulière dans certains états atmosphériques, produiraient le choléra. Quoi qu'il en soit, cette affection meurtrière qui a exercé des ravages épouvantables dans toutes les contrées du monde, s'est montrée, en 1817, à Jessore, dans l'Inde, d'où elle s'est avancée ensuite vers l'occident. Elle régnait avant endémiquement sur les bords du Gange et dans leur voisinage, mais elle ne s'étendait pas au-delà d'un certain rayon, et l'intérieur de l'Inde en était exempt.

Le choléra sévit plus particulièrement, comme l'observation l'a démontré, sur les endroits où il y a agglomération d'hommes, comme dans les casernes, les prisons, les hôpitaux, les navires, les rues populeuses, etc., et sur les personnes qui vivent dans de mauvaises conditions hygiéniques, qui font des excès ou bien qui ont la santé altérée par suite de privations ou de l'usage d'aliments grossiers et insuffisants. Les convalescents et les malades sont très-sujets à contracter cette maladie, qui n'est pas inoculable.

Moyens thérapeutiques contre le choléra. — Il est bien reconnu aujourd'hui que le choléra est presque toujours précédé d'une diarrhée facile à arrêter par des moyens simples (eau de riz, demi-lavements amylacés et opiacés, cataplasmes laudanisés sur le ventre), mais qui, lorsqu'elle est négligée, amène très-souvent le choléra, dont elle est pour ainsi dire le symptôme précurseur. Nous avons employé avec quelque succès contre la diarrhée et la dyssenterie la potion suivante : Sous-nitrate de bismuth, 2 grammes ; eau de fleurs d'oranger, 15 grammes ; éther sulfurique, 15 gouttes ; laudanum de Sydenham, 15 gouttes, sirop de gomme, 15 grammes ; eau distillée, 60 grammes, à prendre une cuillerée à soupe toutes les demi-heures. On a préconisé aussi contre ces deux affections la liqueur dite de *Java*, qui est composée ainsi qu'il suit: eau de fleur d'oranger, 5 parties ; éther sulfurique, 4 parties ; laudanum de Sydenham, 3 parties, à prendre de 20 à 30 gouttes sur un morceau de sucre.

Pendant deux épidémies de choléra, survenues à Lunéville, à une année de distance, en 1854 et 1855, les médecins de l'hôpital et ceux des corps en garnison dans cette ville ont fait usage avec succès, contre la diarrhée, la cholérine et les accidents cholériques, de la liqueur de Thielmann, dont M. le général comte de Goyon, qui en avait vu et éprouvé les bons effets, avait permis l'achat aux régiments. Voici la composition de cette mixture : Vin d'ipécacuanha, 8 grammes ; huile de menthe poivrée, 8 grammes ; teinture d'opium safrané, 4 grammes ; teinture éthérée de valériane, 15 grammes, à prendre de 15 à 30 gouttes dans un demi-verre d'eau sucrée, une ou deux fois par jour.

M. le docteur Roux vient de faire connaître un moyen préventif et en même temps curatif du choléra, dont il a obtenu des résultats si heureux, que nous n'hésitons pas à le conseiller. L'emploi de ce moyen ne présente, du reste, aucun danger. Voici en quoi il consiste : Éther sulfurique, 30 parties ; soufre sublimé, une partie ; agitez chaque fois, à prendre 5 à 6 gouttes dans un demi-verre d'eau de seltz ou d'eau froide, après chaque vomissement, jusqu'à la cessation de ce symptôme et de la diarrhée. Le malade peut boire de cette préparation à volonté sans inconvénient.

Comme moyen préservatif, M. Burq a conseillé l'application permanente de plaques de cuivre sur la peau.

Fièvre jaune. — Cette maladie, ainsi appelée parce qu'elle est toujours accompagnée d'ictère (jaunisse), ne régnait primitivement que dans l'Amérique du nord. On l'observe aujourd'hui dans l'Amérique du sud, où elle a fait invasion depuis nombre d'années. On l'a vue passagèrement en Espagne et en Italie. Ordinairement elle ne s'étend pas au-delà du vingt-quatrième degré de latitude. Cette affection, qui règne endémiquement et épidémiquement dans les contrées que nous venons de nommer, semble naître sous l'influence d'effluves marécageux qui se forment au bord de la mer ou dans les marais dont ces pays sont couverts. Quoi qu'il en soit, une fois produite, la fièvre jaune se propage avec une grande facilité par voie miasmatique; sa transmission par contact n'est rien moins que prouvée. Cette maladie, à une certaine élévation du sol, variable suivant la localité, et qui, pour la Véra-Cruz est de 928 mètres, ne fait plus ressentir son influence. La fièvre jaune n'est pas inoculable.

Maladies accidentellement contagieuses. — Sous l'influence de certaines causes qui paraissent tenir à un état particulier de l'atmosphère, des maladies ordinairement sporadiques, peuvent se transformer en affections épidémiques; de ce nombre sont les bronchites qui, sous le nom de grippe, constituent une maladie miasmatique, qui frappe parfois des villes et des localités entières. La méningite cérébro-spinale, les érisypèles, l'angine, le croup, la coqueluche peuvent également devenir épidémiques sous la même influence.

9

MALADIES ÉPIDÉMIQUES DES ARMÉES.

Les maladies épidémiques qui peuvent se déclarer dans les armées en campagne sont : le typhus, l'ophthalmie granuleuse dite ophthalmie d'Égypte, la fièvre typhoïde, la dyssenterie, le scorbut, la pourriture d'hôpital, etc. Ces affections sont dues ordinairement, non à une, mais à plusieurs causes réunies. Parmi ces causes, on doit signaler, comme les plus fréquentes, celles qui suivent : les fatigues, l'exposition aux vicissitudes atmosphériques, l'usage d'aliments grossiers, d'une eau séléniteuse, la privation ou l'insuffisance de nourriture; les influences du froid, de l'humidité, du sol, le campement et le bivouac prolongés, les émotions, l'encombrement et la viciation de l'air qui en est la conséquence.

Parmi les maladies qui peuvent se développer sous ces diverses influences, il en est qui sont simplement épidémiques et d'autres épidémico-contagieuses. Dans l'un et l'autre cas, on devra s'empresser, quand c'est possible, de détruire les causes productrices. Il faudra, en outre, dans le dernier cas, poursuivre sans relâche, à l'aide des moyens que la science possède, la destruction du principe contagieux et de tous les foyers d'infection. Tout en combattant la maladie par les moyens thérapeutiques les plus puissants et les plus efficaces, le médecin militaire devra, par des mesures de haute prophylaxie, chercher à en arrêter les progrès et à en empêcher la propagation.

OPHTHALMIE ÉPIDÉMIQUE DES ARMÉES.

Il se déclare parfois dans les armées, sous l'influence de certaines causes, une ophthalmie épidémique qui sévit avec violence sur un grand nombre d'individus, et dont la terminaison a souvent pour résultat des lésions graves de l'organe de la vision. Cette ophthalmie, qu'on désigne sous le nom d'ophthalmie d'Egypte, parce qu'on l'a observée primitivement dans ce pays, où elle régnerait endémiquement, suivant des historiens recommandables, dès la plus haute antiquité, n'avait été constatée en Europe qu'à l'état sporadique, et rarement encore, avant la campagne de Napoléon en Egypte. Elle a été importée en France par les troupes expéditionnaires à leur retour dans leurs foyers. A cette époque, elle se manifesta sous forme épidémique dans plusieurs contrées de la France et de l'Italie. Cependant, suivant les observations de Mackensie, elle aurait été observée précédemment. Cet auteur rapporte, d'après Assalini, que plusieurs bataillons des troupes du duc de Modène ayant été envoyés, en 1792, à Reggio pour y réprimer des émeutes, les soldats furent atteints en grand nombre, après avoir passé une nuit dehors, dans un lieu bas et humide et exposé au nord, d'une ophthalmie granuleuse épidémique. Quoi qu'il en soit, cette maladie, qui, depuis la bataille de Waterloo, règne assez fréquemment dans les armées belge et allemande, est contagieuse; elle se propage par voie miasmatique, et, suivant quelques auteurs, par le contact de la matière purulente avec la conjonctive. A l'appui de cette dernière opinion, viennent les trois cas de contagion cités par Mac-Grégor, et les expériences de M. Guillié, qui a pu inoculer cette ophthalmie à des amaurotiques. A ces faits, on peut opposer les résultats négatifs obtenus par Mackensie. Cet auteur, en s'appliquant directement sur la conjonctive le pus provenant d'une affection de cette nature, n'a même pas déterminé une ophthalmie simple. M. Desmarres, qui a eu souvent à soigner à Paris des personnes atteintes d'ophthalmie granuleuse, a vu nombre de fois cette maladie se communiquer à toute la famille, malgré toutes les précautions possibles, dès qu'un de ses membres en était affecté.

On remarque que cette maladie, quoique allant en s'affaiblissant, peut néanmoins, dans certaines constitutions atmosphériques, reprendre toute son intensité, et frapper de la manière la plus fâcheuse alors une foule de personnes. En général, elle sévit avec d'autant plus de violence que les individus sont plus agglomérés et se trouvent dans de mauvaises conditions hygiéniques. Elle se développe plus particulièrement au printemps et à l'automne, sous l'influence des variations de l'atmosphère et des nuits froides succédant à des journées chaudes.

Cette affection, caractérisée par l'inflammation plus ou moins intense de la conjonctive, par des villosités et des granulations s'étendant sur toute la surface palpébrale de cette membrane muqueuse, par le gonflement des paupières et un écoulement purulent ou séro-muqueux, a ordinairement une marche très-prompte, et est suivie souvent de l'ulcération rapide de la conjonctive et de la cornée, et parfois de l'évacuation de l'humeur aqueuse de l'œil, et conséquemment de la cécité.

L'ophthalmie épidémique reconnaît pour causes principales la chaleur excessive, la sécheresse de l'air pendant le jour, la fraîcheur et l'humidité pendant la nuit, la réverbération du sable, l'introduction de ce dernier sous les paupières, les courants d'air, le bivouac, l'humidité du sol et de l'air, l'agglomération, et enfin l'affaiblissement général amené par les fatigues et les privations qu'entraîne l'état de guerre.

Règles hygiéniques. — Eviter, autant que possible, de s'exposer aux courants d'air, de laisser les croisées ouvertes pendant la nuit ; avoir soin, quand on bivouaque, de couvrir convenablement la tête et les yeux ; s'envelopper dans une couverture de laine, si on en a à sa disposition ; faire, comme moyen préventif, des lotions sur la figure avec de l'eau vinaigrée, et détruire tous les foyers d'infection qui peuvent vicier l'air. Lorsque la maladie est déclarée, isoler les malades, les placer dans un endroit sec, aéré, où l'on entretiendra une ventilation active et la plus grande propreté ; désinfecter les chambres, les salles, les tentes et les effets des malades au moyen de fumigagations de chlore ; rendre le régime des hommes non atteints par la maladie plus substantiel ; établir les camps ou le bivouac sur des terrains secs, élevés et à l'abri, autant que possible, du vent du nord ; faire faire aux malades des lotions fréquentes sur les yeux avec de l'eau froide, afin d'entraîner les matières purulentes déposées sur la cornée et la conjonctive. On aura recours aux collyres légèrement astringents, et on choisira de préférence les substances végétales astringentes, telles que le ratanhia, le tannin surtout. Pour empêcher l'agglutination des cils et des paupières, on prescrira sur le bord libre de celles-ci des onctions avec le cérat ou la pommade de concombre. Le moyen le plus efficace, pour faire avorter l'ophthalmie dès le début, est la cautérisation avec un crayon de sulfate de cuivre ou de nitrate d'argent, de la conjonctive palpébrale dans toute son étendue.

TYPHUS.

Le typhus n'est pas, comme on l'avait assez généralement admis dans ces derniers temps, une fièvre typhoïde suraiguë : les observations récentes faites en Orient, et celles surtout qui sont consignées dans le mémoire si remarquable sur le typhus de Crimée, que M. l'inspecteur médical Baudens a adressé à l'Académie des sciences, prouvent que le typhus et la fièvre typhoïde ne sont pas identiques. Les caractères bien tranchés qui distinguent chacune de ces affections, et qu'a tracés de main de maître le savant et habile opérateur précité, ne laissent aucun doute à cet égard. Nous ne saurions mieux faire que de les résumer ici.

La contagion, encore mise en doute pour la fièvre typhoïde, n'est pas contestable pour le typhus ; entre la Crimée et Constantinople, trente-sept médecins, vingt sœurs de charité, des centaines d'infirmiers, tous pleins de santé, sont morts empoisonnés au souffle des malades typhiques.

A l'ambulance de la première division du troisième corps, presque tout le personnel hospitalier, presque tous les soldats entrés pour d'autres maladies, et quinze médecins sur seize, ont eu le typhus.

La marche du typhus est plus rapide que celle de la fièvre typhoïde. L'état prodromal, si commun dans cette dernière affection, et qui consiste dans des lassitudes, des douleurs lombaires, céphalalgie intense, vertiges, manque souvent dans le typhus. Celui-ci assez fréquemment débute d'emblée par un frisson initial, et par la période inflammatoire, marquée par un état catarrhal plus ou moins prononcé des yeux, des fosses nasales et des bronches; par une forte céphalalgie frontale, vertigineuse, comme dans l'ivresse ; par un délire calme ou furieux ; par une grande prostration des forces, et par la stupeur qui commence et finit avec la maladie, et qui est le cachet du typhus. La peau se couvre, le deuxième ou troisième jour, au tronc et aux membres, de taches arrondies d'un rouge foncé sans relief, moins grande qu'une lentille, ne disparaissant pas sous la pression, et différant essentiellement de celles de la fièvre typhoïde. Il n'y a presque jamais de pétéchies ni de sudamina.

Dans le typhus, le ventre est souple, non douloureux, sans météorisme, sans gargouillement dans la fosse iliaque droite, et il y a toujours constipation. Dans la fièvre typhoïde, le contraire a lieu.

La durée du typhus est rarement de plus de douze à quinze jours. La mort survient souvent le troisième jour, même le deuxième et quelquefois le premier. Elle est alors foudroyante. Le retour à la santé a lieu dans les dix premiers jours, la convalescence marche rapidement, et les écarts de régime sont peu dangereux.

La fièvre typhoïde dure beaucoup plus longtemps. La mort n'arrive guère que dans le second septenaire, et plus souvent dans le troisième, la convalescence est très-longue et l'ingestion d'une quantité même peu considérable d'aliments est souvent mortelle.

Dans la fièvre typhoïde, le tube intestinal est le siége de nombreuses lésions, telles que hypertrophie et ulcération des plaques de Peyer, engorgement des glandes mésentériques, ulcères et parfois perforation de l'intestin grêle. Dans le typhus on ne trouve aucune altérat'on de ce genre. Des centaines d'autopsies ont constamment donné des résultats négatifs. On trouve la rate et le foie souvent gorgés de sang et ramollis, et parfois les poumons sont engoués ou hépatisés. Les lésions les plus constantes sont du côté du cerveau : forte injection sanguine des méninges, épanchement séreux, teinte opaline de l'arachnoïde, et quelquefois avec plaques pseudo-membraneuses ; substance cérébrale piquetée, ou ramollie, ou suppurée à la surface. Les auteurs s'accordent sur la non récidive de la fièvre typhoïde ; deux médecins militaires ont succombé au typhus, bien qu'ils eussent eu quatre ans auparavant la fièvre typhoïde, dont on a pu retrouver les traces dans la cicatrice d'ulcères intestinaux.

Les observations de M. Baudens ont été corroborées par celles faites à Avignon par M. Chauffart, et à Paris, par M. Godelier, sur des militaires qui ont été atteints de typhus à leur arrivée en France. M. Godelier a vu cette affection se déclarer chez un soldat convalescent de fièvre typhoïde.

Le typhus reconnaît pour causes le campement pendant les saisons froides et humides, les fatigues excessives, l'usage d'aliments grossiers, la privation ou l'insuffisance de la nourriture, les affections morales tristes, amenées par des revers ou la misère, mais principalement l'encombrement dans les hôpitaux, dans les prisons, dans les navires, dans les camps et sous la tente. Cette dernière cause est l'une de celles qui contribuent le plus à engendrer le typhus. En effet, l'agglomération qui a toujours pour résultat la viciation de l'air prépare, pour ainsi dire, sous l'influence de cette viciation, la maladie, que la formation d'un miasme organique particulier fait éclater plus tard. Les observations de typhus qui ont eu pour origine l'encombrement des blessés et des fiévreux dans les hôpitaux ne sont pas rares. Lors de la désastreuse retraite de Russie, à Wilna, l'agglomération des blessés dans des hôpitaux où tout manquait, détermina un typhus des plus meurtriers. Sur 30,000 prisonniers, il en périt 25,000. La contagion envahit la ville : 8,000 juifs trafiquant des dépouilles des morts y succombèrent (Gasc).

Après la bataille de Leipsick en 1813, Torgau reçut une foule de blessés. Le blocus de la ville ayant empêché l'assainissement des hôpitaux, le typhus ne tarda pas à se déclarer. Tous les assiégés presque périrent, et sur 26,000 hommes de garnison il en mourut 14,000. A Mayence, en 1814, l'encombrement produisit des résultats analogues. 20,000 hommes de garnison et des milliers d'habitants succombèrent au typhus.

Le typhus est une maladie infectieuse et contagieuse en même temps, mais le premier mode de propagation, c'est-à-dire sa transmission par des miasmes que l'on respire avec l'air qui leur sert de véhicule, est bien plus fréquent que le second, qui est toujours difficile à constater.

La période d'incubation du typhus paraît être en moyenne, suivant M. Baudens, de six jours; d'après Hildebrand, elle serait de un à douze jours.

Règles hygiéniques. — Éviter, surtout l'orsqu'une armée est en campagne, l'encombrement des malades, laisser entre les lits un assez grand intervalle, et veiller à ce que l'aération dans les hôpitaux soit active et large; isoler les typhiques, et les séparer des autres malades; les placer dans des salles vastes, aérées où l'on entretiendra une ventilation continue, et la plus grande propreté. Si les établissements hospitaliers ne réunissaient pas ces conditions indispensables de salubrité, mieux vaudrait, si la saison le permettait, traiter les malades sous des hangars ou sous de vastes tentes. On aura soin de ne pas laisser séjourner les déjections alvines et les urines dans les salles. J. Franck regarde ces matières comme susceptibles de transmettre la maladie aux médecins et aux infirmiers. Hildebrand est d'un avis contraire: Espacer suffisamment les lits, détruire les miasmes et l'atmosphère viciée des salles à l'aide de fumigations de chlore. Désinfecter les vêtements, le linge des malades, la literie et les tentes où il y a eu des typhiques, soit au moyen de ces mêmes fumigations, soit en les faisant tremper dans de l'eau contenant des chlorures en dissolution, soit en les soumettant à un blanchissage convenable. La paille des paillasses devra être brûlée. Pringle rapporte que l'on mit à bord de vaisseaux portant des malades atteints de typhus, un paquet de vieilles tentes, qui leur servirent de couvertures; ces tentes ayant eu besoin de réparation, on les mit entre les mains d'un ouvrier de Gand. Il employa vingt-trois compagnons pour les réparer; mais ces infortunés se virent bientôt saisis de la même maladie, quoiqu'ils n'eussent communiqué d'aucune manière avec les individus qui en étaient atteints.

Les personnes qui soignent ou qui traitent les typhiques doivent redoubler de propreté, changer souvent de vêtements et de linge, et éviter, autant que possible, d'entrer dans les salles à jeûn.

Une armée au sein de laquelle le typhus s'est déclaré doit être l'objet de soins particuliers. On donnera aux troupes, si c'est dans l'hiver, des vêtements plus chauds; on distribuera souvent de la viande et des légumes frais, et on doublera la ration de vin. On établira le camp sur un terrain élevé et sec; les tentes seront fréquemment aérées, la paille servant de coucher sera souvent renouvelée et on brûlera celle qui a servi à des typhiques. Enfin on entretiendra la plus grande propreté dans le camp. Le typhus ne paraît pas être inoculable, c'est-à-dire susceptible de se développer chez un individu sain, par l'introduction sous l'épiderme soit du sang, soit de toute autre humeur provenant d'un typhique.

Traitement. — Le traitement qui a donné les meilleurs résultats en Crimée est, d'après M. l'inspecteur médical Baudens, le suivant : emploi dès le début du typhus d'un éméto-cathartique ; boissons acidulées ou mucilagineuses et même vineuses. On a administré le sulfate de quinine quand il y avait des paroxysmes rémittents. M. Cazalas, médecin principal, a été le premier à employer ce médicament pour régulariser la période inflammatoire et la débarrasser de l'élément palustre, qui a eu une grande influence sur les maladies de Crimée. Pendant la période nerveuse on a eu recours avec succès aux toniques, tels que vin de Malaga et de Porto. La saignée générale a paru plutôt nuisible qu'utile ; on ne doit y recourir que lorsque l'individu est très-fort et qu'il y a menace d'apoplexie. On lui préférera l'application de quelques sangsues aux apophyses mastoïdes ou de quelques ventouses entre les épaules.

DE LA DYSSENTERIE ÉPIDÉMIQUE.

La dyssenterie épidémique reconnaît pour causes principales les variations brusques de température, l'action de la chaleur humide, le séjour dans des lieux bas, frais ou marécageux, l'usage d'aliments de mauvaise qualité, tels que farines avariées, légumes indigestes, fruits acerbes ou qui ne sont pas encore parvenus à leur entière maturité. L'encombrement et l'usage habituel d'une eau séléniteuse ou croupie sont aussi des causes déterminantes très-puissantes. Enfin le campement et le bivouac prolongés, les fatigues et les privations de toute sorte, auxquelles les troupes en campagne sont sujettes, prédisposent beaucoup à la dyssenterie.

Les auteurs les plus recommandables, tels que Pringle,

Zimmermann, Franck, Pinel, Desgenettes, Lodibert, etc., s'accordent à reconnaître que la dyssentrie épidémique est contagieuse, mais ils diffèrent d'opinion au sujet de son mode de propagation. Les uns pensent qu'elle se transmet par contact, et les autres qu'elle se communique par voie miasmatique. C'est cette dernière opinion qui est généralement admise aujourd'hui.

En 1854, dans le mois de juillet, nous avons vu se développer au Mans, dans le régiment auquel nous sommes attaché, une dyssenterie épidémique, dont les causes productrices nous ont paru être l'encombrement survenu à la suite de l'arrivée d'un grand nombre de recrues et l'eau séléniteuse dont la troupe faisait usage habituellement, mais d'une manière plus abusive pendant les fortes chaleurs. Cette maladie, après avoir atteint près de cinq cents hommes dans le régiment, se propagea dans la ville, où elle sévit sur un assez grand nombre d'habitants, mais plus particulièrement et d'une manière plus intense sur les enfants.

Règles hygiéniques. — S'empresser d'éloigner les causes qui ont déterminé ou favorisé le développement de la maladie. Si c'est par suite de l'usage de fruits non mûrs, de substances irritantes, de boissons insalubres (eau séléniteuse ou stagnante) que la dyssenterie s'est déclarée, on se hâtera de le faire cesser et de prescrire les farineux, les aliments légers et d'une facile digestion. Lorsque la maladie est le résultat d'une nourriture insuffisante ou de mauvaise qualité, d'un épuisement général amené par celle-ci et par les fatigues souvent excessives qu'une armée en campagne a à supporter, on se trouvera bien de l'usage d'aliments sains et nutritifs (viande de bœuf ou de mouton, grillée ou rôtie) et de vins généreux pris modérément. Quand l'épidémie est bien déclarée et qu'elle frappe un grand nombre d'individus, une des premières indications à remplir, c'est de soustraire les malades à l'influence des miasmes dyssentériques. Dans ce but, on renouvellera fréquemment l'air des hôpitaux, des casernes, des prisons, des chambres, etc.; on y fera des fumigations de chlore, et on en fera peindre les murs à la chaux vive. Les malades seront placés dans des salles vastes, bien aérées, dont les lits seront suffisamment espacés, et dans lesquelles on entretiendra la plus grande propreté, et où on aura soin de ne pas laisser séjourner les déjections alvines.

Dans les camps, les latrines devront être situées à une certaine distance; elles seront en outre souvent désinfectées et recouvertes tous les jours d'une couche assez épaisse de terre. On enlèvera les matières animales ou végétales, qui par leur décomposition pourraient entretenir ou rendre plus intense la dyssenterie. Enfin on cherchera à détruire tous les foyers d'infection qui pourraient exister dans le voisinage. Le meilleur moyen hygiénique, lorsqu'on peut le mettre en pratique, est sans contredit l'émigration. Desgenettes rapporte que quatre cents dyssentériques embarqués mourants à Alexandrie (Egypte) étaient en pleine convalescence lorsque le vaisseau relâcha à Malte. Pendant l'expédition d'Egypte, nos médecins ont vu fréquemment le simple changement d'un lieu à un autre, quoique à proximité, amener une guérison complète. Ils ont également remarqué que des individus qui avaient été atteints de dyssenterie dans la Haute-Egypte, guérissaient en arrivant dans la Basse-Egypte et réciproquement. Le lait, les fruits bien mûrs, sucrés et même acides ont été vantés. Keller a guéri plusieurs enfants en leur faisant manger des raisins parvenus à leur parfaite maturité, et M. Coste a vu aux Etats-Unis, des soldats atteints de dyssenterie guérir au bout de quelques jours en mangeant, dans leur cantonnement, de l'épinevinette. On reconnaît généralement aujourd'hui que les fruits d'Europe ne donnent lieu à la dyssenterie que lorsqu'on en mange en grande quantité avant leur parfaite maturité. On a préconisé l'infusion de salicaire. Les épidémies dyssentériques deviennent d'autant plus fréquentes et graves qu'on se rapproche des contrées tropicales.

Une partie des moyens curatifs que nous avons indiqués contre la diarrhée cholérique conviennent dans la dyssenterie. Nous nous sommes bien trouvé dans l'épidémie précitée de l'usage d'une potion au nitrate de bismuth de notre composition (voir *Choléra*, page 128).

SCORBUT.

Parmi les causes les plus puissantes du scorbut, on doit mettre en première ligne le froid humide. Viennent ensuite les aliments et les boissons de mauvaise qualité, l'usage des viandes fumées et salées. Ces dernières n'agissent pas, comme on l'avait cru, par le sel qu'elles contiennent, mais bien parce qu'elles sont indigestes et renferment peu d'éléments nutritifs. Enfin, la privation de végétaux frais, mais surtout l'encombrement dans des lieux étroits, mal aérés et humides, l'insuffisance des vêtements, les fatigues excessives, les peines morales, la nostalgie, sont également considérés comme des causes plus ou moins actives du scorbut.

Le scorbut est une maladie générale dont la cause prochaine doit être placée dans une altération du sang, qui consisterait, suivant MM. Andral, Rodier et Becquerel, non dans une diminution de la fibrine de ce liquide, mais dans celle assez considérable des globules; le sérum serait en outre moins dense. M. Becquerel (*Traité élémentaire d'hygiène*) pense que « le scorbut de mer consiste, non pas, comme on l'a cru longtemps, dans une diminution de proportion de fibrine, ce qui peut avoir lieu il est vrai dans les scorbuts très-avancés ou très-graves, mais dans la diminution de coagulabilité de ce principe. Cette diminution de coagulabilité de la fibrine, qui jouit de la propriété de rendre le sang plus liquide, est la conséquence d'une augmentation de la proportion de soude contenue dans le sang. Or, cette alcalinité du sang s'explique facilement par l'usage exclusif et prolongé des salaisons. »

Le scorbut avait été considéré par quelques auteurs comme contagieux; mais cette opinion est rejetée aujourd'hui par les médecins qui ont observé le scorbut de mer; ils se basent sur ce que les soldats et les matelots, en se servant des mêmes vases que les hommes affectés, ne contractent pas leur maladie. Quoi qu'il en soit, comme nous avons vu dans des régiments des stomatites et des gingivites ulcéreuses et saignantes tenant un peu du scorbut se transmettre à des soldats bien portants par des verres qui avaient servi à des individus atteints de ces affections, nous ne conseillerions pas de boire dans les mêmes vases que les scorbutiques.

Règles hygiéniques. — Soustraire le plus promptement possible les individus aux causes qui ont déterminé la maladie; renouveler fréquemment l'air à l'aide d'une ventilation soutenue; se couvrir de vêtements de laine ou de toute autre matière, mais secs et peu perméables à l'humidité; faire usage de viandes et de légumes frais, de fruits acides, tels que cerises, groseilles, oranges et citrons surtout. Les boissons qui conviennent le mieux sont le cidre, mais surtout la bière. On se trouve également bien de celles qui sont préparées avec des substances amères, comme le genièvre, les écorces d'oranges amères et de citron, ou avec les acides végétaux ou minéraux, tels que acides acétique, citrique, sulfurique, nitrique, etc. L'usage modéré de la moutarde, du cresson, de l'ognon, de l'ail, du céleri est utile dans le scorbut. Les bains d'air chaud, de sable chaud, l'exposition du corps aux rayons solaires produisent de bons effets.

Mixture contre le scorbut. — Un des moyens les plus efficaces contre cette maladie, et qui agit préventivement et en même temps d'une manière curative, c'est le suc de citron mélangé à l'eau-de-vie ou au rhum. Les Anglais, depuis plus de cinquante ans, mettent à profit les propriétés anti-scorbutiques du citron. Tous les jours à bord des bâtiments de la marine royale, il est distribué à chaque homme une ration de 14 grammes environ de ce suc, qu'on prépare à Malte, et qu'on obtient en soumettant à la pression le citron revêtu de son enveloppe. On ajoute ensuite au produit qui résulte de cette pression une faible quantité d'alcool. Le tout est mis en bouteille pour être distribué au fur et à mesure des besoins. C'est M. Gallerand, médecin de première classe de la marine, qui a fait connaître récemment cette préparation.

POURRITURE D'HOPITAL.

La pourriture d'hôpital se déclare parfois sous l'influence de causes qui ne sont pas toujours appréciables. Cependant le plus ordinairement elle est produite par la viciation de l'air résultant de l'encombrement dans les hôpitaux de malades atteints de plaies dont la suppuration est abondante et fétide; elle peut aussi se développer, sans qu'il y ait agglomération, dans les salles de blessés maaérées et humides. Dans les armées en campagne, par suite des mauvaises conditions dans lesquelles peuvent se trouver les troupes, cette maladie exerce souvent de grands ravages.

La pourriture d'hôpital est une gangrène qui se manifeste soit sous forme pulpeuse, soit sous forme ulcéreuse, et qui se communique par un miasme organique particulier. Delpech pense que c'est le miasme du typhus qui, en agissant sur la plaie, détermine la pourriture, et qu'à leur tour les émanations de la plaie peuvent occasionner le typhus.

La contagion de la pourriture d'hôpital n'est pas douteuse; mais il faut, pour qu'elle puisse avoir lieu, qu'il y ait une solution de continuité des téguments. Cette maladie est par conséquent inoculable. Le mode de propagation le plus fréquent des miasmes est celui qui s'opère par l'intermédiaire de l'air. La pourriture d'hôpital peut se transmettre également, comme on en a beaucoup d'exemples, par le contact des vêtements et du linge à pansement qui ont pu s'imprégner des émanations qui se dégagent des plaies. Quoi qu'il en soit, cette maladie cause toujours des accidents graves et souvent mortels ; elle peut détruire la peau, le tissu cellulaire, les muscles, frapper de nécrose les os et occasionner la perte entière d'un membre,

Aujourd'hui les progrès de l'hygiène et les applications de ses règles à la salubrité des locaux, ont rendu la pourriture d'hôpital rare en France. Nous avons eu occasion de l'observer une fois à l'hôpital de Montmédy, en 1832 ; elle se déclara dans la salle des blessés, située au rez-de-chaussée et assez salubre du reste, mais où était placé un individu atteint d'un abcès de la fosse iliaque, qui donnait une suppuration abondante et fétide. De cette salle elle se communiqua dans celle attenante des vénériens. Là, elle atteignit tous les militaires qui avaient quelque solution de continuité, et nous nous rappelons particulièrement qu'elle se transmit à deux malades auxquels on avait fait des applications de sangsues, à l'un pour un bubon non suppuré, et à l'autre pour une orchite, par les piqûres de ces annélides. Chez le premier, tous les ganglions et les tissus de l'aine furent détruits ; plusieurs branches de l'artère crurale furent lésées et donnèrent lieu à de fortes hémorrhagies. L'artère crurale, après avoir été entièrement disséquée, fut cependant épargnée. Chez le second, tout le scrotum et presque tout le fourreau de la verge furent enlevés. Les testicules, qui avaient été complétement disséqués, purent être conservés. Les chirurgiens sous-aides, qui pansaient les blessés quatre fois par jour, tombèrent successivement malades. Pour notre compte, nous fûmes pris d'une diarrhée très grave.

Règles hygiéniques. — Désinfecter les locaux au moyen
de fumigations de chlore, ou de la liqueur de Labaraque
et d'une ventilation active; faire évacuer les malades,
quand c'est possible, des salles où ils ont contracté la
maladie; les séparer de ceux qui ne sont pas atteints de
pourriture, et les placer dans des lieux bien aérés et spa-
cieux. Le linge à pansement et la charpie, qui ont séjourné
dans les salles contenant des individus affectés de pourriture, ne doivent pas, quoique propres, être employés
pour d'autres malades, ces objets pouvant, en se char-
geant d'émanations putrides, communiquer, comme on
l'a vu, la maladie; empêcher de conserver les linges ayant
servi aux pansements; car, malgré leur lavage, ils peuvent encore transmettre le principe contagieux. Les acides
végétaux constituent les meilleures boissons; celles qui
contiennent du quinquina en certaines proportions sont
aussi très-bonnes. Le régime se composera de légumes
frais et de très-peu de viande; on y joindra l'usage des
vins généreux, mais en petite quantité, après les repas.
Les moyens locaux qui réussissent le mieux sont : la
poudre de quinquina, seule ou mélangée au camphre; le
vin bouilli avec des pétales de roses de Provins, et surtout
le suc de citron.

MALADIES CONTAGIEUSES PAR VIRUS ET INFECTION OU MALADIES VIRULENTES ET INFECTIEUSES.

Les maladies virulentes et infectieuses sont la variole,
la morve, le farcin, la scarlatine, la rougeole.

Variole. — La variole est une maladie qui peut se transmettre par infection et par inoculation du sang ou du pus,
des pustules des varioleux. Cette affection, qui régnait autrefois épidémiquement et qui décimait les populations,
ne sévit que faiblement aujourd'hui, grâce à la découverte du vaccin faite par Jenner en 1776. En effet, on
trouve dans la vaccination qui se répand de plus en plus

tous les jours le préservatif par excellence de la variôle.

Morve aiguë et chronique. — Les affections morveuses, qui se développent surtout chez le cheval et l'âne, se transmettent le plus ordinairement par inoculation, mais des faits tendent à prouver que leur transmission peut également s'effectuer par voie miasmatique. On ne pourrait s'expliquer, sans cela, comment des chevaux en bonne santé ont pu, étant placés dans des écuries, où se trouvaient des animaux morveux, contracter cette maladie, sans qu'il y ait eu ni inoculation, ni contact. Quoi qu'il en soit, le virus de la morve se transmet non seulement de cheval à cheval, mais de ce dernier à l'homme. Il existe maintenant de nombreuses observations qui prouvent d'une manière incontestable cette transmission.

Règles hygiéniques. — Les individus qui ont des excoriations aux mains, des engelures ulcérées ou des crevasses, doivent s'abstenir de panser des chevaux morveux. Ceux qui s'inoculeraient par accident la morve en soignant ces animaux, devraient recourir de suite à la cautérisation, soit avec l'ammoniaque ou le nitrate d'argent, soit avec le caustique Filhos surtout, qu'on peut se procurer facilement; mais de tous ces moyens, il n'en est aucun d'aussi puissant que le cautère actuel (fer rougi au feu).

D'après les expériences de M. Renault, professeur à l'école d'Alfort, l'absorption de la morve est assez prompte. Ce professeur ayant inoculé à un cheval la matière morveuse, enleva, une demi-heure après, la peau où l'inoculation avait eu lieu, et cautérisa ensuite les parties correspondantes à un centimètre de profondeur. Malgré ces précautions, la morve se déclara chez cet animal. On doit assainir complétement les écuries qui ont contenu des chevaux morveux, soit au moyen de fumigations de chlore, soit à l'aide de chlorures de soude ou de chaux dissous dans l'eau, et dont on se servira pour laver le pavé, les crèches, les râteliers, enfin tout ce qui aurait pu s'imprégner de morve. Les murs des écuries seront peints à la chaux vive, et on entretiendra dans ces lieux une ventilation assez active.

Scarlatine. — La scarlatine, de même que la rougeole, la suette militaire, est aussi une maladie contagieuse par inoculation et par infection. MM. Miquel, d'Amboise et Maudt, ont pu l'inoculer; et Speranza et Michaël ont obtenu l'inoculation de la rougeole; le premier, en se servant de l'humeur prise sur des plaques rubéoliques, le second en employant le sang puisé dans des plaques pareilles (Compendium de médecine). Le sang de ces trois maladies paraît servir de véhicule au virus qui leur est propre, puisque, par son inoculation, on peut les développer. Ces affections se transmettant facilement par le contact, les vêtements et l'air, on devra éviter, lorsqu'on n'est pas obligé de soigner les malades, de rester dans leurs chambres, et de toucher ou porter les effets qui leur appartiennent.

RÈGLES HYGIÈNIQUES GÉNÉRALES RELATIVES AUX MALADIES ÉPIDÉMIQUES.

Suivant que l'épidémie est contagieuse ou infectieuse, les règles hygiéniques varient. Dans le premier cas, il faudra éviter, lorsque la profession, l'humanité ou les liens de parenté ne nous en imposent pas le devoir, devoir sacré, qu'on doit accomplir même au péril de sa vie, le contact des malades, de leurs vêtements, du linge dont ils ont fait usage, et s'éloigner le plus possible du foyer d'infection. Dans le second cas, ces précautions peuvent encore être bonnes, mais on ne doit pas y compter beaucoup; en effet, l'air servant de véhicule aux principes morbifiques qui occasionnent ces maladies, peut les transporter partout, et rendre ainsi nuls l'isolement et surtout les cordons sanitaires qu'on a à peu près supprimés, avec juste raison, dans tous les pays.

En général, pendant les épidémies, on doit redoubler de propreté, ne laisser dans les logements ni animaux domestiques, ni aucune substance susceptible de se décomposer ; aérer les chambres, et, dans les casernes, diminuer le nombre des lits, nettoyer les planches et peindre les murs à la chaux ; se garantir, par des vêtements convenables, des variations atmosphériques ; ne se livrer à des excès d'aucun genre, éviter surtout de faire abus de boissons alcooliques, se priver de fruits et de crudités. En temps d'épidémie, l'alimentation doit être modérément abondante, substantielle et légèrement tonique ; l'exercice modéré et l'usage du vin très-restreint, les infusions légères de café ou de thé, conviennent dans ces circonstances ; enfin, ajoutons qu'il est très-important d'éloigner les idées tristes, de ne pas laisser faiblir le moral, et de n'avoir aucune crainte de l'épidémie.

Jusqu'à ce jour les moyens qu'on a employés pour chercher à neutraliser ou à détruire les miasmes, ont produit peu ou point d'effet ; néanmoins, on a remarqué que certaines professions jouissaient, pendant les épidémies, d'une espèce d'immunité. Parent Duchâtelet rapporte que, pendant l'épidémie de choléra, la petite Villette, qui avoisine Monfaucon, n'a perdu qu'un habitant sur 169 ; qu'aucun équarrisseur n'a été atteint de choléra, et que sur 154 ouvriers employés à la fabrication de la poudrette, un seul a succombé à cette maladie. La même immunité, d'après cet hygiéniste, existe pour la phthisie pulmonaire. D'autres observateurs ont signalé le voisinage des mines, les fabriques de charbon animal, de mercure, de cuivre surtout, comme ayant la propriété de préserver de certaines épidémies. Le docteur Burq, qui s'est livré avec persévérance à des recherches sur les substances préservatrices du choléra, non seulement en France, mais dans beaucoup d'autres pays, a remarqué que les ouvriers qui travaillaient dans des fabriques de métaux, mais principalement dans celles de cuivre, avaient été épargnés pendant les différentes épidémies cholériques qui ont régné dans ces dernières années. En 1832, il n'y eut aucun cas de choléra dans les ateliers importants de M. Cail et comp., à Grenelle, et, en 1854, sur 1,200 ouvriers, deux seulement succombèrent au choléra, et l'un de ces ouvriers travaillait dans les ateliers de menuiserie, l'autre était employé aux fonderies de fer. Suivant M. Burq, le cuivre serait le moyen préservatif et curatif par excellence, du choléra. Ainsi, des plaques de ce métal appliquées sur la peau préserveraient de cette maladie, tandis que des armatures de cuivre, dont il est l'inventeur, placées sur diverses parties du corps, auraient la propriété de guérir cette même affection.

La belladone, comme le prouvent de nombreuses observations, a une efficacité prophylactique contre la scarlatine. L'inoculation du vaccin, comme on le sait, garantit de la variole. Il est présumable qu'il existe pour d'autres maladies des préservatifs qui nous sont inconnus, et que le hasard ou la science feront peut-être découvrir un jour ; jusqu'à présent, ce sont les fumigations de chlore, de soufre et les aspersions chlorurées qui paraissent les plus propres à détruire les principes contagieux.

Il est des maladies infectieuses ou contagieuses qui n'atteignent qu'une fois le même individu, telles sont la variole, la rougeole : en est-il de même de la peste, de la fièvre jaune, de la fièvre typhoïde ? C'est ce qu'on ne peut encore affirmer positivement.

MALADIES CONTAGIEUSES PAR VIRUS OU MALADIES VIRULENTES.

Virus. — On entend par virus un principe morbifique, inconnu dans sa nature, et qui est l'agent matériel à l'aide duquel s'opère la transmission des maladies contagieuses ; ce principe, qui paraît être le résultat d'une modification et d'une altération particulière qu'éprouvent dans quelques circonstances les substances organiques des humeurs, soit pathologiques, soit physiologiques, a la propriété, lorsqu'il est mis en contact avec certains tissus ou liquides d'un individu sain, de leur transmettre, d'une manière plus ou moins lente, l'état qui lui est propre, c'est-à-dire de déterminer une maladie spéciale toujours la même ; ainsi, les virus variolique et syphilitique, ne produisent jamais que la variole et la syphilis ; les affections communiquées de cette manière, et qui sont désignées sous le nom de maladies virulentes, peuvent se transmettre à leur tour, par les mêmes voies, à d'autres personnes.

Les virus agissent à la manière des ferments et se communiquent par inoculation et par contact avec certains tissus, tels que la peau dépourvue de son épiderme, les membranes muqueuses privées de leur épithélium, et quelques membranes muqueuses intactes, comme celles de l'urètre, des paupières, et les principes virulents peuvent conserver longtemps leur propriété toxique.

Rage. — La rage est une maladie qui se déclare spontanément chez le chien, le loup, le renard et le chat, et qui peut, par ces animaux, être transmise à d'autres quadrupèdes et à l'homme. Ce dernier ne paraît pas susceptible de la communiquer à d'autres personnes. Jusqu'à ce jour, du moins, on n'a observé aucun cas de transmission de ce genre. Le virus rabique contenu dans la salive de l'animal enragé ne se transmet que par inoculation ou insertion sous l'épiderme ou sous l'épithélium des muqueuses. Répandu sur la surface cutanée ou sur des muqueuses intactes, il n'est pas absorbé et ne produit par conséquent aucun effet.

Moyens contre la rage. — Après la morsure faite par un animal enragé, on a conseillé de faire saigner la plaie, de la laver et d'y appliquer des ventouses, mais tous ces moyens sont souvent insuffisants. L'absorption du virus étant très-prompte, le meilleur moyen d'en empêcher la pénétration dans l'économie est, sans contredit, la cautérisation, soit avec le cautère actuel, fer rougi au feu, soit avec des caustiques, tels que le chlorure d'antimoine, le nitrate d'argent, l'acide nitrique, l'ammoniaque, mais surtout le caustique Filhos qu'on peut se procurer à bas prix, sous forme de crayon ; c'est un mélange de potasse caustique et de chaux vive.

Virus vaccin. — Le virus vaccin est un liquide séreux qui provient de pustules qui se développent aux pis des vaches. Cette maladie pustuleuse, qu'on nomme en France vaccine et en Angleterre cowpox, transmise par inoculation à l'homme, le préserve de la variole. La vaccine, communiquée ainsi à ce dernier, se transmet ensuite facilement par le même procédé de l'homme à l'homme. On a cru reconnaître dans ces derniers temps qu'au bout d'un certain nombre d'années, le vaccin perdait de sa propriété préservatrice, c'est-à-dire qu'une première inoculation ne garantissait pas pour toujours de la variole, et on a conseillé la revaccination ; il est donc sage, que cette opinion soit fondée ou non, d'avoir recours tous les dix ou vingt ans à cette petite opération, qui ne présente pas le moindre inconvénient. L'absorption du virus vaccin est très-prompte. Itard n'a pu l'empêcher en lavant les piqûres aussitôt faites et en y appliquant même une ventouse dans le but de hâter l'écoulement du sang. Le vaccin inoculé produit des symptômes locaux et généraux ; les premiers consistent dans le développement, au lieu d'insertion du virus, du troisième au septième jour, d'une pustule, les seconds, en un mouvement fébrile plus ou moins prononcé.

C'est à Jenner, médecin anglais, qu'on doit la découverte de la vaccine et de ses propriétés préservatrices, découverte qui a immortalisé son nom et l'a placé à la tête des plus grands bienfaiteurs de l'humanité. Ses premières expériences datent de 1776, mais elles ne furent réellement connues du public qu'en 1798.

On s'étonne qu'après les expériences si nombreuses qui démontrent de la manière la plus évidente la propriété préservatrice de la vaccine, il y ait encore des parents qui négligent de faire vacciner leurs enfants! Dans les régiments, il arrive tous les ans bon nombre de jeunes soldats qui n'ont pas été soumis à la vaccination.

Maladies charbonneuses. — Le charbon ou anthraxe malin est une affection qui peut se développer chez l'homme, mais qui, le plus ordinairement, lui est transmise par les animaux qui en sont atteints. Le pus provenant de cette maladie, inoculé ou simplement déposé sur la peau ou sur les membranes muqueuses, détermine chez l'homme et les animaux une affection charbonneuse semblable.

La chair des animaux affectés de cette maladie est impropre à l'alimentation, quoique des observations tendent à prouver que son usage, après cuisson, a été dans quelques circonstances inoffensif; il est prudent de rejeter de la consommation les viandes provenant d'animaux frappés de charbon. Les bouchers et les équarrisseurs qui dépècent leurs restes sont très-sujets à contracter la maladie.

Le plus sûr moyen, lorsque le virus charbonneux a été déposé sur la peau ou qu'il y a pénétré par suite de piqûre ou de toute autre manière, c'est la cautérisation avec le fer rouge, ou bien avec l'ammoniaque, le nitrate d'argent, etc. Les solutions chlorurées peuvent aussi être utiles.

DU VIRUS SYPHILITIQUE ET DE LA SYPHILIS CONSTITUTIONNELLE.

Le virus syphilitique, qui a ordinairement pour véhicule le pus que sécrètent les ulcères vénériens, se transmet par contact sur une membrane muqueuse intacte ou privée de son épithélium ou sur la peau dépourvue de son épiderme. Ce virus, une fois transmis, peut produire des effets locaux ou généraux. Dans le premier cas, il n'occasionne des accidents que dans le lieu même ou à peu de distance du lieu où il a été déposé et absorbé. Dans le second cas, entraîné après son absorption par le torrent de la circulation, il produit l'infection de l'économie tout entière, détermine la syphilis constitutionnelle, les diverses affections qui la caractérisent, et qu'on désigne sous le nom d'accidents secondaires et tertiaires.

Le pus provenant de la blennorrhagie, en contact avec la membrane muqueuse de l'urètre, y détermine une maladie semblable. Mais il ne serait pas susceptible, c'est l'opinion la plus accréditée, de produire ni le chancre ni l'infection générale. Nous dirons plus loin ce que nous pensons à ce sujet.

Le virus syphilitique, qui avait été considéré comme non transmissible de l'homme aux animaux (les expériences faites dans ce but ayant toujours échoué), aurait été inoculé, dans ces derniers temps, avec succès à des singes par MM. Auzias et Langlebert.

CAUSES PROBABLES DE LA FRÉQUENCE PLUS GRANDE DE LA SYPHILIS CONSTITUTIONNELLE.

D'après la plupart des auteurs, la syphilis serait moins grave de nos jours qu'autrefois, mais elle se généraliserait davantage. C'est ce qui a lieu surtout, comme l'observation le démontre, dans l'armée. En effet, les cas de syphilis constitutionnelle qui y étaient, sinon rares, du moins peu communs il y a un certain nombre d'années, y deviennent tous les jours de plus en plus fréquents. Quelle est la cause qui peut favoriser le développement de maladies aussi graves, qui non seulement altèrent profondément la santé des individus qui en sont atteints, mais celle de leur progéniture, et qui, en outre, par le traitement qu'elles nécessitent, augmentent considérablement le nombre des journées d'hôpital et conséquemment les dépenses de l'État ? Cette cause, d'après les observations auxquelles nous nous sommes livré, nous paraît devoir être attribuée, en partie, soit à l'insuffisance du traitement suivi, soit aux moyens peu rationnels , empiriques ou sans valeur dont les malades font usage sans discernement avant de consulter un médecin, ou à l'insu de ce dernier pendant qu'il le traite, soit à l'emploi local de substances très-astringentes ou caustiques, soit enfin à la méthode dite abortive, assez suivie aujourd'hui, surtout par les jeunes médecins.

A l'appui de notre opinion basée sur des faits, nous citerons, parmi les nombreuses observations que nous avons recueillies, les suivantes, qui sont les plus récentes.

Un malade auquel nous donnions des soins, et qui était atteint de plusieurs chancres au gland, est, pendant une courte absence que nous avions été obligé de faire, cautérisé à plusieurs reprises avec le nitrate d'argent par le médecin qui nous remplaçait. Peu de temps après cette cautérisation, il survient une adénite axillaire dont la durée se prolonge, et plus tard des pustules d'ecthyma sur différentes parties du corps, qui exigent un traitement très-long. Un second malade est également cautérisé plusieurs fois pour un chancre à la verge, qui est assez promptement guéri ; mais, un mois après, il est atteint de bubon à l'aine gauche, et quelque temps après de tubercules au scrotum. Un troisième, porteur d'un chancre au gland, est soumis à la cautérisation répétée, mais, avant qu'il soit guéri, il lui survient une céphalalgie intense et des épistaxis, qui sont bientôt suivies de pustules d'ecthyma aux jambes et aux cuisses. Enfin, chez un quatrième, atteint de chancre au prépuce, la cautérisation est aussi employée, et a pour résultat le développement, deux mois après, de papules à l'anus et au scrotum.

Nous pourrions citer une foule d'observations semblables que nous avons directement recueillies ou qui nous ont été fournies par les malades qui nous avouaient en les interrogeant s'être cautérisés ou avoir été cautérisés par des personnes plus ou moins étrangères à la médecine, soit au moyen du nitrate d'argent, soit à l'aide du sulfate de cuivre ou du sous-acétate de plomb.

On admet généralement aujourd'hui, du moins c'est l'opinion du plus grand nombre des médecins, que c'est le chancre, et d'après M. Ricord, le chancre induré seulement, qui peut produire la syphilis constitutionnelle. On admet aussi que, le plus ordinairement, l'absorption du virus syphilitique est locale, et que les effets qui en résultent sont également locaux, c'est-à-dire que la plupart du temps il n'y a pas d'infection générale. S'il en était ainsi, le virus syphilitique serait à peu près le seul de tous les virus connus (car la plupart passent promptement dans le torrent de la circulation) qui aurait cette propriété.

Le virus de la morve est absorbé assez promptement. M. le professeur Renault de l'école d'Alfort, après l'avoir inoculé à un cheval, ayant enlevé au bout d'une demi-heure la peau où l'insertion avait eu lieu, et cautérisé les parties correspondantes à un centimètre de profondeur, n'a pu, malgré cette précaution, empêcher la maladie de se déclarer. Itard n'a pu non plus empêcher l'absorption du virus vaccin en lavant les piqûres aussitôt qu'elles étaient faites, et en y appliquant même une ventouse. Le venin de la vipère, le virus rabique sont presque instantanément absorbés.

Pour M. Cazenave, « du moment qu'il y a syphilis, la constitution est atteinte, l'homme qui a un chancre est aussi infecté que celui qui a un tubercule. La contamination a lieu, une période d'incubation commence, variable en durée, à la suite de laquelle l'organisme réagit, et alors apparaît le symptôme de la contamination, chancre, blennorrhagie, syphilide. » (Leçons cliniques sur les maladies de la peau.)

Nous partageons assez cette opinion. Cependant admettons que l'infection peut n'être souvent que locale ; mais, dans ce cas, cette infection se bornera-t-elle seulement au point contaminé ? C'est ce que nous ne croyons pas. Elle devra s'étendre dans un certain rayon. Or, s'il en est ainsi, la cautérisation pratiquée en vue de détruire le principe infectant, non seulement n'atteindra pas ce but, mais elle rendra l'infection plus générale en empêchant l'élimination du virus et en favorisant son absorption.

L'application d'un caustique quelconque a pour effet immédiat la formation d'une escharre, au-dessous de laquelle le pus inoculable devra nécessairement séjourner. Or, comme ce pus n'a aucune issue pour se répandre au-dehors, et qu'il se trouve en contact avec les veines et les vaisseaux lymphatiques dont la propriété absorbante a dû être augmentée par suite de la cautérisation, ne pourra-t-il pas, sous cette influence, être facilement absorbé et aller produire dans les ganglions inguinaux une inflammation spécifique (le bubon) ou passer outre pour se répandre peu à peu, par voie d'absorption, dans toute l'économie, dont il causera, dans un espace de temps plus ou moins long, l'infection générale? Il nous semble qu'il doit en être ainsi, car le foyer d'infection n'ayant pu être supprimé, le pus, qui était inoculable avant la cautérisation, n'a pas cessé de l'être après. Le virus n'ayant donc été, pour ainsi dire, que répercuté et non détruit, on peut admettre qu'il ira en se modifiant ou en faisant subir des modifications aux liquides, organes ou tissus avec lesquels il se trouvera en contact, produire, après une certaine période d'incubation, soit des maladies secondaires, soit des affections tertiaires. Si les choses se passent de cette manière, la cautérisation, au lieu de détruire le principe virulent, aura eu pour résultat son introduction dans tout l'organisme, en lui ouvrant plusieurs voies d'absorption.

Par la cautérisation on obtient deux effets : on change la sphère d'activité du virus, et l'on substitue une plaie simple à un ulcère spécial, ce qui amène la prompte guérison du chancre. C'est ce résultat, si beau en apparence, qui engage souvent les malades, et les médecins partisans de la méthode abortive, à employer la cautérisation, cette arme à deux tranchants. Quoi qu'il en soit, la rapide guérison que l'on obtient à l'aide de ce moyen ne doit nullement rassurer, car c'est comme un foyer d'incendie éteint seulement à la surface, mais dont le feu qui couve se manifestera bientôt plus loin avec plus d'intensité, et envahira une étendue plus considérable.

Je ne suis pas le premier, du reste, qui se soit élevé contre la cautérisation : M. Lagneau l'a complétement rejetée, et Swédiaur l'a blâmée. Néanmoins elle compte aujourd'hui un grand nombre de partisans.

Nous sommes entré dans ces considérations afin d'engager les personnes atteintes d'affections vénériennes à ne pas jouer avec ces maladies, qui, lorsqu'elles ne sont pas traitées méthodiquement, se perpétuent et font traîner une vie pénible et misérable à ceux qui en sont affectés, en même temps qu'elles les rendent parfois un objet de dégoût pour leurs semblables.

La blennorrhagie virulente, sans complication de chancre urétral, peut-elle déterminer des accidents consécutifs? Cette question est bien controversée. Nombre de médecins, à la tête desquels il faut placer M. Ricord, sont pour la négative. MM. Vidal (de Cassis), Cazenave et la plupart des médecins qui s'occupent des maladies de la peau, sont pour l'affirmative. Quant à nous, nous nous bornerons à dire que nous avons vu survenir plusieurs fois la syphilis constitutionnelle après des blennorrhagies qui nous paraissaient être exemptes de chancre urétral.

TRAITEMENT DU CHANCRE.

Le traitement du chancre consiste, pour un assez grand nombre de médecins, et pour M. Ricord surtout, dans la cautérisation assez profonde de l'ulcère, avant les cinq premiers jours qui suivent un coït infectant, dans le but de faire avorter la maladie. La cautérisation répétée se pratique encore lorsque le chancre est établi, mais c'est alors seulement pour en modifier le mode de vitalité. On fait faire ensuite des lotions avec le vin aromatique, ou on applique sur la partie ulcérée des plumasseaux de charpie trempés dans ce liquide. M. Ricord remplace souvent le vin aromatique par une décoction vineuse de tan. M. Baumès préfère un mélange de vin et de sucre candi, dans les proportions de 4 grammes de sucre candi pour 30 grammes de vin. On ajoute à ces liquides, lorsque les ulcérations sont douloureuses, 40 à 50 centigrammes d'opium pour 30 grammes de véhicule. Il est des praticiens qui, conjointement avec la cautérisation, emploient localement, soit le calomel, soit le cérat mercuriel ou opiacé, qu'on étend sur des plumasseaux de charpie fine, dont on recouvre les chancres, et donnent à l'intérieur la liqueur de Van-Swieten. Il en est d'autres, enfin, qui emploient ces derniers moyens en s'abstenant de cautérisation.

Quant à nous, pour les raisons que nous avons fait valoir, nous rejetons complétement la cautérisation, de même que l'emploi des substances capables, par leur astringence ou leur causticité, d'arrêter la suppuration du chancre. Nous donnons la préférence au traitement que nous allons bientôt indiquer.

Le mercure étant considéré, sinon comme le spécifique des accidents syphilitiques primitifs, du moins comme le médicament le plus efficace pour les combattre, nous avons pensé que de toutes les préparations de ce métal, celles qui étaient solubles devaient avoir le plus d'action et réussir le mieux. C'est ce motif qui nous a fait adopter, pour base de notre traitement, le bichlorure de mercure dissous dans l'eau.

Le traitement que nous employons depuis plusieurs années pour combattre le chancre, et qui nous a jusqu'à présent réussi, tout en mettant le malade à l'abri, dans la plupart des cas, des accidents consécutifs qu'il est si es-

sentiel d'éviter, est très-simple : il consiste en une solution ainsi composée : deutochlorure de mercure, 5 centigrammes; extrait de belladone ou d'opium, 5 décigrammes à 1 gramme, suivant que le chancre est plus ou
moins douloureux; eau distillée, 60 grammes. L'ulcère
est abstergé trois ou quatre fois par jour avec ce liquide,
et on y applique ensuite, après chaque abstersion, un
plumasseau imbibé de la même liqueur. Ce pansement
est continué jusqu'à parfaite guérison, qui arrive ordinairement du quinzième au vingtième jour. Très-souvent,
et surtout quand le fond de l'ulcère est grisâtre, nous
y faisons mettre un peu de poudre de quinquina, sans
cesser pour cela les fomentations mercurielles. Lorsque nous avons affaire à un chancre phagédénique ou
gangreneux, il est fait des applications, soit de poudre de
quinquina mélangée au camphre, soit de camphre seulement. Ces applications sont continuées avec les lotions
jusqu'à ce que la plaie présente un bon aspect. Lorsque
le chancre se complique de phimosis, et que celui-ci n'est
que l'effet du premier, des injections mercurielles fréquentes sont faites entre le prépuce et le gland. Ces injections nous ont toujours suffi pour obtenir la guérison des
chancres, sans adhérences ni indurations prononcées des
tissus, dans des cas même très-graves, qui auraient pu
nécessiter l'opération du phimosis. Si des symptômes inflammatoires se déclaraient, ce qui est rare, pendant le
traitement, on le suspendrait pour le reprendre plus tard,
lorsqu'à l'aide des émollients, l'inflammation aurait été
calmée.

Au moyen de ce traitement, les chancres, dont le développement est tout récent, guérissent très-facilement en
cinq ou six jours, et ceux qui sont plus anciens n'augmentent guère ni en étendue ni en profondeur, dès qu'ils
ont été en contact pendant quelques jours avec la solution
mercurielle. Ils restent un moment stationnaires; puis
arrive la période de réparation, qui est bientôt suivie de

la cicatrisation de l'ulcère. Il est rare que l'induration qui accompagne certains chancres ne disparaisse pas sous l'influence résolutive de la liqueur mercurielle. Nous devons ajouter que les solutions de perchlorure de mercure, qu'on a, selon nous, trop abandonnées aujourd'hui, employées localement contre les végétations et les pustules muqueuses, conjointement avec les moyens propres à combattre ces affections consécutives, produisent de bons résultats.

Le traitement local que nous venons de faire connaître nous a suffi seul, pendant plusieurs années, pour guérir les accidents dits primitifs ; mais, après nous être assuré qu'il était suffisant pour combattre efficacement ces affections, nous y joignons maintenant par précaution, et afin de mettre plus sûrement les malades à l'abri des accidents consécutifs, la liqueur de Van-Swieten, que nous faisons prendre à l'intérieur, pendant au moins un mois, à la dose d'une cuillerée, dans un demi-verre d'eau sucrée, par jour et à jeun.

Nous ne doutons pas que ce traitement, s'il est mis en usage par d'autres, ne produise des résultats analogues à ceux que nous avons obtenus nous-même (si on le suit strictement), et ne reçoive, par conséquent, l'approbation des personnes qui l'auront mis en pratique.

L'action du mercure sur le virus syphilitique n'est pas bien connue ; mais puisqu'il guérit généralement les accidents primitifs que ce virus détermine, on peut supposer que les sels solubles de ce métal appliqués, lorsqu'ils sont dissous dans l'eau, sur une plaie qui sécrète le pus servant de véhicule au virus vénérien, pourront insensiblement atténuer les effets de celui-ci, et finir même par le neutraliser. Comme le mercure peut aussi être absorbé et suivre par conséquent la même voie que le principe inoculable, on peut également supposer que ce dernier et le liquide mercuriel se rencontreront dans certaines parties de l'organisme avant que l'infection générale ait lieu, et

que de cette rencontre il en résultera une neutralisation
complète du virus. C'est ce que nous sommes porté à
croire, et ce qui nous explique l'action curative locale et
puis générale, dans la syphilis primitive, du médicament
dont il est ici question.

DE LA BLENNORRHAGIE ET DE SON TRAITEMENT.

La blennorrhagie, nommée aussi gonorrhée, chaude-
pisse, urétrite, est une inflammation spéciale de la membrane muqueuse du canal de l'urètre, produite, suivant
Hunter et nombre de médecins, par le virus syphilitique
qui donne le chancre, et, selon d'autres, par un virus
d'une nature différente de celle du premier, de telle sorte
qu'il y aurait, pour ces derniers médecins, deux virus :
l'un chancreux, l'autre blennorrhagique. Quoi qu'il en
soit, la blennorrhagie virulente se déclare ordinairement
du troisième au huitième jour après le coït, et présente
les symptômes suivants : prurit à l'orifice de l'urètre,
surtout après l'émission des urines; rougeur et tuméfaction des lèvres de cet orifice, puis douleur se faisant ressentir plus particulièrement dans la fosse naviculaire pendant que l'on urine, mais se propageant bientôt dans tout
le canal de l'urètre, et devenant vive et quelquefois brûlante au moment de l'expulsion des urines; écoulement,
au début de la maladie, consistant en quelques gouttes
d'un fluide blanchâtre, épais et visqueux. Plus tard, le
gland, le prépuce et la muqueuse urétrale se tuméfient;
l'émission des urines devient alors difficile, et détermine
des douleurs très-aiguës. Il survient fréquemment pendant la nuit des érections plus ou moins violentes qui
causent des souffrances atroces, surtout lorsque, par suite
de la tuméfaction et de l'induration du canal de l'urètre,
la verge, ne pouvant plus s'allonger, est obligée de se
recourber en bas ou sur un des côtés. On dit alors que la
chaude-pisse est *cordée*.

L'écoulement, qui était faible et séreux au début, devient très-abondant vers le sixième jour et augmente de consistance; la matière muco-purulente qui le forme, blanchâtre d'abord, prend une couleur jaunâtre et verdâtre à mesure que l'inflammation s'accroît. Cette matière, qui est très-irritante, est excrétée parfois en telle abondance que les malades sont obligés de se garnir plusieurs fois dans la journée.

Traitement. — Quelques médecins emploient, contre la blennorrhagie virulente, un traitement abortif, qui a quelque analogie avec celui du chancre. Il consiste dans des injections, soit astringentes, soit caustiques. Ces dernières, dans lesquelles entre une assez forte proportion de nitrate d'argent (1 à 2 grammes pour 30 grammes d'eau distillée), ont été employées et préconisées, il y a quelques années, par M. Debeney, qui en aurait obtenu de bons résultats. Nous ne sommes partisan d'aucun de ces moyens. Le premier, loin de faire avorter l'inflammation, l'augmente au contraire la plupart du temps, et n'est pas étranger aux rétrécissements qui surviennent souvent après les blennorrhagies; le second, s'il réussit parfois, échoue très-fréquemment, et peut déterminer en outre des inflammations et des accidents assez graves. M. Venet de Bordeaux, a vu survenir, après l'emploi de ces injections, des orchites, des abcès urétraux, des bubons, etc. (*Annales de la chirurgie française.*) Ces moyens, selon nous, ne conviennent guère que dans les urétrites chroniques.

Comme la blennorrhagie peut produire parfois des accidents consécutifs, il est nécessaire, pour les éviter autant que possible, de bien traiter méthodiquement cette maladie. Dans ce but, nous conseillons l'usage, pendant les huit premiers jours, des tisanes mucilagineuses ou émollientes (graine de lin, guimauve, mauve, chiendent), et l'emploi des bains généraux, des demi-lavements tièdes et des cataplasmes émollients. On devra en même temps restreindre la nourriture, suivre un régime doux, végétal;

s'abstenir de boissons alcooliques ou fermentées, et observer le repos. Au bout de cet espace de temps, on diminuera les boissons, et on commencera à prendre, à la dose de 8 à 16 grammes, dans les vingt-quatre heures, le copahu soit liquide, soit solidifié à l'aide de la magnésie, ou mieux pur, mais renfermé dans des capsules gélatineuses. Ce médicament est le plus efficace de tous ceux que l'on emploie contre la blennorrhagie. Lorsque le copahu n'est pas supporté par l'estomac, il peut être pris en lavement, mais, dans ce cas, il a moins d'action. Vient ensuite le poivre cubèbe qu'on prescrit à la dose de 15 à 30 grammes par jour. Mélangée avec un cinquième de sulfate d'alumine ou avec le copahu, cette substance agit plus activement et d'une manière plus efficace.

M. Jobert, de Lamballe, emploie une potion qui produit de bons résultats. Elle se compose de : Eau de menthe, 130 grammes ; copahu, 30 grammes ; éther sulfurique, 2 grammes ; sirop de sucre, 32 grammes, à prendre deux cuillerées tous les matins.

On combat les érections à l'aide du camphre et de l'opium en lavement, à la dose de : Camphre, de 3 à 5 décigrammes ; opium, 5 à 10 centigrammes, ou en pilules (camphre, 1 gramme ; opium, 5 décigrammes, pour vingt pilules à prendre de 2 à 5 dans la journée). Un des moyens les plus efficaces contre les érections, c'est la lupuline prise en pilules vers le soir, à la dose de 5 à 6 décigrammes, ou mieux encore les pilules suivantes : lupuline récente, 60 centigrammes ; camphre, extrait de belladone, 10 centigrammes pour 8 pilules : on en prend de 1 à 4 vers le soir.

Quand, à l'aide de ces différents moyens, l'écoulement a sensiblement diminué, on peut faire, pour le tarir, des injections vineuses (moitié vin moitié eau), plus tard des injections astringentes, soit avec le sous-acétate de plomb (1 à 2 grammes pour 60 grammes d'eau) soit avec l'alun, le tanin, le sulfate de zinc, de cuivre, à la dose de 3 à 4 décigrammes pour 60 grammes d'eau. Lorsque l'écoulement résiste à ces derniers moyens, on a alors recours aux injections de nitrate d'argent (10 centigrammes pour 250 grammes d'eau distillée).

La blennorrhagie est une maladie assez bizarre ; elle cède parfois à un traitement très-simple, et résiste souvent aux moyens les mieux combinés et les plus actifs. Le moindre écart du régime, la moindre excitation des organes génitaux, la font reparaître, alors qu'on la croyait parfaitement guérie.

TRAITEMENT DU BUBON.

Nous dirons, pour nos confrères, que nous combattons le bubon depuis plus de quinze ans, avec quelque succès, à l'aide de moyens très-simples. Nous pratiquons, que la suppuration soit établie ou non, des ponctions multiples avec un bistouri étroit (les émissions sanguines locales hâtant la résolution de l'engorgement glanglionnaire) que nous faisons suivre de l'application d'une ou deux ventouses. Cette application est renouvelée tous les jours, quand il y a suppuration, et jusqu'à cessation de celle-ci, et cela afin de ne pas laisser séjourner le pus sous la peau, et d'éviter le décollement de cette dernière. Nous faisons faire ensuite des fomentations, soit avec la liqueur mercurielle que nous employons contre le chancre, soit avec le vin aromatique, ou bien des frictions avec l'onguent napolitain ou avec la pommade d'iodure de potassium.

Il est rare qu'avec ce moyen on n'obtienne pas dans trente ou quarante jours, sans cicatrice ni difformité, la guérison des bubons les plus volumineux et de ceux même qui ont suppuré abondamment. On évite sûrement par ce traitement ces décollements énormes, ces cicatrices indélébiles si étendues et si gênantes parfois, et ces dénudations considérables, dont les moyens usités actuellement ne mettent pas toujours à l'abri. Nous devons ajouter que, pendant tout le temps du traitement, le malade prend à l'intérieur la liqueur de Van-Swieten.

Prophylaxie de la syphilis. — M. Auzias a préconisé comme moyen prophylactique ou préservatif de la syphilis l'inoculation répétée du pus du chancre, inoculation qui produirait la syphilisation, c'est-à-dire un état particulier dans lequel l'organisme serait à l'abri désormais de l'action du virus syphilitique, par suite d'une sorte de saturation. La syphilisation ainsi pratiquée aurait quelque analogie avec la vaccination, et déterminerait l'immunité syphilitique. Suivant ce même médecin, l'inoculation des chancres serait aussi un moyen thérapeutique pour guérir les individus atteints de syphilis, soit primitive, soit constitutionnelle.

Le système de M. Auzias a donné lieu à de vives discussions; mais, en définitive, il a trouvé peu de défenseurs et beaucoup d'adversaires. Les faits qui ont été cités en faveur de ce système ne présentent rien de positif, et ceux qui ont voulu le mettre en pratique n'en ont obtenu que des effets fâcheux. Témoin ce médecin allemand, dont les journaux ont tant parlé, qui, après s'être inoculé l'humeur d'une affection secondaire, a pu, en cherchant à guérir la maladie qu'il s'était donnée, s'inoculer à plusieurs reprises une infinité de chancres, et cela au détriment de sa santé et de sa constitution, et sans fruit, par conséquent, pour sa première affection.

Les moyens prophylactiques de la syphilis, même les plus vantés, ont peu d'efficacité. Cependant il est des précautions utiles à prendre qui peuvent, sinon neutraliser le virus, du moins l'empêcher d'agir. Avant le coït, les onctions huileuses sur les parties génitales nous paraissent mériter la préférence sur les autres moyens préconisés. Elles ont pour effet, en rendant la peau moins perméable, d'empêcher l'absorption du principe virulent. Après un coït suspect, les lotions, soit avec l'urine, qu'on aura soin d'épancher immédiatement après l'accomplissement de l'acte luxurieux, soit avec les acides ou les substances alcalines (soude, ammoniaque, potasse) mêlées à l'eau, soit avec le vin, l'alcool ou les décoctions concentrées de tan, constituent d'assez bons moyens prophylactiques. Nous préférons cependant à ces lotions celles de bichlorure de mercure à la dose de 5 décigrammes pour 100 grammes d'eau. M. Langlebert a fait connaître une préparation qui, appliquée cinq minutes après l'inoculation du virus syphilitique, l'a garanti, dans plusieurs expériences qu'il a faites, de la contagion. Voici la formule qu'il en a donnée :

Alcool rectifié à 40 degrés Cartier, 40 grammes; savon mou de potasse avec excès de base, 40 grammes. Faites dissoudre et filtrez ; puis ajoutez : huile essentielle de citron rectifié, 20 grammes. Appliquer ce préservatif sur les parties contaminées.

Le nombre des vénériens est considérable dans l'armée. D'après M. Bertherand, la garnison de Strasbourg, composée de 8,000 hommes, fournit 1 syphilitique sur 33 hommes, proportion sept fois plus forte que celle de l'armée belge qui ne compte que 1 malade sur 190 soldats. En fixant à un franc seulement, ajoute ce médecin, le prix de la journée, on trouve que les maladies vénériennes coûtent à Strasbourg, terme moyen, près de 40,000 fr. par an au budget de la guerre.

Malgré les visites sanitaires que l'on passe dans les régiments, les sages mesures prises par le ministre de la guerre pour arrêter les effets fâcheux que cette maladie produit sur l'armée, et, par suite, sur les populations, et nonobstant les visites auxquelles sont soumises les filles publiques, les cas de syphilis, quoique peut-être moins fréquents qu'autrefois, sont encore très-nombreux. On peut évaluer sans exagération le nombre des vénériens traités tant aux hôpitaux qu'aux infirmeries régimentaires au quart au moins du total général des malades qui entrent annuellement dans les établissements hospitaliers.

La prostitution clandestine étant une des causes qui contribuent le plus à la propagation de la syphilis, tous les efforts de l'autorité devraient tendre à extirper cette plaie sociale, qui, par des foyers multiples d'infection, propage d'autant plus le mal qu'elle est plus cachée ; d'un autre côté, les filles inscrites à la police, lorsqu'elles sont atteintes de maladies syphilitiques, ne séjournent pas assez longtemps dans les hôpitaux où on les envoie, et en sortent souvent sans être parfaitement guéries. C'est là encore une cause de propagation qu'il faudrait détruire.

En Belgique, il est pris des mesures sévères contre la prostitution qui pourraient être appliquées en France. Dans une circulaire du 21 décembre 1842, l'inspecteur général de santé de la guerre, M. Vleminckz, signale à tous les médecins en chef des hôpitaux militaires, comme règle de conduite, la marche suivante adoptée dans la garnison de Liége : « Tout individu reconnu malade est aussitôt interrogé par les sous-officiers et officiers de sa compagnie qui ont reçu un ordre conforme de leur chef de corps ; un caporal accompagne le malade chez le commissaire de police du quartier de la femme infectée. Cet agent reçoit la déposition, arrête, fait visiter la coupable et l'envoie au dispensaire ; il donne un double de la déposition du militaire au caporal qui le conduit à l'hôpital, et la note est remise au chirurgien de garde. A défaut de cette pièce, l'officier de santé en réfère immédiatement au commandant de la place. Nul vénérien ne peut être traité dans les casernes.

« Sont punis sévèrement les soldats qui ne font pas connaître leurs maladies syphilitiques, ou ceux qui, par de fausses déclarations, empêchent la recherche d'une fille vérolée, mais seulement ceux-là. Les inspecteurs-contrôleurs entretiennent des relations fréquentes avec les médecins des salles militaires affectées au traitement de la syphilis.

« Les avantages de ces dispositions sont tels, qu'en 1845,

sur un effectif de 25 à 30,000 hommes, l'armée de Belgique ne comptait que 130 vénériens (1 malade sur 190 soldats). Ce chiffre n'irait pas à 100 si à Gand et à Namur, la police sanitaire ne laissait tant à désirer. »

M. Bertherand, qui rapporte cette circulaire dans son précis des maladies vénériennes, dit à ce sujet :

« Pourquoi dans nos casernes ne rendrait-on pas le chef de chambrée solidaire jusqu'à un certain point de la surveillance prophylactique ? La punition rigoureuse contre les vénériens en général ayant été abolie, la déposition du brigadier ou du caporal perdrait tout caractère odieux de dénonciation. Les répugnances une fois écartées, il serait aisé de faire comprendre à des hommes déjà choisis, tels que les chefs de chambrée, qu'il y a autant d'intérêt pour la moralité et la dignité du corps à dévoiler un vénérien qui se cache, qu'un militaire galeux ou atteint de toute autre maladie contagieuse.

« Il ne faudrait pas non plus, par fausse entente de l'hygiène, éloigner les soldats des maisons publiques reconnues et surveillées, pour les réduire aux ressources de la prostitution clandestine. Mieux vaut assurément fermer les yeux sur les premières fréquentations, et redoubler de vigilance à l'égard des accointances solitaires et dérobées, dont les grandes villes n'offrent que trop l'occasion. Les filles insoumises qui ont mille moyens de se soustraire aux visites sanitaires, sont les plus dangereuses de toutes les prostituées.

« Les mesures proposées par le chef de service de santé militaire en Belgique supposent un accord parfait et des rapports incessants entre le pouvoir local et les chefs de l'armée, secondés par leurs médecins. Chez nous, de nombreux intermédiaires obligés ralentissent la marche des choses, quand ils ne la rendent pas impossible à force d'obstacles, de lenteurs et de dégoûts. Le morcellement des corps, les déplacements fréquents des officiers de santé, ne leur permettent pas d'établir avec les médecins

spéciaux la réciprocité synergique et continue indispensable au succès de la répression. »

DES VENINS.

Il est des insectes et des animaux qui sécrètent un
liquide toxique appelé venin, dont l'introduction dans
l'organisme, par piqûre ou morsure, détermine des accidents plus ou moins graves.

Abeilles. — Les piqûres des abeilles, lorsqu'elles sont
multiples, peuvent occasionner des accidents parfois assez
graves. Les soins à donner, pour combattre les symptômes
qui se manifestent à la suite de la piqûre de ces insectes,
consistent à extraire l'aiguillon qui a pu rester dans la
peau, et à faire des lotions sur les parties lésées avec
l'ammoniaque étendue d'eau, le vinaigre ou l'eau salée.

Scorpion. — La piqûre du scorpion détermine une inflammation locale vive avec tuméfaction considérable,
engourdissement, vomissements, douleurs, fièvre et tremblement de tout le corps. On combat ces accidents à l'aide
de l'ammoniaque, prise à l'intérieur à la dose d'une di-
zaine de gouttes dans un verre d'eau sucrée; à l'extérieur,
on instillera ce liquide pur dans la plaie. Dans nos climats, la piqûre du scorpion est peu dangereuse; mais
dans les pays chauds, elle donne lieu à des accidents très-
graves. L'huile dite de scorpion, tant vantée autrefois, n'a
aucune vertu curative.

Vipère. — La morsure de la vipère cause des accidents
très-graves, mais rarement mortels, à moins qu'il n'y ait
eu plusieurs morsures. Elle détermine une vive douleur,
de la rougeur et du gonflement dans la partie mordue et
dans tout le membre; il survient ensuite des faiblesses,
de l'angoisse, des vomissements, de l'abattement, des
sueurs froides et une fièvre intense. Les moyens les plus
convenables pour combattre et prévenir les effets du venin de la vipère sont : la succion, l'agrandissement de la

plaie pour faire couler le sang, la ligature circulaire au-
dessus de la morsure et l'application sur celle-ci d'une
ventouse, dans le but d'empêcher le venin de passer dans
le torrent de la circulation. Ces moyens sont utiles et bons,
mais on doit leur préférer, lorsque c'est possible, l'absorption de la matière venimeuse étant très-prompte, la
cautérisation, soit avec un acide concentré, soit avec
l'ammoniaque ou le nitrate d'argent, soit surtout avec un
fer incandescent. On donnera à l'intérieur des boissons
sudorifiques et des potions un peu toniques, dans lesquelles entreront l'ammoniaque et l'éther.

DES MALADIES CONTAGIEUSES PAR ANIMAUX ET PAR VÉGÉTAUX PARASITES.

Gale. — La gale est produite par une sorte de petit in-
secte qu'on nomme *acarus scabiei* (acare), et qui s'insère
sous l'épiderme, où il se creuse un sillon. C'est par le
transport de cet animalcule d'un individu atteint de gale
à un individu sain que cette maladie se transmet.

La gale se reconnaît à de petits boutons pointus plus
ou moins nombreux, qui ne tardent pas à se transformer
en vésicules très-ténues, dures à leur base, transparentes
à leur sommet, contenant une sérosité limpide au début
de l'affection, mais qui devient ensuite visqueuse et purulente. Ces vésicules se montrent d'abord dans l'intervalle
des doigts, puis s'étendent aux poignets, à la face interne
des membres, et particulièrement aux plis des articulations (pli du bras, aisselle, jarret, aine); elles sont suivies
d'un prurit insupportable, qui augmente vers le soir, et
surtout pendant la nuit, sous l'influence de la chaleur
du lit.

On guérit aujourd'hui la gale très-promptement (dans
un jour), à l'aide d'un traitement très-simple. Dans l'armée, conformément à la décision ministérielle du 11 décembre 1852, ce traitement consiste dans l'emploi suc-

cessif d'un bain savonneux de trois quarts d'heure et de deux frictions générales, pratiquées chacune pendant vingt minutes, séparées par un intervalle de cinq à six heures. La première friction est faite immédiatement au sortir du bain savonneux. Après la deuxième friction, les malades se lavent à l'eau tiède ou prennent un bain. Le traitement est alors terminé. Sept à huit heures suffisent; mais, dans les circonstances ordinaires, les galeux couchent une nuit à l'infirmerie, ce qui porte la durée du traitement à dix-huit ou vingt-quatre heures.

La pommade dont il est fait usage pour les frictions est celle d'Helmerich, dont la composition est la suivante : axonge, 8; fleurs de soufre, 2; carbonate de potasse, 1. La dose varie par friction de 80 à 100 grammes, suivant l'intensité de la gale; les frictions doivent être faites pendant 15 à 20 minutes, et avec assez de force pour déchirer les vésicules et les sillons, et avoir lieu sur toutes les parties du corps où se rencontrent les vésicules, telles que les mains, l'éminence hypothénar, la paume et le dos des mains, les intervalles des doigts, le pénis, le gland et le prépuce, le ventre, les fesses, la marge de l'anus, les aisselles, les pieds, la plante des pieds, les intervalles des orteils. Un homme est attaché à l'infirmerie pour montrer aux galeux la manière de se frictionner et pour les frictionner lui-même sur les parties inaccessibles à leurs mains. Ce traitement convient et suffit dans tous les cas, que la gale soit récente ou invétérée.

M. Bourguignon a employé avec succès la pommade suivante : axonge, 500 grammes ; poudre de staphisaigre (cévadille), 300 grammes : on en fait 4 ou 6 onctions par jour. Ce médecin a obtenu, par ce moyen, la guérison de la gale en quatre jours.

Le soufre en poudre qu'on se procure partout, mélangé à l'huile, peut, à défaut d'autre moyen, être employé avec succès en frictions. Les militaires qui, par suite des vicissitudes de la guerre, sont faits prisonniers et placés dans des localités parfois très-isolées, pourraient, s'ils étaient atteints de cette maladie, faire usage de cette espèce de pommade.

Après les frictions, il est indispensable, pour ne pas contracter de nouveau la gale, de désinfecter les vêtements, le linge et les couvertures des lits. A cet effet, on place dans une petite pièce ou cabinet un réchaud bien allumé ; on projette sur les charbons du soufre en poudre, et l'on passe à la vapeur de ce dernier tous les objets contaminés. Afin que leur désinfection soit plus sûre, il est bon de les laisser quelque temps exposés dans la pièce bien close, à la vapeur du soufre.

Teigne. — La teigne est due à un champignon nommé achorion , et c'est par les spores de ce végétal cryptogame que se transmet cette maladie. La mentagre reconnaît aussi pour cause un champignon appelé microsporon.

DES MIASMES PUTRIDES.

Il s'exhale des corps vivants avec les autres produits des transpirations pulmonaire et cutanée des matières animales très-susceptibles de fermentation putride , et qui peuvent, lorsqu'elles ont éprouvé cette décomposition, exercer une influence fâcheuse sur la santé. Ces miasmes, s'ils sont en faible proportion dans l'air, ne produisent sur l'homme que des accidents peu intenses, tels que céphalalgie, nausées, vomissements et quelquefois diarrhée. Mais lorsqu'ils s'accumulent dans des endroits où la ventilation est insuffisante et où il y a agglomération d'hommes, comme dans les prisons, dans les casernes, les hôpitaux, et surtout dans les salles encombrées de malades, ils y subissent des modifications particulières qui les rendent plus délétères. Sous leur influence, on voit les maladies les plus graves, les épidémies les plus meurtrières se déclarer. La diarrhée , la dyssenterie , les

érysipèles phlegmoneux, la pourriture d'hôpital, le typhus, sont dus la plupart du temps à ces miasmes.

Les émanations provenant des cadavres en putréfaction peuvent également produire, lorsqu'elles sont accumulées ou répandues en certaines proportions dans l'air,
des effets fâcheux sur l'organisme, comme le prouvent
les faits assez nombreux rapportés par les auteurs. Les
gaz qui se produisent pendant la fermentation putride
sont : l'ammoniaque libre ou combiné avec les acides
hydrosulfurique, carbonique, acétique, etc. Il se forme en
outre de l'oxyde de carbone, de l'hydrogène carboné, de
l'hydrogée phosphoré et une matière animale volatile
d'une odeur infecte qui constitue principalement le
miasme putride, et qui en est le principe actif. Pour que la
fermentation putride puisse s'établir, il faut trois choses
réunies : l'air, la chaleur et l'humidité. Ces trois conditions se trouvant réunies dans les endroits où il y a agglomération d'hommes, on s'explique la promptitude
avec laquelle les émanations de nature animale qui se dégagent du corps humain se décomposent.

EFFETS DES ÉMANATIONS PUTRIDES SUR L'HOMME.

Il est des médecins, parmi lesquels il faut compter Pa-
rent-Duchâtelet, qui pensent que les miasmes putrides
n'exercent aucune influence nuisible sur l'organisme, et
par conséquent sur la santé; mais ceux qui ont une opinion
contraire sont plus nombreux et ont pour eux des faits
qui sont incontestables. En effet, les exemples de maladies survenues à la suite de l'absorption des émanations
putrides par la muqueuse pulmonaire, ou de l'inoculation accidentelle des matières animales en décomposition,
contenant le principe actif du miasme putride, comme
cela arrive quand on se blesse en disséquant, ne sont pas
rares. Leur absorption, dans ce dernier cas, détermine

des accidents graves, et surtout des phlébites, suivies de résorption purulente, très-souvent mortelles.

On peut penser, sans que rien pourtant le prouve, que l'inspiration fréquente des miasmes putrides, doit sinon développer la fièvre typhoïde, du moins y prédisposer les personnes qui, comme les étudiants en médecine, passent plusieurs heures journellement dans des lieux où il existe des matières animales en décomposition. M. Deslandes rapporte que « lorsque Chambon passa sa licence à l'ancienne faculté, il eut à faire la démonstration du foie sur un cadavre d'où s'échappaient des émanations tellement putrides que sur les autres quatre candidats, l'un (Corion) tomba en syncope, l'autre (Fourcroy) eut une éruption exanthémateuse du plus mauvais caractère. Les deux derniers restèrent longtemps languissants, et Fourcroy, l'un d'eux, ne put jamais se rétablir. Chambon en fut quitte pour un mois de fièvre. » D'après le même auteur, il régna des épidémies meurtrières à Riom, à Ambert, à Lectoure et dans d'autres villes, à la suite des fouilles faites dans les cimetières. Après les exhumations générales nécessitées par la suppression du cimetière des Innocents, à Paris, en 1789, il survint des maladies graves, et Thouret, qui dirigeait les travaux, eut une fièvre maligne dont il faillit périr.

Navier rapporte que, « en 1773, le 20 avril, on creusa dans la nef de l'église Saint-Saturnin, à Saulieu (Bourgogne) une fosse pour y déposer le corps d'une femme morte de fièvre putride. Les fossoyeurs découvrirent le cercueil d'un individu enterré le 3 mai précédent; au moment où ils descendirent le corps de la femme, la bière s'ouvrit, ainsi que le cercueil dont il vient d'être question; une odeur infecte se répandit aussitôt et obligea les assistants de sortir. De cent vingt jeunes gens qu'on préparait dans l'église à la première communion, cent quatorze tombèrent malades, ainsi que le curé, le vicaire, le fossoyeur et plus de soixante-dix autres personnes, dont dix-huit succombèrent ; dans ce nombre, on compta les deux ecclésiastiques qui périrent les premiers. »

Règles hygiéniques. — Dans les établissements habités par un certain nombre d'individus, on devra, pour empêcher l'accumulation des miasmes qui se dégagent du corps humain, et pour les chasser au-dehors, avoir recours fréquemment à l'aération des pièces. Dans les locaux qui ne peuvent qu'imparfaitement être aérés, faute d'ouvertures suffisantes, comme les prisons et les cachots, on devra faire des aspersions avec de l'eau contenant en dissolution des chlorures de soude ou de chaux dans la proportion de 30 grammes pour deux litres d'eau. Ces substances ont la propriété de neutraliser ou de détruire les miasmes putrides.

Dans les casernes, faire ouvrir les croisées et découvrir les lits dès que les hommes sont habillés et prêts à quitter les chambres, afin que les émanations qui se sont dégagées pendant la nuit de leur corps, et dont l'air, les vêtements, les draps de lit et les couvertures se sont chargés, puissent être entraînés au-dehors par les courants d'air.

Dans les hôpitaux, éviter l'encombrement des malades dans les salles, et y entretenir une ventilation continue, car c'est le seul moyen dont on puisse faire usage avec les soins de propreté, pour expulser les diverses émanations qui se dégagent des malades et en atténuer l'action morbifique. Les substances chimiques dont on se sert pour désinfecter les locaux qui contiennent des miasmes putrides, exerçant une influence nuisible sur les individus mal portants, ne peuvent être employés dans les établissements hospitaliers.

Quant aux miasmes provenant de la décomposition des matières animales, les moyens les plus efficaces à employer pour les détruire ou les neutraliser sans danger consistent dans l'emploi du chlore, mais plutôt des chlorures en dissolution dans l'eau, dans les proportions indiquées plus haut. Le sulfate de fer dissous dans l'eau, à la dose de 30 grammes pour un litre d'eau, est aussi **un** excellent moyen.

On doit éviter, dans les fosses destinées aux inhumations, de placer les cadavres les uns sur les autres, car ils se décomposent difficilement dans ce cas, et il se forme une substance désignée sous le nom de *gras* de cadavre (espèce de savon à base d'ammoniaque résultant de la combinaison de celle-ci avec les acides gras des matières animales) dont la terre finit par se saturer tellement que la décomposition ne s'y fait plus qu'incomplétement et que l'absorption des gaz y devient presque nulle. Ce phénomène a pour résultat, lorsque les fosses ne sont pas creusées à une profondeur suffisante ou que le terrain se crevasse, le dégagement d'émanations putrides qui, en se répandant dans l'air, peuvent occasionner des accidents plus ou moins graves.

Dans une armée en campagne, le nombre des morts pouvant, après une bataille, être considérable, on devra, surtout si l'on doit séjourner dans les environs de la localité où l'action a eu lieu, avoir soin de ne pas entasser les cadavres dans des espèces de tranchées immenses, comme on le fait souvent, mais les placer sur un ou deux rangs au plus, dans des fosses communes suffisamment larges et profondes, et les recouvrir d'une couche de chaux vive. Cette substance a la propriété de détruire promptement les matières animales et d'en opérer en même temps la désinfection. Le charbon a également la propriété d'absorber les émanations putrides et de les détruire.

MARAIS ET EFFLUVES MARÉCAGEUX.

Le sol n'étant pas partout perméable et présentant des dépressions et des éminences plus ou moins considérables, les eaux qui se répandent accidentellement à sa surface, ne trouvant pas toujours une pente convenable pour s'écouler dans les rivières, les fleuves ou la mer, ni un terrain perméable qui leur permette de s'infiltrer dans l'intérieur de la terre, elles se réunissent dans les bassins naturels qu'elles rencontrent, et y forment, si le fonds du terrain est argileux, des marais plus ou moins vastes. Telles sont, à peu près, les causes qui amènent la formation des marais. De ces réservoirs naturels, où croissent de nombreuses plantes aquatiques, et où vivent une multitude d'animaux, tels que salamandres, grenouilles et des myriades d'infusoires, il se dégage, sous l'influence de l'irradiation solaire, des émanations délétères auxquelles l'air sert de véhicule. La chaleur, dans cette circonstance, agit de deux manières, 1° en favorisant l'évaporation de l'eau, d'où résulte le desséchement partiel ou total des marais; 2° en déterminant, conjointement avec l'air et l'humidité, la décomposition putride des plantes et des animaux morts par suite du retrait des eaux.

Les principes morbifiques qui s'exhalent des marais sont : l'hydrogène sulfuré, l'hydrogène phosphoré en très-petite quantité, les acides carbonique et sulfhydrique, mais surtout une matière animale ou végéto-animale, qui paraît constituer l'effluve marécageux, ou qui semble en être le principe actif. Plusieurs observateurs sont parvenus à condenser cette matière, et à prouver, par conséquent, qu'elle existait réellement dans l'air qui entoure les marais. M. Boussingault en a démontré la présence dans l'air pris au-dessus des immenses marécages de l'Amérique. M. de Gasparin, ayant recueilli de l'eau chargée d'effluves, provenant de vapeurs marécageuses condensées, en fit boire à des moutons et les en frictionna. Ces animaux devinrent malades et contractèrent l'hydrœmie, espèce de chlorose. Moscati, de même que d'autres observateurs, a aussi obtenu une matière floconneuse, blanchâtre, d'une odeur putride et cadavérique, par la condensation des vapeurs qui s'exhalent des marais.

Sous l'influence d'une haute température, les effluves

se dégagent en très-grande quantité, et peuvent s'élever dans l'atmosphère à une certaine hauteur, que M. Carrière évalue à 120 ou 150 mètres. Quoi qu'il en soit, les effluves qui restent dans les couches d'air peu distantes du sol, tombent le soir à sa surface avec la vapeur condensée qui les tenait en suspension, et qui, sous forme de rosée, vient se déposer sur les plantes. C'est dans ce moment que ces effluves deviennent sensibles à l'odorat, et que leur action sur l'homme est plus pernicieuse. — Ceci explique pourquoi il y a moins de danger à s'exposer à l'influence paludéenne pendant le jour que pendant la nuit, ou après le coucher du soleil.

S'il est vrai que les fortes chaleurs rendent considérable le dégagement des effluves, c'est néanmoins en automne que ces principes délétères ont plus d'action sur l'homme, et cela se conçoit. A cette époque de l'année, l'eau ayant subi une diminution notable par suite de l'activité de l'évaporation pendant l'été, l'étendue des marais diminue, et il se dégage des surfaces désséchées beaucoup d'effluves, qui, trouvant à se dissoudre dans l'humidité dont l'air est saturé à cette saison, sont plus facilement absorbés, et agissent d'une manière plus continue sur l'organisme : c'est ce qui explique le nombre considérable de fièvres intermittentes autumnales.

Sous l'équateur et dans les pays qui en sont rapprochés, l'action des émanations paludéennes y est plus active, parce que la chaleur, en favorisant le desséchement des marais, détermine aussi plus facilement la décomposition des nombreux végétaux et animaux qui existent dans les eaux stagnantes de ces contrées.

Les individus qui habitent des localités marécageuses, dominées par des montagnes ou de hautes collines, obstacles qui empêchent le vent de transporter au loin les effluves dont l'air est chargé, sont exposés à contracter les maladies paludéennes les plus graves.

Les étangs ou les marais d'eau douce dans lesquels

viennent se mêler accidentellement les eaux salées de la mer, dégagent, comme les observations de Montfalcon le prouvent, des effluves paludéens plus actifs et plus délétères que ceux qu'ils exhalaient avant la réunion de l'eau salée à l'eau douce. Suivant cet auteur, toutes les fois qu'un mélange semblable avait lieu, les contrées voisines étaient ravagées par des épidémies de fièvres graves qui disparaissaient dès que la séparation des eaux salées et des eaux douces était effectuée. C'est ce qu'on a remarqué plusieurs fois en Italie, dans les environs de Viareggio et dans cette ville même. A quoi attribuer la cause de ce phénomène ? On peut penser que de même qu'il se dégage par suite du mélange des eaux douces et des eaux salées, à l'embouchure des grands fleuves, une quantité assez considérable d'hydrogène sulfuré, comme F. Daniell l'a prouvé, il peut s'en former également dans les marais où un semblable mélange a lieu. S'il en était ainsi, ce gaz ne serait peut-être pas étranger au développement des épidémies de fièvres graves dont il vient d'être question.

INFLUENCE DES EFFLUVES MARÉCAGEUX SUR L'HOMME.

Les effluves marécageux exercent une influence fâcheuse sur tous les individus qui respirent l'air dans lequel ils se trouvent répandus, mais plus particulièrement sur les personnes chez lesquelles l'absorption est active, comme celles qui sont faibles, débiles, lymphatiques, ou qui sont convalescentes, ou qui ont déjà éprouvé des affections paludéennes. Ajoutons que plus le sujet est jeune, plus les effluves ont d'action sur lui.

Les effluves une fois absorbés produisent dans nos climats des maladies, telles que fièvres intermittentes à différents types, fièvres rémittentes, et parfois fièvres pernicieuses. Ces affections sont tantôt endémiques, tantôt épidémiques. Ils déterminent aussi la diarrhée et la dyssenterie.

Dans les pays chauds, comme le nord de l'Afrique, la Grèce, l'Italie, etc., les effluves marécageux déterminent des accidents plus graves. Les fièvres intermittentes sont plus intenses et plus fréquemment pernicieuses, et la cachexie paludéenne plus commune; enfin, la diarrhée et la dyssenterie qui se développent sous la même influence, présentent presque toujours de la gravité, et les maladies aiguës et continues deviennent assez souvent intermittentes. L'homme n'est pas le seul être sur lequel agissent d'une manière fâcheuse les effluves paludéens. Les animaux qui vivent dans le voisinage des marais sont languissants, maigres, maladifs, peu développés, et les plantes et les arbres qui poussent près des marécages sont rabougris et comme étiolés.

Suivant quelques médecins, ceux surtout qui se sont occupés des maladies des pays chauds, le choléra, la peste, la fièvre jaune, reconnaîtraient pour cause les effluves paludéens. Ce qui ferait penser que cette opinion n'est pas tout à fait fausse, c'est que ces trois maladies règnent en même temps que les fièvres intermittentes. D'après une observation de Johnson, rapportée par M. Becquerel, il résulterait que sur ving-huit soldats exposés à la fois aux émanations d'un marais, seize furent pris de fièvres intermittentes, quatre de choléra, quatre de dyssenterie et le reste de fièvre jaune.

D'après les observations de M. Boudin, exposées avec talent dans un travail publié en 1843, (voir Essai de géographie médicale), la phthisie pulmonaire et la fièvre typhoïde seraient très-rares dans les localités marécageuses où règnent habituellement des fièvres intermittentes d'une certaine gravité; et ces dernières affections seraient peu communes et peu graves dans les pays où la fièvre typhoïde et la phthisie pulmonaire sont fréquentes. Cela tiendrait, suivant ce médecin distingué et érudit, à l'antagonisme des effluves paludéens avec la phthisie et la fièvre typhoïde. C'est-à-dire que les premiers préserveraient des deux dernières affections, et réciproquement.

Cette opinion a donné lieu à de vives discussions ; elle a été adoptée par plusieurs médecins, par ceux surtout qui exercent dans des pays marécageux.

L'action meurtrière qu'exercent les effluves sur les habitants des contrées ou des localités marécageuses est la cause la plus active et qui va toujours en croissant de la dépopulation des villes et des villages situés dans les environs des marais. Les individus qui ne succombent pas aux affections déterminées par les effluves vivent dans un état de tristesse et de langueur, en proie à tous les maux qu'entraîne la cachexie paludéenne, et ne produisent que des enfants scrofuleux ou rachitiques, dont la vie a peu de durée. Dans les États romains, on évalue à 60,000 par an le nombre de décès occasionnés par l'influence marécageuse.

En France, la superficie du sol couverte de marais est, approximativement, de six cent mille hectares. Les départements qui présentent le plus de marécages sont, d'après M. Motard, les suivants :

	Hectares.		Hectares.
Bouches-du-Rhône. . .	53,700	Manche.	12,800
Vendée.	49,600	Corse.	12,500
Charente-Inférieure. . .	44,800	Somme.	8,000
Gironde.	37,000	Deux-Sèvres.	7,000
Loire-Inférieure. . . .	29,500	Oise.	7,000
Ain.	19,500	Hérault.	6,500
Landes.	19,000	Isère.	6,500
Gard.	18,000	Marne.	5,500
Aude.	15,000	Maine-et-Loire. . . .	5,100
Morbihan.	15,000	Loiret.	3,500
Cher.	13,700	Calvados.	3,500
Aisne.	13,500	Eure.	2,500
		Finistère.	2,500

Les autres départements présentent de très-petites surfaces.

Règles hygiéniques. — Il est difficile, lorsqu'on est obligé d'habiter des localités marécageuses, de se mettre à l'abri de la fâcheuse influence des effluves. On y parvient, cependant, en partie, en éloignant les habitations des marais, en les plaçant sur les endroits les plus élevés, et en les exposant dans une direction opposée à celle des vents qui règnent habituellement dans la contrée. On devra éviter avec soin de s'exposer à l'humidité du soir surtout, et à celle du matin ; et, lorsqu'on ne pourra faire autrement, on se couvrira de vêtements chauds de laine peu perméables à l'eau. Ne se livrer aux travaux de l'agriculture que depuis le lever du soleil jusqu'à son coucher ; faire usage d'une nourriture assez abondante, saine, substantielle et légèrement tonique ; prendre modérément du vin ou toute autre liqueur fermentée aux repas. Le thé et le café conviennent également. Nous pensons que le vin de quinquina pris en petite quantité, serait un moyen efficace, sinon pour neutraliser, du moins pour atténuer l'influence paludéenne. Tous ces moyens hygiéniques conviendraient aux corps de troupes qui seraient obligés de séjourner ou de camper dans les localités marécageuses. Dans ce cas, les camps devraient être établis le plus loin possible des marais et sur les points les plus culminants. Éviter de boire de l'eau stagnante, quoique limpide, car elle contient les principes qui constituent les effluves. Son usage peut être suivi des accidents les plus graves.

Le meilleur moyen d'assainissement des localités marécageuses est sans contredit le dessèchement des marais, ou la conversion de ces derniers en eaux vives à l'aide de tranchées qui les font communiquer avec des eaux courantes.

ENDÉMIES.

On entend par endémie des maladies qui dépendent d'une cause locale et persistante, et qui sont, par consé-

quent, particulières à certaines contrées. Ainsi, la fièvre
jaune est endémique aux Antilles et dans le golfe du
Mexique ; le choléra sur les bords du Gange ; la peste en
Egypte. En France, la fièvre intermittente est endémique
dans les pays marécageux ; la suette en Picardie ; les scrofules à Lille, Lyon, Rouen, etc. ; le goître dans les départements du Rhône, de l'Isère, des Vosges, et le rhumatisme
et la fièvre typhoïde dans certaines localités. Les affections
endémiques ne sévissent ordinairement que dans la contrée où elles se sont développées, mais il en est quelques-
unes, comme le choléra, la peste, qui sous forme épidémique, peuvent envahir d'autres pays et se propager très-
loin de l'endroit où elles ont pris naissance.

ÉPIDÉMIES.

On appelle épidémie une maladie qui frappe sur un
grand nombre de personnes à la fois, et qui est due à une
cause fortuite, passagère, accidentelle. Les causes de ces
maladies dont la durée n'a rien de fixe, sont encore inconnues. Cependant on peut penser que l'altération de l'air
et peut-être celle des substances alimentaires jouent un
grand rôle dans le développement de ces affections. Voici
les principales épidémies qui ont été observées en France :
Au deuxième siècle, sous Marc-Aurèle, il régna dans
les Gaules une peste qui, suivant M. Littré, n'était pas celle
qu'on désigne sous ce nom aujourd'hui.
La peste d'Orient ou à bubons, a paru pour la première
fois en France, en 540, et s'y est montrée depuis assez
fréquemment. En 580, elle envahit de nouveau les Gaules,
elle reparaît ensuite en 801, 820, 927, 1089. De 1347 à
1349 régna la plus affreuse épidémie de peste, connue
sous le nom de peste noire ou de peste de Florence. Dans
cette meurtrière épidémie, la gangrène du poumon se
joignait aux symptômes ordinaires de la peste, et les animaux étaient frappés comme les hommes.

Un rapport à Clément VI sur la mortalité causée par cette épidémie donne les nombres suivants pour la France :

Marseille.	16,000	Strasbourg.	26,000
Paris.	80,000	Lyon.	45,000
Saint-Denis.	1,400	Bourgogne.	80,000
Avignon.	30,000	Provence.	120,000

Ce tableau est extrait de la géographie médicale de M. Le Pileur.

La peste se montre de nouveau en 1564, 1581, 1587, 1627, et enfin, pour la dernière fois en 1720. Elle enleva à cette époque, soit à Marseille, soit dans la Provence, 84,719 individus.

En 945, paraît une maladie appelée *feu sacré* ou *mal des ardents,* qui régna pendant près de deux siècles dans plusieurs provinces de France, où elle fit de nombreuses victimes.

Au sixième siècle, à peu près en même temps que la peste, la variole paraît en France et y exerce de grands ravages pendant plusieurs siècles.

En 720, les Sarrasins apportent la lèpre. Cette maladie régna en France avec plus ou moins d'intensité jusqu'en 1624, époque à laquelle, selon Springel, elle disparut entièrement.

En 1623, le typhus ou peste de Hongrie, paraît pour la première fois en France, à Montpellier, après le siége de cette place. Il se montre de nouveau, en 1792, en Champagne, après la défaite de l'armée prussienne : en 1794 et 1799, il sévit en Vendée et à l'armée des Pyrénées, et, enfin, en 1813 et 1814, dans les départements de l'Est. A cette époque, les bords du Rhin, l'Alsace, la Lorraine et d'autres provinces furent frappées par cette meurtrière épidémie.

En 1545, paraît la maladie désignée sous le nom de *trousse-galant,* affection qui n'était autre que le choléra, du moins c'est l'opinion généralement admise.

En 1832, le choléra dit *asiatique* parce qu'il nous est
venu de l'Inde, a sévi sur la plus grande partie de la
France, et il s'y est déclaré de nouveau en 1849 et 1854.

CHAPITRE VII.

DU SOL.

Le sol exerçant, soit par sa configuration, soit par les
divers états qu'il peut présenter, des influences non
seulement sur la température, mais sur l'homme et les
animaux, l'hygiène doit s'occuper de sa formation, de sa
composition, de ses qualités, etc., afin de connaître les
modifications qu'il peut faire éprouver à l'organisme.

FORMATION DE LA TERRE.

Suivant les géologues, la terre a été originairement
incandescente, c'est-à-dire que, dans cette période, toutes
les matières étaient en fusion, et celles susceptibles de se
vaporiser formaient une atmosphère d'une grande hauteur, qui exerçait une pression considérable sur le globe
terrestre et empêchait la lumière solaire d'y parvenir. Il
n'y avait alors partout que ténèbres (c'était le chaos), et
nul être animé ne pouvait encore exister. Le globe, rou-
lant dans l'espace, envoyant de tous côtés par rayonnement, une énorme quantité de calorique aux corps plané-
taires perdus dans l'immensité, dut éprouver un
refroidissement notable à sa surface qui amena la solidi-
fication des matières extérieures. De là dut résulter une
croûte qui sépara la matière incandescente de l'atmosphère, et qui acquit insensiblement plus d'épaisseur de
haut en bas à mesure que la condensation des matières

minérales vaporisées et de celles en fusion s'opérait. C'est de cette époque que date le terrain primitif, dont les bases sont les granites et les gneiss.

A une seconde époque, l'eau, ayant pu se condenser, couvrit presque toute la surface de la terre et forma plus tard, après s'être infiltrée en grande quantité dans l'intérieur du sol, les lacs, les fleuves, les mers, que de nombreuses sources devaient sans cesse alimenter. Il n'y avait encore alors aucun animal terrestre, mais il existait des animaux marins, tels que mollusques, crustacés et quelques poissons. Cette époque est surtout caractérisée par l'apparition d'une grande quantité de plantes gigantesques parmi lesquelles se trouvent principalement des fougères énormes. Ces plantes, entassées et accumulées dans les marécages, sous l'influence de la chaleur, de l'eau et de circonstances inconnues, formèrent le charbon de terre et le terrain dit *houiller* où *carbonifère*. Par suite de la désagrégation des roches primitives ou ignées, produite par les divers agents érosifs et l'eau surtout, des parties de ces roches furent réduites en grains ou en poussière. Ces matières, sous cette forme, transportées par les eaux où elles étaient tenues en suspension et déposées par elles à la surface de la terre, amenèrent la formation de nouvelles couches dites *sédimentaires*, dont l'épaisseur augmenta insensiblement et qui constituèrent un sol propre à la végétation. Les gaz renfermés dans le sein de la terre et les matières de toute sorte vaporisées, éprouvant, sous l'influence d'une chaleur excessive, une expansion considérable, soulevèrent et percèrent la croûte terrestre, et produisirent des volcans, des accidents de terrain, des ondulations, des coteaux, des collines, des montagnes. C'est à cette époque qu'il faut rapporter la formation des ardoises, des calcaires, des grès, des filons de nombreux métaux, de marbres, etc.

A une troisième époque, le sol étant constitué d'une manière plus parfaite pour la végétation, d'autres espèces

végétales apparurent, de même que des animaux terres-
tres, des coquillages et des poissons d'eau douce. On remarque dans les terrains de cette époque une succession
alternative de couches marines et de couches d'eau douce,
ce qui fait présumer que la mer a envahi plusieurs fois
ces terrains. Dans les premières couches se trouvent des
fossiles marins en grande quantité, et dans les secondes,
des ossements de mammifères dont les espèces n'existent
plus.

A une quatrième époque, on rencontre dans presque
toutes les parties du monde, à une certaine profondeur
du sol, soit dans les plaines, soit sur les montagnes, des
dépôts de cailloux roulés dont les formes arrondies sont
évidemment dues au frottement déterminé par les vagues
qui les entraînaient, des blocs de roches nommés errati-
ques, dont quelques-uns pèsent jusqu'à 3,000 kilogrammes, qui n'ont pu être transportés que par des courants
d'une puissance considérable. Tout atteste qu'à cette
époque l'eau couvrit presque toute la surface de la
terre, et qu'il y eut une grande catastrophe, un déluge
universel dont la cause est inconnue, mais qui semble
résulter, d'après divers géologues, des soulèvements vol-
caniques qui produisirent les grandes chaînes de montagnes qui existent encore aujourd'hui. Ce déluge universel fut suivi de déluges partiels dus aussi à la même cause,
et de la disparition des grandes races d'animaux de la
troisième époque. On trouve dans les couches profondes
du terrain diluvien des fossiles de grands quadrupèdes,
tels que cheval, bœuf, auroch, représentés par les animaux actuellement vivants, et des ossements ayant appar-
tenu à des animaux dont les espèces diffèrent de celles
d'aujourd'hui, mastodonte, mégalonix, mammouth, etc.

Enfin, il résulte de l'étude de la géologie que le globe
que nous habitons a subi plusieurs révolutions caractérisées chacune par la présence de l'eau à sa surface, par
des couches sédimentaires que cette eau y a formées,

                    DU SOL.

par l'extinction des plantes et des êtres animés de l'époque
précédente, par la création de nouvelles espèces végétales
et animales de plus en plus parfaites, et qu'à la suite de
toutes ces révolutions, le sol s'est reconstitué dans de
nouvelles conditions favorables au développement des végétaux et des animaux qui existent aujourd'hui.

COMPOSITION DU SOL.

Les terrains composant le sol se divisent en terrains
primitifs, intermédiaires ou de transition, secondaires,
tertiaires et d'alluvions. Voici le tableau, d'après M. Elie
de Beaumont de ces divers terrains :

Terrains d'alluvions	Terrains d'alluvions.	Alluvions modernes.	
		Alluvions anciennes.	
Terrain tertiaire	Terrain supercrétacé.	Cray ou étage sub-apenin.	
		Faluns.	
		Molasses (grès de Fontainebleau).	
		Etage parisien	Marnes avec gypse.
			Calcaire grossier.
			Argile plastique.
Terrains secondaires.	Terrain crétacé.	Etage crayeux.	Calcaire pisolythique.
			Craie blanche.
			Craie marneuse.
		Etage glauconieux.	Grès verts, gault.
			Craie chloritée.
		Étage de sables ferrugineux.	
	Terrain jurassique.	Oolithe supérieure.	Calcaire de Portland.
			Argile de Kimmeridge.
		Oolithe moyenne.	Coral-rag.
			Argile d'Oxford.
		Oolithe inférieure.	Cornbrash.
			Grande oolithe.
			Oolithe ferrugineuse.
		Étage du lias.	
	Terrain de trias.	Argiles irisées.	
		Muschelkalk.	
		Grès bigarrés.	
	Terrain permien.	Grès vosgiens.	
		Zechstein.	
		Pséphites ou grès rouge.	

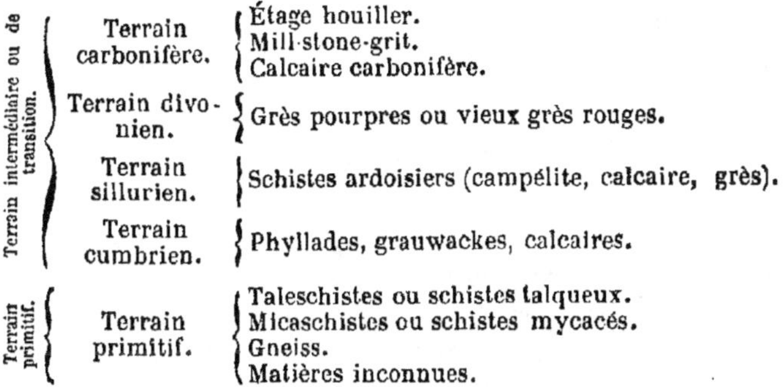

Terrain intermédiaire ou de transition.	Terrain carbonifère.	Étage houiller. Mill-stone-grit. Calcaire carbonifère.
	Terrain divonien.	Grès pourpres ou vieux grès rouges.
	Terrain sillurien.	Schistes ardoisiers (campélite, calcaire, grès).
	Terrain cumbrien.	Phyllades, grauwackes, calcaires.
Terrain primitif.	Terrain primitif.	Taleschistes ou schistes talqueux. Micaschistes ou schistes mycacés. Gneiss. Matières inconnues.

Le sol végétal ou arable se compose principalement de silice, d'argile, de chaux, dont les proportions varient suivant les contrées et les localités ; d'humus, matière qui provient de la décomposition des végétaux et des animaux, et de quelques autres substances, telles que magnésie, oxydes de fer, et eau en certaine proportion.

Les terres présentent plus ou moins de fertilité, suivant que l'argile, le sable ou la chaux y dominent. Une terre contenant 40 pour cent d'argile, est une terre *forte*, fertile, et très-propre à la culture des céréales. Les terrains de la Beauce présentent le type d'un bon sol argileux : les terres sablonneuses, moins productives que les précédentes, sont légères, sèches, faciles à labourer : elles ont la propriété d'activer la végétation; mais, lorsque le sable y domine par trop, elles ne sont plus propres qu'à la culture de l'avoine ou à celle des sapins. Les terrains où la chaux est en excès, comme ceux d'une partie de la Champagne, ne peuvent plus guère être utilisés par l'agriculture.

Des substances qui composent le sol végétal, le sable, puis le sable calcaire, sont celles qui se laissent le moins pénétrer par l'eau, mais qui absorbent et retiennent le plus la chaleur solaire. L'humus et l'argile sont les deux corps les plus hygrométriques, aussi les terrains qui en contiennent beaucoup sont-ils les plus humides. Ceux qui sont à base d'argile constituent le fond des marais. L'humus et l'argile absorbent et retiennent peu le calorique.

TEMPÉRATURE DU SOL.

La terre possède une chaleur propre, reste de son incandescence originaire, qui n'a pas une influence sensible sur la température de sa surface. Cette température est due presque entièrement à l'action des rayons solaires sur le sol. Au-dessous de la surface de ce dernier, à une profondeur qui augmente avec la latitude, et qui est entre les tropiques, d'après M. Boussingault, de 0 ^{m}, 33, et dans nos climats de 25 à 30 mètres, existe une couche, dite invariable, dont la température est toujours la même dans la même localité, et où les variations atmosphériques ne sont plus sensibles. Un thermomètre placé dans les caves de l'Observatoire, situées à 27 ^{m},60 au-dessus de la surface du sol, n'a pas varié de plus de 1/37 de degrés de 1787 à 1829. A partir de la couche invariable, la chaleur de la terre augmente en moyenne d'un degré par 25 à 30 mètres de profondeur; de sorte qu'à 3,000 mètres, l'eau serait réduite à l'état de vapeur, et à 6,000 mètres, le plomb serait en fusion. Le puits de Grenelle, creusé à 547 mètres de profondeur, donne de l'eau à 27 degrés.

ÉTAT DE LA SURFACE DU SOL.

La surface du sol par la nature des terrains qui la composent, et suivant qu'elle est cultivée ou en friche, qu'elle est couverte d'arbres, d'eau, etc., exerce sur la température et sur l'homme des influences plus ou moins sensibles.

Lorsque le sol est dépourvu de toute culture, et qu'il est constitué par des matières qui absorbent facilement le calorique et le réfléchissent, telles que sable et chaux, il a

la propriété d'augmenter la température de la localité et
de la contrée. C'est à cette cause, en grande partie, qu'est
due la chaleur excessive des régions sablonneuses de l'A-
frique. Là, le sable acquiert parfois une température de
60 degrés.

La nudité du sol reconnaît pour causes principales la
nature argileuse ou sablonneuse des terrains. Dans le
premier cas, la terre étant imperméable, les eaux pluviales restent à sa surface ou y forment des marais et
empêchent ainsi toute végétation ; dans le second cas, ces
mêmes eaux trouvant facilement à s'infiltrer dans le sable,
qui est impropre par lui-même à la culture, rendent
stériles, par leur absence, les terres qui ont pour base
cette substance.

Les bois, les forêts qui couvrent le sol déterminent,
dans les localités où ils occupent une certaine étendue de
terrain, un abaissement de température dû aux causes
suivantes : les arbres, tout en condensant les vapeurs à
l'état vésiculaire répandues dans l'atmosphère, dégagent
à leur surface des vapeurs aqueuses en plus grande quantité qu'ils n'en ont absorbé (c'est ce qu'on appelle la respiration végétale). Cette vapeur, mêlée à l'air ambiant, en
opère le refroidissement. D'un autre côté, les feuilles, en
empêchant les rayons solaires d'arriver jusqu'à la surface
du sol, concourent à en maintenir la fraîcheur. Le terrain humifère des bois, les racines des arbres produisent
le même effet en absorbant et en retenant l'eau pluviale,
et ils favorisent en outre le maintien des sources dans les
localités.

Les arbres ont la propriété de dégager de l'oxygène pur
et d'absorber l'acide carbonique de l'air, dont ils s'assimi-
lent le carbone, de modérer l'impétuosité des vents, et
d'arrêter, par une espèce de tamisage qui s'opère à travers leur feuillage, les principes morbifiques dont ces
vents pourraient être chargés. Sous ces rapports, les bois

et les forêts contribuent à la salubrité des localités et sont favorables aux personnes qui habitent dans leur voisinage.

CULTURE DU SOL.

La mise en culture des terrains arides, découverts et surtout de ceux qui sont marécageux est un moyen puissant d'assainissement des contrées qui présentent ces conditions; la végétation, dans ce cas, produit des effets analogues à ceux que déterminent les bois et les forêts, et rend salubres les terrains marécageux en diminuant ou en détruisant la cause productrice des effluves.

Défrichement. — Les défrichements des bois, des terres vierges et le remuement de celles qui sont riches en humus exercent une influence nuisible sur la santé, et sont cause de maladies plus ou moins graves, mais principalement de fièvres intermittentes. L'insalubrité de ces terrains est due à la décomposition successive des plantes et des matières animales qui s'opère à leur surface, sous l'influence de la chaleur et de l'humidité, et dont l'eau entraîne peu à peu les produits à une certaine profondeur du sol. Partout où il y a eu des remuements de terre considérables, on a vu survenir des maladies nombreuses, mais particulièrement des fièvres, soit intermittentes, soit pernicieuses. On sait que les terrassements qu'on fit exécuter à Versailles, sous le règne de Louis XIV, coûtèrent la vie à des milliers de soldats. En Algérie, le remuement des terres, nécessité par les besoins de l'agriculture ou l'établissement des routes, a été cause aussi de beaucoup d'accidents graves.

Les défrichements des forêts sur une grande étendue, outre l'influence fâcheuse qu'ils peuvent exercer sur ceux qui les opèrent, produisent la sécheresse de l'atmosphère, élèvent la température des localités et réduisent ou tarissent les sources. Si, sous la domination romaine, le climat de la France était plus froid et plus rigoureux que de nos jours, c'est qu'il existait alors de vastes et épaisses forêts que le défrichement a peu à peu détruites.

CONFIGURATION DU SOL.

Le sol, loin d'être uni partout, présente au contraire des ondulations plus ou moins sensibles, des bassins, des vallées, des ravins, des collines et enfin des montagnes de hauteur variable. De la disposition et de l'exposition des terrains ainsi accidentés résultent des influences qui ne sont pas sans action sur l'homme et sur la température.

La configuration des côtes maritimes, celle des montagnes qui viennent s'y réunir, leur exposition, ont, conjointement avec l'atmosphère maritime chargée de vapeurs aqueuses contenant une certaine proportion de calorique à l'état latent, une influence marquée sur le climat des localités qui avoisinent les mers. Ainsi, il est des lieux qui, quoique situés un peu au nord de l'Europe, jouissent d'une température douce qui permet de cultiver des plantes qui ne viennent ordinairement que dans les climats tempérés.

Les montagnes en général, par leur configuration, leur exposition, modifient beaucoup la température des localités. On conçoit en effet qu'une chaîne de montagnes qui formerait une espèce d'enceinte ouverte seulement au midi rendrait la température du pays ainsi enclavé plus élevée que celle d'un pays voisin qui se trouverait dans les mêmes conditions, mais dont l'exposition serait différente. Par son élévation, le sol exerce une influence sur les climats et conséquemment sur les êtres animés. La température décroît avec l'altitude, mais d'une manière qui varie suivant la latitude. Ainsi, dans les régions équatoriales, la diminution est d'un degré environ, en moyenne, par 220 mètres de hauteur, et dans nos latitudes d'un degré, en moyenne aussi, pour 170 à 180 mètres d'élévation.

A une certaine hauteur du sol, l'air est plus pur et n'est plus chargé d'effluves marécageux. On remarque aussi que les miasmes qui déterminent la fièvre jaune, le choléra, la peste, atteignent rarement ou frappent peu les localités élevées. A la Vera-Cruz, à une hauteur de 928 mètres, la fièvre jaune ne sévit plus. L'ascension à de hautes montagnes expose l'homme aux effets de la raréfaction de l'air, et du froid.

CHAPITRE VIII.

DES EAUX EN GÉNÉRAL.

L'eau est abondamment répandue sur le globe que nous habitons, et existe dans la nature sous trois formes, à l'état gazeux, solide et liquide. A l'état gazeux on la rencontre en quantité considérable dans l'atmosphère où, suivant ses divers degrés de condensation, elle constitue les brouillards, les nuages. A l'état solide, elle forme la glace, la neige, la grêle. A l'état liquide, elle constitue les ruisseaux, les lacs, les rivières, les fleuves et les mers, qui couvrent plus des deux tiers de la surface terrestre.

L'eau exerce, soit directement, soit indirectement, de nombreuses influences sur l'homme, sur les végétaux et sur la température atmosphérique. Indispensable à l'entretien de la vie humaine, elle fait partie de tous nos tissus et de toutes nos humeurs qu'elle dilue ; nécessaire à l'accomplissement de l'acte de la digestion, elle favorise les nombreuses réactions chimiques qui s'opèrent au sein de l'organisme, sert de véhicule aux principes excrémentiels que les transpirations pulmonaire et cutanée, et les urines, éliminent du corps.

Néanmoins, suivant ses qualités, son usage peut être plus ou moins favorable ou plus ou moins nuisible. Lorsqu'elle est courante, limpide, aérée, peu chargée de sels, elle constitue une excellente boisson. Stagnante, croupie, ou contenant en dissolution une grande quantité de matières salines, telles que sulfate de soude ou de chaux, elle produit les plus fâcheux effets sur l'organisme.

L'eau est également essentielle aux plantes ; sans ce liquide toute végétation est impossible. Aussi le sol est d'autant plus fertile qu'il est sillonné à sa surface par un plus grand nombre de cours d'eau. Tout le monde connaît la puissance fertilisante des irrigations. Les eaux, outre l'action propre qu'elles exercent sur la végétation, en favorisent l'activité en déposant à la surface de la terre les substances qu'elles tiennent en suspension et qui agissent à la manière des meilleurs engrais. C'est au limon que dépose le Nil que le sol de l'Egypte doit sa fertilité. Les cours d'eau, tout en étant utiles à l'agriculture, favorisent, par les nombreuses communications qu'ils ouvrent, le transport des denrées, des marchandises, à des prix peu élevés, et rendent l'échange des produits plus facile.

Des grandes surfaces liquides, il s'évapore, sous l'influence de la chaleur et du vent, une grande quantité d'eau, qui, en se répandant dans l'atmosphère, modifie sensiblement la température de la contrée. Ainsi, cette vapeur modère la chaleur pendant l'été, rend les hivers moins froids, et la température moins variable aux différentes saisons de l'année. Sur les bords de la mer, où l'air est toujours chargé d'une grande quantité de vapeur d'eau, les hivers y sont moins rigoureux que dans l'intérieur des terres. Cependant, à un certain degré de condensation (brouillards), cette vapeur devient froide, prédispose aux rhumatismes, et rend les pays où elle passe fréquemment à cet état humides et insalubres.

EAU DE MER.

L'eau de mer, d'une couleur le plus ordinairement verdâtre, a une saveur salée, âcre et amère, qui est due aux
différents sels qu'elle tient en dissolution. Elle contient,
d'après l'analyse faite par Marcel, sur un kilogramme
d'eau : chlorure de sodium 26,600 ; chlorure de magnésium, 5,134 ; de calcium, 1,232 ; sulfate de soude, 4,660 ;
des iodures et des bromures de sodium et de magnésium,
des traces de matières organiques, de l'acide carbonique
et de l'air en quantité notable. Cette eau n'est pas buva-
ble ; mais, distillée et aérée, elle devient propre à l'alimentation de l'homme et des animaux.

ATMOSPHÈRE MARITIME.

L'atmosphère maritime, qui ne diffère pas sensiblement de celle des continents, quant à la composition de
l'air, réunit certaines conditions qui paraissent la rendre
favorable à la santé.

La pression atmosphérique étant plus considérable à la
surface des mers qu'à celle de la terre, il s'ensuit que
l'acte de la respiration s'accomplit avec plus de facilité et
d'énergie, et que, sous un même volume d'air, il y a plus
d'oxygène absorbé à chaque inspiration, ce qui a pour
effet de donner une certaine tonicité à l'organisme. L'absorption de quelques particules salines répandues dans
l'air pendant la respiration, paraît être favorable à quelques maladies et à certaines constitutions. Les personnes
molles, lymphatiques éprouvent généralement des effets
salutaires de l'atmosphère maritime.

L'air maritime, renouvelé sans cesse par les brises,
exempt d'émanations délétères, est plus pur et par conséquent plus salubre que l'air terrestre ; il est en outre plus
frais que ce dernier dans l'été, et plus chaud en hiver. Cela

tient, dans le premier cas, à ce que les masses de vapeurs qui s'exhalent de la surface des mers absorbent, en se raréfiant, une certaine quantité de calorique de l'atmosphère; dans le second cas, à ce que l'eau de mer, en vertu de sa densité, retient une portion du calorique dont elle s'est chargée dans l'été, et à ce que encore les vapeurs aqueuses répandues en grande quantité dans l'air, rendent moins actif le rayonnement de la terre vers les espaces célestes. Il gèle rarement, en effet, sur les bords de la mer, dans les climats tempérés.

L'atmosphère maritime convient aux individus d'une constitution faible, d'un tempérament lymphatique et qui ont une prédisposition aux scrofules. On s'accorde assez généralement à reconnaître que les affections qui règnent sur les continents diminuent d'intensité sur le littoral, ou s'arrêtent même à cette limite ; que les maladies contractées dans l'intérieur des terres s'amendent sensiblement sous l'influence de l'air maritime, et que les épidémies qui sévissent dans le voisinage de la mer ne se communiquent pas aux équipages des navires placés à quelque distance des côtes. On croit aussi que cet air est favorable aux individus atteints de phthisie pulmonaire. Un médecin anglais, Gilchrist a considéré les voyages sur mer comme un moyen curatif de cette maladie. M. Becquerel, qui cite cet auteur, en partage l'opinion, des observations qui lui sont propres lui ayant prouvé l'efficacité de la navigation dans la phthisie pulmonaire parvenue même à un degré assez avancé. Contrairement à cette opinion, M. Jules Rochard, chirurgien de la marine, dans un mémoire qui vient d'être couronné par l'Académie de médecine, établit, sur des documents puisés au ministère de la marine, et que l'on peut considérer par conséquent comme authentiques, que la phthisie pulmonaire fait un plus grand nombre de victimes, sans en excepter les officiers, dans la marine anglaise et dans la marine française, soit dans les ports, soit en pleine mer, dans l'Inde comme aux Antilles, partout enfin où le marin peut être observé, que dans l'armée de terre. En cherchant combien l'infanterie de ligne fournissait de phthisiques comparativement à l'infanterie de marine, M. Rochard a trouvé que l'armée de terre perdait moitié moins d'hommes à la suite de cette maladie que l'infanterie de marine. L'auteur conclut que la navigation ne convient aux tuberculeux ni comme carrière, ni comme moyen de traitement. Ce travail est appuyé par des statistiques et des faits qui laissent peu à désirer.

PLUIE.

Les vapeurs aqueuses répandues dans l'atmosphère et qui proviennent, comme on le sait, de l'évaporation qui s'opère à la surface des masses liquides qui couvrent une partie de la terre, peuvent, sous l'influence d'un abaissement subit de température, d'un courant d'air froid, de l'électricité, être condensées à divers degrés; elles constituent alors, suivant leur degré de condensation, la pluie, les brouillards, la rosée, la neige, etc.

La pluie est d'autant plus abondante que l'atmosphère est plus saturée d'eau. Des circonstances locales ou climatériques font varier la quantité de pluie qui tombe annuellement dans les divers pays. En général, plus la vaporisation est considérable, plus il tombe de pluie. Aussi pleut-il beaucoup dans les pays chauds et la quantité de pluie diminue-t-elle de l'équateur aux pôles. A Paris, la hauteur d'eau qui tombe par an est de 0^m564; à Bordeaux, de 0^m650; à Madère, de 0^m767; à la Havane, de 2^m32; à Saint-Domingue, de 2^m73. La vaporisation diminuant avec le froid, l'hiver est la saison où il tombe le moins d'eau; mais c'est aussi l'époque où il y a le plus d'humidité, la vapeur d'eau atmosphérique étant alors plus condensée ou précipitée à l'état vésiculeux.

L'eau de pluie qui tombe à la suite des orages contient

souvent de l'acide nitrique, de l'ammoniaque et de l'azotate d'ammoniaque. La formation des deux premiers produits est due à l'action des étincelles électriques. Sous cette influence, l'eau se décompose, son oxygène se combine avec l'azote de l'air pour former de l'acide nitrique, et l'hydrogène de l'eau s'unit à l'azote de l'air pour former de l'ammoniaque. De la combinaison de cette dernière avec l'acide nitrique résulte enfin l'azotate d'ammoniaque.

A Paris, d'après les expériences de M. Barral, il tombe par an 14 à 15 kilogrammes d'azote sur chaque hectare de terrain. M. Chatin et d'autres observateurs ont constaté également la présence de ce gaz dans les eaux pluviales. L'opinion qui attribuait une action fertilisante aux pluies d'orage est maintenant confirmée par l'analyse chimique.

Influence de la pluie sur l'homme. — L'eau pluviale en contact avec la peau amène un refroidissement plus ou moins intense dû à la température de la pluie toujours plus basse que celle du corps, à l'absorption partielle de ce liquide par les vaisseaux absorbants, et principalement à son évaporation à la surface cutanée, évaporation qui se fait au détriment du calorique du corps. Le refroidissement déterminé par ces causes, et qui est d'autant plus considérable que l'exposition à la pluie a été plus prolongée, est suivi du refoulement du sang de la périphérie au centre et de la suppression plus ou moins complète de la transpiration cutanée. Ces derniers phénomènes ont très-souvent pour conséquence le développement de maladies graves, telles que pleurites, pneumonies, bronchites, rhumatismes, angines, etc.

Les moyens hygiéniques à employer dans ce cas, sont très-simples ; ils consistent à ne pas garder les vêtements mouillés, à les remplacer de suite, s'il est possible, par d'autres qui soient chauds, et à prendre quelques boissons chaudes, légèrement excitantes et sudorifiques, afin d'activer la circulation et d'amener une réaction salutaire.

Brouillards. Les brouillards sont des masses de vapeurs

qui se dégagent soit d'un sol humide, soit d'une surface liquide, lorsque la température de l'air ambiant est plus basse que celle des surfaces exhaltantes. Les brouillards se forment encore lorsque la vapeur d'eau, que l'air contient, se trouve en contact avec la surface plus froide de l'eau ou du sol. Dans l'un et l'autre cas, c'est toujours à la condensation par le froid des vapeurs aqueuses à l'état vésiculaire qu'est due la formation des brouillards.

Nuages. — Les nuages ne sont que des amas de brouillards occupant les hautes régions de l'atmosphère.

Rosée. — La rosée se forme pendant la nuit par un temps calme et un ciel sans nuages; elle est due au refroidissement de l'air, sous l'influence du rayonnement de la terre et des corps dispersés à sa surface. Par suite de ce refroidissement, les couches inférieures de l'air ambiant se trouvant en contact avec des corps plus froids qu'elles, baissent de température, et les vapeurs qu'elles contiennent se condensent. Ce sont ces vapeurs condensées qui viennent se déposer sous forme liquide sur le sol, les plantes et d'autres corps qui constituent la rosée.

Serein. — Le serein est une pluie fine qui tombe surtout dans les pays chauds, après le coucher du soleil, sans que le ciel soit nuageux. Ce phénomène est le résultat de la condensation, par l'effet du rayonnement vers les espaces célestes, des vapeurs qui s'étaient élevées le jour en grande quantité dans l'atmosphère, sous l'influence de la chaleur. Le serein est d'autant plus abondant que le rayonnement de la terre est plus actif. Le serein est malsain et donne souvent lieu, dans les pays chauds, à des fièvres intermittentes.

Gelée blanche. — La gelée blanche n'est autre chose que la rosée congelée. Les vapeurs répandues dans l'atmosphère, condensées à divers états, constituent l'air humide dont il a été déjà question.

CHAPITRE IX.

DES CLIMATS.

On entend par climats les températures moyennes et annuelles, estivales et hibernales, d'un certain nombre de zones dans lesquelles ces températures sont comprises. Ces zones se nomment isothermes et sont formées elles-mêmes par des lignes courbes de même nom, parallèles à l'équateur, et que M. de Humboldt a fait connaître. Ces lignes joignent entre eux tous les points dont la température moyenne est la même ; mais, comme celle-ci n'est pas partout, à égale latitude, uniforme, et qu'elle varie suivant la configuration, l'élévation du sol, etc., elles sont plus ou moins sinueuses ; sur les mers, cependant, elles s'éloignent peu du parallélisme. Pour donner une idée plus exacte des lignes isothermes, M. Pouillet suppose « qu'un voyageur fasse le tour du monde en partant de Paris, et qu'il passe par tous les points de l'hémisphère boréal, pour lesquels la température moyenne est comme à Paris, de 10 degrés 8, la route qu'il aura parcourue formera autour de la terre une courbe d'égale chaleur ; c'est ce qu'on nomme une ligne isotherme. Mais cette ligne de 10 degrés 8 est loin de coïncider avec le parallèle de Paris ; elle est irrégulière, sinueuse, c'est-à-dire qu'elle passe par des points dont la latitude est très-différente de la latitude de Paris. »

On admet aussi des lignes isothères, c'est-à-dire d'égal été, des lignes isochimènes, c'est-à-dire d'égal hiver ; enfin, on nomme zone isotherme, l'espace compris entre deux lignes isothermes.

On distingue sept climats classés d'après leur température moyenne, de la manière suivante : 1° Climat brûlant, de 27°,5 à 25° ; 2° climat chaud, de 25 à 20 ; 3° climat doux, de 20 à 15° ; 4° climat tempéré, de 15° à

10°; 5° climat froid, de 10° à 5°; 6° climat très-froid, de 5°
à zéro; 7° climat glacé au-dessous de zéro.

L'hygiène n'a guère à s'occuper avec fruit que de trois
climats : les climats chauds, les climats tempérés et les
climats froids.

CLIMATS CHAUDS.

Les climats chauds s'étendent de l'équateur aux tropiques, et de ces derniers jusqu'au 30° ou 35° degré de latitude australe ou boréale. Ils comprennent la majeure
partie de l'Afrique, les îles qui en dépendent : Madagas-
car, les Comores, Socotora, Bourbon, Maurice, etc.; l'Asie
méridionale, la Syrie, l'Arabie, la Perse, l'Inde, le Ton-
quin, la Cochinchine, le sud de la Chine, les îles de Cey-
land, Andaman, les Maldives, etc.; la plus grande partie
de la Nouvelle-Hollande, et les îles nombreuses de l'O-
céanie; une partie de l'Amérique du Nord s'étendant du
golfe de Californie à l'isthme de Panama, et, dans l'Amérique du Sud, la Colombie, les Guyanes, le Paraguay, le
nord de La Plata, les Antilles.

Sous l'influence des rayons solaires tombant perpendi-
culairement, la température s'élève, en moyenne et à
l'ombre, dans les régions équatoriales, de 27 à 29 degrés,
et ne varie guère, dans les différentes saisons, que d'un à
deux ou trois degrés. Les contrées tropicales de l'ancien
monde paraissent s'échauffer plus que celles du nouveau
continent, sans qu'on puisse en expliquer la cause. Sous
la zone torride, les variations de température sont peu
fréquentes et peu considérables dans l'hémisphère austral,
et moins encore dans l'hémisphère boréal.

La température va en décroissant, de l'équateur aux
pôles, dans une proportion évaluée à 1/2 degré pour chaque
degré de latitude; mais comme elle est soumise à de nombreuses influences perturbatrices, on ne peut considérer
ce décroissement comme une loi générale.

Dans les pays chauds, la température du jour et de la nuit présente une différence considérable qui peut aller jusqu'à 20 degrés. Cette diminution si notable de la chaleur, pendant la période nocturne, est due au rayonnement de la terre et des corps placés à sa surface vers les espaces célestes. C'est encore à ce rayonnement, qui devient d'autant plus actif que le ciel est plus pur, qu'on doit attribuer les rosées abondantes qui surviennent après le coucher du soleil.

L'action continue du soleil détermine, à l'époque des fortes chaleurs, dont la durée est de près de six mois, une évaporation considérable d'eau qui vient saturer l'atmosphère.

Plus tard, à la saison où la température décroît, ces masses de vapeurs se condensent et il survient des pluies torrentielles qui durent plusieurs mois. A cause de ces deux époques de sécheresse et de pluie, presque d'égale durée, on a divisé l'année équatoriale en deux saisons, la saison sèche et la saison des pluies. Johnson, M. Levacher et d'autres auteurs ne trouvant pas cette division assez exacte, admettent quatre saisons. La première commence au mois de novembre et finit au mois de février; c'est l'hiver tropical, analogue aux deux derniers mois du printemps en Europe : la seconde commence au mois de février et se termine au mois de mai, c'est la saison sèche ; la troisième commence au mois de mai et finit au mois de juillet, c'est la saison intermédiaire, caractérisée par des variations brusques de température accompagnées souvent d'orages. La quatrième se prolonge de juillet à novembre, c'est la saison des pluies.

L'eau qui tombe par torrents pendant une partie de l'année, ne trouvant pas toujours à s'écouler facilement, se réunit dans les endroits où le sol est déprimé et argileux, y séjourne plus ou moins ou y forme de vastes marais qui sont autant de foyers d'infection d'où se dégagent des masses d'effluves délétères, source d'une foule de maladies graves qui déciment les populations.

Il règne dans ces contrées divers vents dont l'homme ressent nécessairement l'influence. Il y a des brises de mer qui s'élèvent assez régulièrement deux fois par jour; des vents, dits *alisés*, qui règnent loin des côtes; des vents, appelés *moussons*, qui soufflent vers l'hémisphère le plus échauffé et par conséquent dans deux sens différents, du sud-ouest pendant six mois et du nord-est pendant les six autres mois, changeant ainsi de direction avec le soleil). Il existe en outre des vents extraordinaires plus ou moins violents. Sur les côtes de Guinée, c'est l'harmattan; sur celles d'Afrique, le simoun, appelé *chamsin* en Egypte. Ce vent impétueux, qui souffle dans le grand désert du Sahara, fait monter le thermomètre, dans les lieux abrités, à $+$ 48 degrés. Il soulève le sable, l'entraîne au loin et en forme, lorqu'il rencontre des obstacles, des espèces de montagnes; il règne en Egypte pendant 50 jours, 25 jours avant l'équinoxe du printemps et 25 jours après.

INFLUENCE DES CLIMATS CHAUDS SUR L'HOMME.

Un des premiers effets de ces climats, c'est d'augmenter considérablement l'exhalation cutanée, de déterminer l'afflux des liquides vers la peau, dont les fonctions acquièrent une activité considérable. Ces phénomènes sont bientôt suivis de l'affaiblissement du système musculaire, de l'atonie des membranes muqueuses, du ralentissement des fonctions digestives, et en général de presque toutes les fonctions centrales.

La respiration devient plus lente, et il y a par conséquent, pendant l'accomplissement de cet acte, moins de carbone brûlé et moins d'oxygène absorbé; mais, d'un autre côté, la sécrétion biliaire étant plus active, le carbone en excès est éliminé par cette voie; il s'en dégage également un peu à la surface cutanée. L'urine et toutes

les sécrétions généralement subissent une diminution
notable. La bile et le sperme seuls sont sécrétés en plus
grande quantité. A la suite de toutes ces modifications,
qui amènent nécessairement l'affaiblissement de l'organisme, le système nerveux acquiert une excitabilité re-
maquable. Aussi les tempéraments nerveux et bilioso-
nerveux dominent-ils dans les pays chauds.

La mortalité, sous l'influence de climats qui modifient
si sensiblement l'organisme, est très-considérable. On
compte un décès sur vingt habitants, ce qui fait à peu
près la moitié de plus qu'en France. Du reste, d'après
l'observation basée sur des faits, il est prouvé que la mortalité augmente des pôles à l'équateur. En France même
les départements du midi donnent plus de décès que ceux
du nord. D'après M. Motard, il y a un décès sur 37,95 habitants dans les dix départements les plus chauds du midi,
et un décès sur 41,44 habitants dans les dix départements
du nord.

Si la mortalité est plus forte dans les pays chauds, les
conceptions y sont plus nombreuses que partout ailleurs.
Les enfants sont en nombre si considérable sur les côtes
de la Guinée et en Chine, que, dans ce dernier pays, l'in-
fanticide est, dit-on, sinon toléré, du moins impuni.

La taille, dans les pays chauds et secs, n'est pas très-
élevée, elle l'est au contraire dans ceux qui sont chauds
et humides en même temps. L'Arabe et le Patagon présentent des exemples de ces deux tailles.

Les habitants des pays chauds ont généralement les
yeux et les cheveux bruns, le teint basané, le système musculaire peu prononcé, et ne possèdent pas, par conséquent,
une grande force physique. Ils sont mous, paresseux, non-
chalants et ennemis de tout exercice corporel. Leur caractère est faible. Leur imagination vive, mais mobile, les
rend avides du merveilleux et les porte à la contemplation.
Sans courage ni détermination, ils se laissent facilement
dominer, et supportent le joug de la tyrannie avec une

résignation digne d'un meilleur sort. Jaloux et sensuels, ils se livrent avec excès aux plaisirs de l'amour, que la polygamie leur rend faciles.

MALADIES DES PAYS CHAUDS.

L'action des climats chauds sur l'homme a pour effet de produire dans la plupart de ses organes et appareils des modifications qui peuvent être suivies d'une foule de maladies plus ou moins graves. La peau, sous l'influence continue de la chaleur solaire qui la stimule sans cesse, est le siége de plusieurs affections, telles que érythèmes, érysipèles, lichen, lèpre, éléphantiasis, pian, rougeole, variole. Cette dernière maladie, qui sévit aujourd'hui dans tous les pays, est originaire des pays chauds. A la suite des perturbations ou des modifications qu'éprouvent les appareils digestif et biliaire, il se manifeste des gastrites, des gastro-entérites, des colites, des duodénites, des dyssenteries, des hépatites. L'intensité de la chaleur pendant la saison sèche peut déterminer en outre des congestions cérébrales, des méningites, des encéphalites ou des apoplexies, soit cérébrales, soit pulmonaires. Dans la saison humide apparaissent les fièvres continues, remittentes, intermittentes, pernicieuses, les pneumonies, les pleurites, les rhumatismes et des affections épidémiques, comme la fivre jaune, le choléra, et enfin ajoutons que le tétanos, les convulsions, sont des maladies qui appartiennent plus particulièrement aux pays chauds.

La phthisie pulmonaire existe évidemment dans les pays chauds, mais y est-elle aussi fréquente ou plus rare que dans les contrées tempérées? Les auteurs diffèrent d'opinion à cet égard. Les uns croient qu'elle s'y manifeste aussi souvent, les autres moins. Quoi qu'il en soit, la statistique et des travaux récents prouvent que la phthisie pulmonaire est aussi commune et aussi meurtrière dans les pays chauds qu'en Europe, soit sur le littoral, soit dans l'intérieur des terres (M. Grisolle).

On avait pensé que les climats chauds pouvaient être favorables aux individus atteints de phthisie pulmonaire, et sinon guérir leur maladie, du moins améliorer leur état de santé. La statistique et l'observation prouvent encore que l'influence de ces climats est plutôt nuisible que favorable aux phthisiques. Les climats doux et tempérés, comme ceux de certaines contrées de l'Italie et du midi de la France, où la chaleur est modérée par des brises de mer et une humidité chaude, conviendraient, suivant plusieurs auteurs, aux tuberculeux.

ACCLIMATEMENT.

Les Européens, d'après l'opinion généralement admise, s'acclimatent d'autant plus difficilement dans les pays chauds qu'ils appartiennent à des contrées plus froides, et ressentent d'autant plus les influences climatériques qu'ils sont d'une constitution plus forte, plus robuste et d'un tempérament plus sanguin. M. Rufz a remarqué, à la Martinique, que les personnes qui présentaient ces derniers caractères étaient le plus promptement et le plus dangereusement frappées par la fièvre jaune. Les gens nerveux, très-irritables et impressionnables, sont également très-éprouvés par ces climats. Suivant des observations faites par MM. Rochoux, Bajon, Leblond, la mortalité est plus forte chez les Allemands, les Hollandais et les Anglais que chez les Français, les Italiens et les Espagnols. Thévenot a aussi observé au Sénégal que les marins français des départements du nord et du centre de la France fournissaient un chiffre plus élevé de décès que les marins du midi de la France. D'après M. Souty, chirurgien de la marine, ce serait le contraire qui arriverait. Il résulte de ses observations que la mortalité dans les troupes françaises en garnison aux Antilles a été de 1 sur 3,3 pour les hommes du nord, de 1 sur 3 pour les hommes du centre, et de 1 sur 3,5 pour les hommes du midi de la France.

Les individus d'une constitution faible, d'un tempérament lymphatique et les femmes qui, par leurs habitudes, leur sobriété et leur constitution délicate se rapprochent de ces derniers, paraissent mieux supporter les influences du climat tropical que les personnes sanguines et fortement constituées. Les enfants ne jouissent pas du même avantage, il en meurt considérablement.

D'après tous les auteurs, la mortalité des enfants est énorme dans les pays chauds. M. Boudin rapporte que le nombre des décès des Européens s'éleva, pour toute l'Algérie, en 1844, à 3,236, dont 1,640 enfants. Suivant le même auteur, voici quelle a été la mortalité de l'armée française en Afrique pendant l'espace de dix ans. Sur 1,000 hommes, il y a eu chaque année les décès suivants :

1837. 101,0	1842. 79,0
1838. 45,1	1843. 74,0
1839. 64,3	1844. 54,0
1840. 140,6	1845. 50,0
1841. 108,0	1846. 62,5

D'après ces tableaux, publiés par le gouvernement, il résulte que la moyenne de ces dix années est de 77,8 sur 1,000, mortalité qui dépasse de plus de quatre fois celle de France.

Les décès qui surviennent annuellement en si grand nombre dans les pays chauds ont porté plusieurs médecins à considérer l'acclimatement des Européens comme impossible; ils fondent leur opinion sur ce que les décès l'emporteraient toujours sur les naissances. M. Boudin, qui partage entièrement cette opinion, a traité cette question dans un travail remarquable et savant. Cet hygiéniste distingué s'appuie aussi sur ce que le chiffre des naissances est toujours inférieur à celui des décès, même dans les contrées les plus salubres de. l'Algérie, et sur ce que le sol a été et est encore cultivé, non par les peuples conquérants, mais par des peuples originaires des pays chauds. MM. Martin et Folley, dans leur bonne histoire statistique de la colonisation algérienne, M. Comaille, dans son travail sur l'acclimatement de l'Algérie, n'ont pu détruire les faits cités par M. Boudin, qui conservent toute leur valeur.

Que l'acclimatement soit possible ou non, il n'en est pas moins vrai que les nombreux marécages dont la plupart des pays chauds sont couverts, sont une des causes, parmi tant d'autres, qui contribuent puissamment à rendre le séjour dans ces contrées difficile aux Européens. Nous pensons aussi, tout en tenant compte des diverses influences locales et climatériques que, l'immigrant, faute de soins, de précautions hygiéniques, de sobriété, de régime, favorise l'action des divers agents qui l'entourent, et est cause ainsi bien souvent des maladies qui se développent chez lui.

Règles hygiéniques. — Les personnes qui, pour une cause quelconque sont obligées d'aller habiter les pays chauds, devraient, afin de mieux s'y acclimater, faire avant, et d'une manière progressive, lorsque cela leur est possible, des stations d'une certaine durée dans les contrées méridionales intermédiaires ; elles éviteraient ainsi l'influence fâcheuse qu'exerce le climat sur les nouveaux émigrants. En France, on fait séjourner quelque temps dans les départements du midi les régiments qui doivent être envoyés en Algérie, afin de rendre plus facile leur acclimatement dans ce pays. L'Angleterre, pour le même motif, fait résider à Malte, Gibraltar, les îles Ioniennes, les troupes qui doivent être dirigées plus tard sur ses colonies.

L'époque la plus favorable à l'arrivée des émigrants, est celle qui est comprise entre la saison des pluies et la saison sèche. Comme la situation de l'habitation est im-

14

portante, les Européens doivent en arrivant choisir, autant que possible, pour y établir leur séjour, des localités placées sur des points assez élevés au-dessus du niveau de la mer, éloignées des eaux stagnantes ou marécageuses, et qui en outre aient une exposition soit au nord, soit au nord-est. On peut par l'altitude, non seulement annihiler l'influence du climat, mais jouir d'une température qui se rapproche de celle du pays où l'on est né. En effet, comme la chaleur diminue suivant l'élévation du sol, diminution qui est environ de 1 degré pour 200 mètres de hauteur dans les régions équatoriales, et de 170 à 180 mètres en moyenne entre les parallèles de 38° et de 71°, il s'ensuit qu'on pourra diminuer la température d'autant de degrés qu'on s'élèvera de fois à 200 ou 170 mètres. L'altitude a encore un autre avantage, c'est de mettre à l'abri, à une certaine hauteur, de l'influence de la plupart des miasmes, et par conséquent des maladies auxquelles ils donnent lieu.

La sobriété doit être rigoureusement observée par les émigrants ; leur alimentation sera peu substantielle, non excitante, et se composera principalement de légumes, de peu de viande et de fruits sucrés et légèrement acides en petite quantité. Les boissons alcooliques ou fermentées, les infusions de café et de thé seront prises avec beaucoup de modération. Néanmoins le régime devra être subordonné aux influences du pays que l'on habite. S'il est marécageux, par exemple, la nourriture devra être plus copieuse, plus substantielle et un peu plus excitante et tonique. L'usage un peu moins restreint du vin, des liqueurs spiritueuses, du café et du thé rendra la résistance aux effluves plus facile. La liqueur qu'on doit éviter de prendre, et dont malheureusement on fait souvent abus dans les pays chauds, est l'absinthe. Cette liqueur, qui contient une huile essentielle très-excitante dont l'action se porte sur le système nerveux, produit les plus fâcheux effets sur l'organisme.

Le temps nécessaire à l'acclimatement des Européens n'a rien de fixe et varie suivant les individus. Quelques auteurs pensent qu'il est en moyenne de deux ans. Lorsque l'acclimatement est à peu près effectué, on peut progressivement augmenter un peu la nourriture et la rendre plus substantielle et plus excitante.

Généralement les Européens qui vont habiter les climats chauds conservent trop les habitudes qu'ils ont contractées dans leur propre pays, soit sous le rapport du régime surtout, soit sous bien d'autres rapports encore. C'est là une cause qui les prédispose beaucoup aux maladies inhérentes, pour ainsi dire, au climat. Les indigènes, par instinct ou par expérience, sont sobres, mènent un genre de vie particulier, ont certaines habitudes que l'hygiène ne réprouve pas et que les émigrants feraient bien de suivre en ce qu'elles ont de bon.

Sous le rapport de l'habillement, on devra se conformer aux usages du pays et porter des vêtements larges et amples. Pour garantir la tête des rayons solaires, la coiffure aura de larges bords, sera d'une couleur claire et de préférence blanche. La coiffure des troupes sera recouverte d'une enveloppe faite avec un tissu blanc. Les étoffes blanches de coton sont celles qui conviennent le mieux pour les vêtements et pour garantir de la chaleur : elles ont la propriété de réfléchir le calorique et d'en empêcher par conséquent l'absorption à la surface cutanée.

L'exercice doit être modéré, n'avoir lieu qu'aux heures où la chaleur est peu intense. Aux instants de la journée où le soleil est le plus ardent, à l'instar des indigènes, on devra se livrer au repos dans des appartements frais.

La différence de température du jour et de la nuit étant considérable, et la rosée tombant en abondance après le coucher du soleil, il est essentiel de se couvrir le soir de vêtements de laine épais et d'entourer en outre le ventre d'une ceinture de flanelle, l'abdomen étant, dans ces pays, la partie la plus susceptible d'être impressionnée par les variations de la température atmosphérique.

L'usage des bains frais ou froids est nécessaire pour modérer la transpiration, enlever au corps le calorique en excès, donner un peu de tonicité à l'organisme et débarrasser la peau des impuretés que la sueur y accumule. Les indigènes, les Arabes surtout, ont l'habitude de faire des onctions huileuses sur le corps. Cette pratique a pour effet de rendre la peau plus souple, moins sensible à l'action solaire, de diminuer la transpiration et d'empêcher l'absorption des effluves par l'enveloppe cutanée.

Les troupes qui stationnent dans les climats chauds, et auxquelles les règles précédentes sont applicables, ne doivent être soumises qu'à des marches et des exercices de courte durée qui seront faits un peu avant le lever du soleil, ou lorsque cet astre est encore peu élevé au-dessus de l'horizon. La suppression de ces exercices pendant la saison chaude serait une bonne mesure. Comme les soldats sont peu soucieux de leur santé, et qu'ils ne tiennent pas beaucoup compte des observations qu'on leur fait dans leur intérêt, il serait nécessaire de leur interdire la sortie du quartier pendant les heures les plus chaudes de la journée. L'observation ayant démontré qu'à une certaine élévation du sol, 600 ou 900 mètres, les maladies épidémiques propres aux contrées chaudes ne se montraient plus guère, on devrait toujours placer les casernes sur des points culminants.

DES CLIMATS TEMPÉRÉS.

Les climats tempérés s'étendent du 30e ou 35e degré au 50e ou 55e degré de latitude australe ou boréale; ils comprennent presque toute l'Europe et les îles qui en font partie; les contrées de l'Asie, depuis la Méditerranée et la mer Noire, à l'ouest, jusqu'au Japon et à l'Océan pacifique, à l'est; la plus grand partie des Etats-Unis, dans l'Amérique du Nord; une portion du Chili, de la Plata, de la Patagonie dans l'Amérique du Sud. La température annuelle de ces climats est, en moyenne, de + 10 à 15 degrés. En hiver, la température moyenne y est de + 3°,3; en été, de + 19°,9; au printemps, de + 10°,7; en automne de + 11°,8.

Les climats tempérés sont les seuls qui soient caractérisés par le retour annuel de quatre saisons bien tranchées, mais dont deux principalement s'annoncent par des perturbations atmosphériques assez intenses; ainsi, au printemps, aux approches de l'équinoxe, il survient des vents impétueux qui sont accompagnés ou suivis de pluies parfois torrentielles alternant avec un calme de l'atmosphère et une pureté du ciel que l'éclat d'un soleil bienfaisant et déjà vif vient rendre plus parfaits. Ces alternatives de mauvais et de beau temps produisent des transitions de température qui sont la source de plusieurs maladies. A l'automne, les mêmes perturbations se renouvellent. L'été et l'hiver sont les deux saisons les plus régulières, quoiqu'elles ne soient pas pourtant exemptes de toute variation atmosphérique.

Les saisons, considérées dans les diverses zones qui comprennent les climats tempérés, présentent des caractères différents. Dans la zone qui s'étend du 30ᵉ au 40ᵉ degré de latitude, soit australe, soit boréale, les étés y sont chauds, et la température peut s'y élever, dans cette saison, jusqu'à +27 degrés; en hiver, le thermomètre s'y maintient à + 8 degrés. Les habitants de l'extrémité sud de cette zone, quant au physique et au moral, se rapprochent beaucoup des individus des régions tropicales; il en est de même des maladies qui offrent la plus grande analogie avec celles qui se développent dans les environs de l'équateur. Cette zone correspond aux climats désignés sous le nom de climats doux.

Dans la zone comprise entre le 40ᵉ et le 50ᵉ degré de

latitude australe ou boréale, les saisons sont plus tranchées, et ont chacune une durée de trois mois. La température y est, en été, de + 19 degrés; en hiver, + 1,4 degrés. Vers le centre de cette zone, les saisons ont une tendance à s'équilibrer, tout en tenant chacune un peu, dans le commencement, de la saison précédente, et vers la fin, de celle qui doit suivre. La France, l'Angleterre, l'Allemagne, appartiennent à cette zone.

La zone qui s'étend du 50e au 60e degré est caractérisée par de longs et rigoureux hivers et par des vicissitudes atmosphériques fréquentes. Pendant l'hiver, la température est de 6 degrés au-dessous de zéro, et celle de l'été de + 15 degrés.

Les climats tempérés impriment à l'homme comme aux végétaux et aux animaux, certains caractères dont il est difficile de saisir l'ensemble. A l'extrémité australe de la première zone, le type individuel, comme nous venons de le dire, se rapproche de celui de l'habitant des contrées tropicales. Il en est de même des maladies. Dans la partie septentrionale de la troisième zone; la puberté est plus tardive, les habitants ont la taille plus élancée, la peau et le système pileux d'une couleur plus claire. Les maladies qui se développent avec le plus de fréquence dans cette zone sont celles de l'appareil respiratoire et des systèmes lymphatique et fibreux. Dans les climats tempérés comme ceux de notre zone, les fonctions sont plus régulières et tendent à s'équilibrer; mais chaque saison a pour ainsi dire ses maladies propres. Nous les avons déjà fait connaître (voir *Saisons*).

Climats de la France.—Les climats variant, comme on le sait, suivant la latitude et les influences locales, le climat de la France présente, selon la région où on le considère, des caractères différents et des maladies particulières.

M. Martins a divisé la France en cinq climats, qui sont: les climats vosgien, séquanien, girondin, rhodanien et méditéranéen.

Climat vosgien. — Le climat vosgien, suivant cet auteur, est compris entre le Rhin, la Côte-d'Or, les sources de la Saône, et la chaîne qui s'étend de Mézières à Auxerre. Ce climat, qui est formé par l'Alsace et la Lorraine, présente les caractères suivants : étés chauds, hivers rigoureux; quantité de pluie plus considérable, annuellement, que dans le nord-ouest, le sud-ouest et le midi, et moindre que dans la vallée du Rhône. Les vents régnants sont le sud-ouest et le nord-est, qui soufflent à peu près aussi souvent l'un que l'autre dans le cours de l'année. C'est un climat excessif ou continental. Les orages fréquents, surtout en été, y sont à peu près inconnus dans l'hiver. La température moyenne annuelle est, en hiver, de + 0,1 degré; en été, de + 18°,3; au printemps, de + 10°; en automne de + 10°.

Les maladies propres à ce climat sont celles des régions alpestres : les phlegmasies graves, les fièvres éruptives, surtout la scarlatine et la rougeole. Dans les plaines marécageuses, les fièvres intermittentes règnent endémiquement. Le goître est assez commun dans les Vosges.

Climat séquanien. — Ce climat s'étend depuis Mézières jusqu'à la mer; il comprend le contrefort du plateau qui règne de Mézières à Auxerre et toute la partie de la France située entre le cours de la Loire et du Cher. Le climat séquanien est un climat égal ou marin.

Les hivers sont moins rigoureux que dans l'est, plus froids que dans le midi. Les étés sont moins chauds que dans l'est et dans le midi ; la quantité de pluie qui tombe annuellement est moindre dans l'est de la région séquanienne que dans la région vosgienne. La température moyenne est : en hiver, de + 3°,3; au printemps, de + 10°,3; en été, de + 18°,1 ; en automne, de + 11°,2.

Les orages sont moins fréquents que dans toutes les autres régions de la France. Les vents qui dominent sont : le sud-ouest, l'ouest et le nord-est. Paris, la Champagne, la Bretagne, la Normandie, la Vendée, font partie de ce climat. Les maladies qui y règnent peuvent se ranger ainsi : rhumatismes, bronchites, pleuro-pneumonies, fièvre typhoïde, fièvres intermittentes, suette, endémique en Picardie, phthisie pulmonaire.

Climat girondin. — Ce climat comprend la vaste étendue de terrain qui s'étend depuis la Loire et le Cher jusqu'aux Pyrénées. La température est plus élevée que celle de l'est, de l'ouest et du nord-est de la France, mais moindre que dans la Provence et le Languedoc. Les pluies prédominent en automne et en hiver ; les vents les plus fréquents sont ceux du sud-ouest et du nord-est. La température moyenne est, en hiver, de + 4°,4 ; au printemps de + 11°,2 ; en été, de + 18°,5 ; en automne, de + 12°,4. Les maladies régnantes sont : les fièvres intermittentes, dans les vastes plaines marécageuses qu'on y rencontre et la dyssenterie ; dans la Haute-Garonne, les rhumatismes, les pneumonies, les affections bilieuses ; dans les Hautes-Pyrénées, la pellagre et le goître y sont endémimiques ; on y trouve aussi des crétins. L'Auvergne fournit également un assez grand nombre de goîtreux.

Climat rhodanien. — Ce climat règne dans toute la vallée de la Saône et du Rhône, depuis Dijon et Besançon jusqu'à Viviers. Il comprend le Lyonnais, la Bourgogne et la Franche-Comté.

La quantité de pluie qui tombe dans l'année est supérieure à celle qu'on observe dans toute la France. La température moyenne est : en hiver, de + 2°,5 ; au printemps, de + 10°,9 ; en été, de 21°,3 ; en automne, de 12°,84. Les vents qui dominent dans ce climat sont ceux du nord, du nord-est et du sud. Les maladies les plus fréquentes sont les phlegmasies, les rhumatismes, les bronchites, les pneumonies, les fièvres intermittentes, la phthisie pulmonaire, les scrofules, le goître. Cette dernière affection est endémique dans plusieurs localités : dans le département du Rhône, cent jeunes gens, en moyenne, sont exemptés du service tous les ans pour cette infirmité. Le crétinisme est assez commun dans quelques régions de ce climat.

Climat méditerranéen. — Ce climat comprend la Provence et le Languedoc ; il est le plus chaud de la France. La quantité de pluie qui tombe annuellement est moindre que dans les vallées du Rhône et de la Saône, et plus forte que dans celle de la Seine. Les vents dominants sont ceux du nord-ouest, ou mistral, et de l'ouest. La moyenne de la température est : en été, de + 22°,6 ; en hiver, de + 6°,5. Les maladies qu'on observe dans ces régions sont principalement, à cause des nombreux marais dont le sol est couvert, les fièvres intermittentes à différents types, simples ou pernicieuses, les affections bilieuses, les inflammations gastro-intestinales, la dyssenterie. On y rencontre encore quelques cas de lèpre.

DES CLIMATS FROIDS.

Les climats froids s'étendent du 55e degré de latitude australe ou boréale jusqu'aux pôles : ils comprennent le nord de l'Ecosse, le Danemarck, la Suède, la Norwège, la Finlande, la Russie, la Sibérie, la Laponie, l'Islande, le Groëland, le Kamtschatka, la Nouvelle-Zemble, les pays des Samoïdes, des Esquimaux, le Spitzberg, etc.

La température moyenne de ces climats est au-dessous de 0° à + 10° au plus. Le point le plus froid de l'hémisphère boréal n'est pas au pôle, où la moyenne paraît être de —16°, mais au nord du détroit de Béhring, au 80° de latitude, où la moyenne est de — 23°. La limite des habitations humaines est comprise entre les 70e et 78e degrés de latitude ; la moyenne de la température y est de -- 7° à —8°; mais le froid, en hiver, peut y atteindre un maximum de — 57°. M. Fuster, d'après les observations des capitaines Ross, Francklin, Parry et Back, a calculé que les températures moyennes entre 64 à 75 degrés de latitude, étaient : au printemps, de — 16°; en automne de — 12°; en hiver, de —30°; en été, de + 2°,2.

L'été est de courte durée dans les pays froids; il commence au mois de mai, et se termine en juillet. Il y a peu d'orages pendant cette saison, où la température la plus élevée ne dépasse pas+15°, 6; la moyenne de la température estivale est de + 2°,2.

L'hiver est long et rigoureux; il dure six mois: commençant au mois d'octobre, il ne se termine qu'au mois d'avril. En janvier et février, le froid atteint son maximum d'intensité. A cette époque le thermomètre descend parfois dans les régions polaires, à — 57° (Scoresby), et il règne pendant cette saison une nuit de six mois que de fréquentes aurores boréales viennent éclairer.

Le printemps est caractérisé par la fonte des neiges et la chute de pluies abondantes amenées par les vents d'ouest et du sud. En automne, la température devient déjà froide, la neige commence à tomber, et la mer prend au mois de novembre.

Dans les pays froids la température diurne varie peu aux diverses saisons, mais les variations annuelles sont considérables. Le capitaine Francklin a observé un minimum de température de — 50° et un maximum de + 31°, ce qui fait une différence de 81°.

La température diminue à mesure que l'on s'avance vers les pôles; néanmoins il est des contrées qui, par leur position, font exception à la règle. Ainsi l'Islande, qui s'étend du 63e au 66e degré de latitude nord, doit à la mer qui l'entoure de posséder un climat à peu près analogue à celui des pays tempérés. En effet, dans cette île, la température moyenne est, en hiver, de+0°,38 ; au printemps de 4°, en été de 14° et en automne de + 5°.

Les vents qui soufflent le plus fréquemment dans les climats froids, sont ceux du nord-est et du sud-ouest. Viennent ensuite les vents d'est et du nord. Tous ces vents changent brusquement et produisent une sensation de froid très-vive, surtout quand ils règnent dans la direction du nord ou de l'est. La vapeur d'eau condensée à divers états, sous l'influence du froid, forme des brouillards épais, ou tombe en grêle, ou en neige compacte présentant en hiver un degré de congélation qui la rapproche de la glace. Parfois cette neige est colorée en rouge par l'*uredo nivealis*.

Les espèces végétales diminuent à mesure que les climats deviennent plus froids, c'est-à-dire qu'on se rapproche des pôles. La vigne ne vient plus au-delà du 50ᵉ degré de latitude ; les peupliers ne dépassent pas le 60ᵉ, les chênes le 62ᵉ, les pins et les sapins le 67ᵉ ; l'avoine et l'orge sont les seules graminées qui poussent à 70° de latitude. Au-delà de cette limite, on ne rencontre plus que quelques cryptogames.

INFLUENCE DES CLIMATS FROIDS SUR L'HOMME.

Les climats froids produisent des modifications dans l'organisme semblables à celles dont il a été question déjà en parlant de l'air froid. Nous nous bornerons aussi à en faire simplement l'énumération, afin de ne pas nous répéter. Sous l'influence du froid, l'exhalation cutanée est réduite à son minimum, et la sécrétion de la bile de même que celle du sperme est diminuée. D'un autre côté, les fonctions respiratoires se font avec beaucoup plus d'énergie, afin de contrebalancer par une production plus considérable de calorique, l'abaissement de température que détermine d'une manière incessante l'action du froid sur l'organisme. La digestion devient aussi très-active, et les aliments copieux et substantiels que prennent les gens du nord se digèrent avec facilité ; ils sont destinés à fournir au sang plus de globules, et à la respiration plus de principes combustibles. La sécrétion de l'urine est plus considérable : elle supplée à l'exhalation cutanée qui a subi une diminution très-notable. Les peuples du nord, en faisant entrer dans leur alimentation une assez forte proportion de substances grasses, sont bien servis par leur instinct; en effet, d'après M. Payen, « les graisses plus ou moins pures contiennent beaucoup plus de carbone (de 65 à 75 centièmes), et en outre l'hydrogène, qui est dans leur composition en excès sur l'oxygène équivalent (pour former l'eau : H_2O), fournit au moins trois fois et demie plus de chaleur qu'un égal poids de carbone; de sorte qu'en définitive, cent parties, en poids, de matière grasse donnent autant de chaleur que 85 à 110 parties de carbone pur. On comprend donc que les hommes du nord aient besoin dans leur régime des mêmes matières grasses en plus grande quantité que les hommes du midi : aussi en consomment-ils généralement davantage. »

Les habitants du nord sont généralement d'une constitution forte et robuste et d'un tempérament sanguin; ceux qui habitent le nord de l'Europe appartiennent à la race caucasique; ils ont une haute stature, la peau blanche, le teint coloré, les cheveux blonds ou un peu rouges, les muscles bien prononcés; enfin ils présentent un type de beauté assez remarquable. Sous l'influence d'une température constamment basse, l'innervation devient languissante, aussi l'intelligence des peuples qui habitent les régions polaires est-elle peu développée. Mais dans les zones moins froides et plus éloignées des pôles, l'homme est doué de facultés intellectuelles qui se rapprochent de celles de l'habitant des climats tempérés. On sait que Linnée et Berzelius, ces deux intelligences supérieures, appartenaient à la Suède.

Les peuples des contrées polaires, tels que les Lapons, les Esquimaux, les Groënlandais, qui paraissent descendre de la race mongolique, sont petits, ont la tête volumineuse, le nez épaté, la figure osseuse, les yeux saillants, la bouche large et les cheveux et la barbe noirs. Les habitants de ces pays mangent énormément et digèrent facilement les masses d'aliments qu'ils introduisent dans l'estomac; ils font aussi usage en assez grande quantité de liqueurs spiritueuses très-fortes sans en éprouver des effets bien nuisibles.

Les maladies qui règnent avec le plus de fréquence dans ces zones sont les phlegmasies de l'appareil respiratoire. La réverbération de la neige détermine chez les Lapons des ophthalmies avec tuméfaction des paupières et ulcération de la muqueuse palpébrale, et les prédispose à l'amaurose et à la cataracte. L'action du froid fait gercer la peau, et il s'écoule de ces gerçure une matière séro-sanguinolente. Dans certaines contrées et sur les côtes de la Suède et de la Norwége, on rencontre des cas de lèpre tuberculeuse. Dans les climats froids, les affections scrofuleuses sont communes; la variole y exerce aussi des ravages, et la syphilis y atteint un degré d'intensité qui la rend difficile à guérir; elle passe à l'état constitutionnel plus facilement que dans les pays chauds ou tempérés. Cette dernière maladie n'est peut-être pas étrangère au développement des scrofules si répandus dans ces contrées. L'influence paludéenne est atténuée par l'action du climat; il en est de même pour le typhus et la fièvre typhoïde, qui, du reste, se déclarent plus rarement dans ces pays que dans ceux où la température est moins froide. La phthisie pulmonaire paraît être aussi fréquente que dans les climats chauds ou tempérés.

Acclimatement. — L'acclimatement est bien plus facile et plus simple dans les pays froids que dans les climats chauds. Les personnes des contrées méridionales s'habituent assez bien, et sans en éprouver trop d'influence, à la température froide des zones septentrionales et la supportent même mieux que celles qui sont originaires des régions modérément froides. L'action tonique du froid, imprimant aux fonctions digestives une activité plus grande, permet aux émigrants de faire usage d'une nourriture abondante et en même temps substantielle. C'est dans cette alimentation, qui rend, par la somme de principes nutritifs qu'elle contient, le sang plus riche, et qui fournit en outre de nombreux matériaux destinés à augmenter la production du calorique, que l'homme trouve les moyens de résister à l'action d'un froid intense et de s'y habituer. La marche, les exercices, les vêtements épais de laine, les fourrures placées sur les parties les plus sensibles au froid, telles que les pieds, les mains, faciliteront l'acclimatement en même temps qu'ils garantiront le corps des rigueurs de la température.

Les règles hygiéniques étant les mêmes que celles que nous avons indiquées en parlant de l'air froid, voyez *Air froid*.

CHAPITRE X.

DES CASERNES ET DES HÔPITAUX.

Des casernes.

Les casernes ne datent guère que du règne de Louis XIV. Avant cette époque, les bourgeois étaient tenus de loger chez eux les troupes. Ce fut une ordonnance du 3 décembre 1691, la première qui ait paru sur le casernement, qui dispensa les habitants de cette obligation. Toutefois, cette mesure ne dut pas être générale, car on voit, sous le règne de Louis XV, l'évêque de Metz, de Coislin, faire construire dans cette ville, à ses frais, une caserne, qui porte encore son nom, dans le but d'exonérer les bourgeois du logement des militaires.

Vauban fit construire plusieurs casernes qu'il relia au système de défense des places fortes. Ces casernes, dont la distribution est bonne, laissent à désirer sous le rapport de l'hygiène; elles sont mal exposées ou bâties sur des terrains bas et humides, à côté des remparts qui dominent les étages inférieurs et empêchent ainsi les rayons solaires d'y pénétrer. Enfin, il est de ces établissements de date plus récente, qui, placés soit au milieu de quartiers populeux où n'aboutissent que des rues sales et étroites, soit sur les bords de rivières ou de canaux fangeux, ne présentent que de très-mauvaises conditions de salubrité, qui se traduisent par des maladies plus ou moins graves.

Depuis la première révolution on a affecté au logement des troupes des édifices qui avaient eu primitivement une autre destination. Ce sont généralement des couvents que l'on a appropriés à cet usage. Mais, malgré leur appropriation, ces bâtiments sont loin de répondre aux exigences d'une bonne hygiène.

Les chambres, sous le rapport de la distribution, de l'exposition, de l'aération, etc., laissent beaucoup à désirer; en considérant leur ensemble, il est facile de s'apercevoir qu'on s'est plus préoccupé du nombre de lits qu'elles pouvaient contenir que de leur salubrité. Ainsi, il est de vastes chambres qui, au lieu d'être établies parallèlement à la façade, sont ménagées dans la profondeur du bâti-ment, et ne sont éclairées que par une ou deux croisées placées à chaque extrémité. Evidemment, avec un nombre si restreint d'ouvertures, l'aération ne peut être suffi-sante dans des pièces contenant parfois trente ou quarante lits, alors même que chaque homme aurait une ration d'air supérieure à celle fixée par le réglement, 16 mètres cubes.

Il existe, en outre, dans plusieurs casernes, des chambres mansardées, qui sont très-insalubres. Cette insalubrité est due principalement au défaut d'élévation, d'aération et de capacité de ces pièces.

Sous l'influence de ces causes, l'air vicié par la respira-tion s'accumule à la partie supérieure des mansardes, y forme une atmosphère impure, arrive bientôt dans la zone respiratoire et repasse dans les poumons, ce qui est contraire à ce principe d'hygiène qui veut que l'air qui a servi à la respiration ne soit pas inspiré une seconde fois.

Ajoutons que les émanations de nature animale qui se dégagent avec les autres produits des exhalations cutanée et pulmonaire pouvant se loger dans les angles et s'attacher aux saillies que présentent ces sortes de chambres forment autant de foyers d'infection dont l'influence ne peut être que nuisible. Parmi les nombreuses causes d'insalubrité que présentent encore la plupart des casernes, nous signalerons les suivantes :

Les chambres, généralement, manquent de hauteur, d'ouvertures, et leur étendue, l'air qu'elles cubent, ne sont pas en rapport avec le nombre d'hommes qui y logent. Aucun système pour l'introduction de l'air pur de l'extérieur, et pour l'extraction de l'air vicié de l'intérieur n'existant dans ces chambres, l'aération y est presque toujours insuffisante. Il n'y a que la ventilation naturelle, c'est à-dire celle qui se fait par les joints des croisées et des portes qui soit chargée de pourvoir à ces deux conditions, si essentielles à la santé et qui devraient toujours se trouver réunies partout où il y a une certaine agglomération d'hommes. Un bon système de ventilation aurait pour résultat immédiat une diminution notable dans le chiffre des malades et de restreindre beaucoup les cas si fréquents de fièvre typhoïde et de phthisie pulmonaire, maladies qui reconnaissent pour principale cause, la première surtout, la viciation de l'air (1).

Les lits placés à côté des portes n'étant pas abrités dans nombre de casernes par des cloisons en bois, les hommes qui y couchent sont exposés aux courants d'air et aux effets toujours nuisibles qui en sont la conséquence.

---

(1) Dans la cavalerie française, la mortalité des chevaux qui, avait été, avant 1836, de 197 sur 1,000, n'était plus, en 1846, par suite de l'assainissement des écuries et l'amélioration du régime alimentaire, que de 68 chevaux sur 1,000. C'est surtout en agrandissant les écuries, en leur donnant plus d'élévation, en y pratiquant des ouvertures plus larges, et, enfin, en augmentant la ration d'air, et en rendant l'aération plus active, qu'on a obtenu ces bons résultats.

Les baquets , espèce d'urinoirs que l'on place le soir dans les corridors , afin que les hommes trouvent à leur portée un vase pour recevoir leurs urines, offrent des inconvénients. En effet, malgré le lavage fréquent à grande eau auquel ils sont soumis , malgré la suie et le sulfate de fer dont on se sert pour les désinfecter, ils exhalent, ainsi que le sol imprégné d'urine sur lequel ils reposent, des émanations fétides qui peuvent se répandre dans les chambres et exercer, à la longue, une action plus ou moins nuisible sur les hommes. Pour remédier à ce grave inconvénient, les baquets devraient être recouverts de feuilles de plomb à l'intérieur ou au moins être goudronnés et placés ensuite dans des endroits asphaltés, formant cuvette avec ouverture et conduit pour faciliter l'écoulement de l'urine au-dehors et celui de l'eau destinée au lavage du sol.

Prisons. — Les prisons, les salles de police , à cause de leur situation au rez-de-chaussée, sont toujours humides, et leur exposition est souvent mauvaise. Elles n'ont généralement pas d'ouvertures suffisantes et manquent par conséquent d'air. Le défaut d'aération, l'humidité, les émanations qui se dégagent des baquets à demeure et du sol humide et imprégné de matières animales, constituent une atmosphère insalubre, dont l'influence produit des effets fâcheux sur les hommes qui subissent dans ces lieux une réclusion un peu prolongée.

Pour assainir ces locaux, il faudrait asphalter le sol, ne placer que des baquets doublés de plomb à l'intérieur, établir des conduits d'appel, des bouches pour l'introduction de l'air extérieur, ou bien rendre, en faisant pratiquer des ouvertures suffisamment larges, placées à l'opposite, l'accès de l'air plus facile et la pénétration des rayons solaires possible.

Cuisines.—Les cuisines, sous le rapport de l'hygiène, ne présentent guère qu'un seul inconvénient à signaler. Le sol étant généralement pavé, il s'ensuit que l'eau qu'on répand et qui contient presque toujours des matières de nature animale, en pénétrant dans l'interstice des pavés, rend non seulement le sol humide, mais donne lieu, en se décomposant, à un dégagement d'émanations insalubres qui peut être nuisible aux hommes chargés de la préparation des aliments. En substituant l'asphalte au pavage, on remédierait à cet inconvénient, et on aurait l'avantage de pouvoir laver le sol à grande eau et de le débarrasser de toutes les matières susceptibles de décomposition.

Latrines. — Les latrines sont trop éloignées des bâtiments habités par la troupe; les hommes pour s'y rendre étant obligés de traverser des cours parfois très-vastes, s'exposent aux effets dangereux des vicissitudes atmosphériques; et comme elles (les latrines) ne consistent qu'en une fosse voûtée ou recouverte de dalles avec des ouvertures sans siége, il s'en dégage des émanations infectes que le vent, lorsqu'il souffle dans une certaine direction, peut transporter dans les chambres et y vicier plus ou moins l'air. L'adoption du système des fosses inodores ou la construction de cheminées d'appel assez élevées pour opérer le dégagement de toutes les mauvaises odeurs au-dessus des étages habités, l'établissement de siéges convenables seraient des améliorations qui amèneraient l'assainissement des lieux d'aisance et qui permettraient de les rapprocher sans inconvénient des corps de bâtiment où logent les troupes.

Le chauffage laisse à désirer et présente même de grands inconvénients : un certain nombre de chambres seulement étant pourvues de poêles, il s'ensuit que les militaires qui habitent des pièces où on ne fait pas de feu, sont obligés pour se chauffer de se réunir en grand nombre dans les premières, et de s'exposer aux influences de l'agglomération : en revenant dans les chambres froides et humides qu'ils ont quittées momentanément et dans lesquelles ils doivent passer la nuit, ils subissent des transitions de température qui ne peuvent être que préjudiciables à leur santé. Des calorifères qui chaufferaient également toutes les pièces et l'adoption de l'excellent système de chauffage de M. L. Duvoir, remédieraient efficacement à tous ces inconvénients.

Les chambres contenant parfois plus de lits que leur cubage ne le comporte, et ces lits n'étant pas toujours espacés suivant le règlement, qui a fixé à 25 centimètres la distance qui doit les séparer, l'encombrement, qui est le résultat inévitable d'une disposition aussi contraire à l'hygiène, peut amener de nombreuses maladies dont la terminaison est souvent fatale.

Telles sont à peu près les influences qu'exercent les casernes sur lé soldat, tels sont aussi les inconvénients que ces établissements présentent et auxquels il serait si facile de remédier.

Les casernes, pour réunir les conditions de salubrité désirables, devraient être construites sur des terrains secs et un peu élevés en dehors des habitations ou à une certaine distance de celles-ci, afin que l'air puisse circuler librement autour des bâtiments. Quant à l'exposition, on choisira le nord-est ou le levant dans les climats chauds, le midi, dans les pays froids. Les corps de bâtiment, pour pouvoir être exposés à l'une de ces directions, seraient placés parallèlement, et séparés par un assez vaste espace ormant cour ; leurs extrémités pourraient être réunies par des pavillons qu'on affecterait aux magasins, aux écoles, aux cuisines, etc.

Les chambres devraient avoir 4 mètres d'élévation environ, une étendue assez vaste pour contenir de 40 à 50 lits, 15 à 20 mètres cubes d'air par homme, et être percées de nombreuses croisées placées à l'opposite, touchant au plafond et suffisamment larges et hautes. Des fenêtres réunissant ces conditions favoriseraient, étant ouvertes, l'introduction d'une grande quantité d'air, et produiraient des courants d'une force assez considérable pour entraîner promptement au dehors les émanations qui auraient pu s'accumuler dans les chambres. L'entrée de celles-ci devrait donner sur de larges corridors au bout desquels on pourrait placer des urinoirs construits de manière à ce qu'il ne puisse s'en dégager que peu ou point de miasmes. Aux extrémités des corps de logis, rien n'empêcherait qu'on établît des latrines inodores communiquant par un couloir avec les bâtiments occupés par la troupe.

INFIRMERIES RÉGIMENTAIRES.

Les infirmeries régimentaires, situées ordinairement au premier ou au second étage, laissent à désirer sous ce rapport. A une pareille hauteur, il n'est pas facile de transporter les blessés qui réclament de prompts secours, ni d'amener l'eau nécessaire pour les bains. La plupart de ces établissements manquent de latrines ; ce sont des baquets qu'il faut vider tous les jours et d'où se dégagent des émanations infectes, qui en tiennent lieu. Les infirmeries devraient être situées à un rez-de-chaussée un peu exhaussé du sol, exposées au midi ou à l'est, avoir des latrines inodores, une salle de bains convenable, et réunir sous la même clé toutes les pièces qui en dépendent, ainsi que la salle des convalescents. Mieux distribuées et appropriées, pourvues de quelques médicaments de plus, elles rendraient beaucoup de services et procureraient des économies notables au gouvernement. Tous les vénériens indistinctement, tous les individus atteints de fièvre intermittente pourraient y être traités sans inconvénient. Il suffirait pour cela d'ajouter l'iodure de potassium, le sulfate de quinine et quelques autres préparations à la liste des médicaments que délivrent les hôpitaux aux régiments.

HÔPITAUX MILITAIRES.

Les hôpitaux militaires se divisent en hôpitaux permanents et en hôpitaux temporaires. Les premiers n'existent qu'en France et en Algérie; les seconds ne sont créés qu'en temps de guerre ou dans des circonstances extraordinaires qui nécessitent de grands rassemblements de troupes; ils se subdivisent en hôpitaux de première, deuxième et troisième lignes. Sous le rapport de l'hygiène, ce sont les officiers de santé en chef d'armée qui désignent l'emplacement le plus convenable. Les hôpitaux temporaires de première ligne doivent être placés le plus près possible des ambulances, et ceux des trois lignes ne doivent guère être éloignés les uns des autres que d'une petite journée de marche, afin que l'évacuation des malades soit plus facile et plus prompte. Ces derniers sont couchés, dans ces hôpitaux, sur des lits à tréteaux garnis de paillasses seulement.

Hôpitaux permanents. — Ces hôpitaux ne présentent pas toujours toutes les conditions hygiéniques désirables. Plusieurs de ces établissements ont eu primitivement une autre destination, et les édifices qui ont été appropriés à cet usage, tels que couvents, ne répondent pas, à cause de leur distribution vicieuse, aux besoins nombreux que le service hospitalier nécessite. Les salles sont souvent mal exposées, peu aérées, manquent de hauteur ou sont trop étroites, et les dépendances ne sont pas convenablement établies. Les hôpitaux construits par Vauban présentent quatre côtés et par conséquent la forme d'un carré, ce qui en rend l'exposition mauvaise; les salles sont, du reste, vastes et bien distribuées, mais elles pèchent par le défaut de ventilation.

On devrait choisir pour l'emplacement des hôpitaux des terrains un peu élevés situés dans les faubourgs des villes ou dans des quartiers peu habités, salubres, placés à une certaine distance des cours d'eau, et à proximité, quand c'est possible, de promenades plantées d'arbres. La construction de ces établissements qui paraît la plus favorable est celle qui consiste en des pavillons parallèles placés dans la direction de l'est à l'ouest, séparés par des cours, mais communiquant entre eux, pour la facilité du service, par des galeries qui, dans l'hiver, peuvent servir de promenoir. Ces pavillons ne devraient avoir qu'un ou deux étages avec un rez-de-chaussée exhaussé du sol. M. Villermé et d'autres observateurs ont remarqué que la mortalité dans les hôpitaux à plusieurs étages était plus considérable dans les étages supérieurs que dans ceux du bas. L'hôpital Lariboisière, à Paris, présente à peu près le mode de construction que nous venons d'indiquer.

Les salles doivent avoir une élévation de quatre à cinq mètres, être percées de nombreuses fenêtres correspondantes, hautes de trois mètres au moins, touchant au plafond et occupant le tiers de la façade des bâtiments, présenter une longueur et une largeur proportionnées au nombre des lits, et offrir une capacité cubique telle, que chaque malade ait à respirer 30 mètres cubes d'air au moins. A l'une des extrémités devraient être ménagés des cabinets pour recevoir les malades atteints d'affections graves, qui peuvent se transmettre ou vicier promptement l'air, et à l'autre, mais en dehors des salles, on pourrait construire des latrines rendues inodores au moyen de bouches d'appel assez puissantes pour attirer dans une direction opposée aux salles les miasmes qui peuvent s'en dégager. A l'hôpital Beaujon, il existe des lieux d'aisance ainsi disposés qui ne donnent pas la moindre odeur. Pour éviter que les salles communiquent les unes dans les autres et confondent leur atmosphère, ce qui est toujours nuisible, on les séparera par un vestibule commun. Les croisées à leur partie supérieure seront pourvues de vasistas. Le carrelage et le dallage doivent être rejetés; ils donnent trop de fraîcheur. Les parquets en bois de sapins n'ont pas le même inconvénient, mais ils se laissent facilement pénétrer par les liquides. Ce sont les parquets en chêne et cirés qu'on doit préférer.

Les dimensions à donner aux salles devraient avoir pour limite 40 ou 50 lits. Au-delà de ce chiffre, malgré toutes les précautions possibles, et nonobstant la large ration d'air que chaque malade peut avoir, l'insalubrité augmente proportionnellement au nombre des malades. Toutes choses égales d'ailleurs, plus les salles contiennent de malades, plus les émanations s'y accumulent, et plus il y a de chance de contagion et d'infection.

Une foule de causes concourent dans les hôpitaux, à amener la viciation de l'air des salles. Les exhalations pulmonaire et cutanée y répandent de l'acide carbonique, des principes de nature animale qui se décomposent facilement en peu de temps, et de la vapeur d'eau dont la quantité fournie par la première de ces exhalations est évaluée en moyenne à 20 grammes par heure, et par homme, et celle donnée par la seconde, à 40 grammes en moyenne aussi. Des émanations se dégagent en outre des sécrétions morbides, des déjections et des surfaces suppurantes; il s'exhale encore des tisanes, des bains qu'on fait prendre dans les salles, des urines, des cataplasmes, des fomentations, etc., un volume de vapeur d'eau estimé à 91 grammes par heure, quantité supérieure de 31 grammes à celle des deux transpirations pulmonaire et cutanée réunies. Cette évaporation exige pour s'effectuer 9 mètres cubes et 100 litres d'air par heure à une température de + 16 degrés, 10 grammes de vapeur d'eau saturant un mètre cube d'air à la température de + 16 degrés. On suppose ici que l'air est déjà chargé de 4 grammes de vapeur, car s'il était sec il en dissoudrait 14 grammes. Il faut pour évaporer les produits des exhalations pulmonaire et cutanée et ceux des surfaces liquides, un total de 15 mètres cubes et 100 litres d'air par heure à la température précitée. Pour neutraliser ces différentes causes d'insalubrité, le moyen le plus efficace est sans contredit la ventilation ; elle devra être continue et assez active pour extraire tout l'air vicié, et introduire une égale quantité d'air pur. Il est facile aujourd'hui, d'après les nouveaux systèmes de ventilation, d'obtenir ce résultat sans produire un abaissement de température dans l'intérieur des salles. Le système de M. L. Duvoir remplit parfaitement ce but. On peut, à l'aide de son ingénieux appareil qui sert à deux fins, au chauffage et à l'aération, introduire en hiver de l'air chaud et pur dans les salles, et en expulser sans inconvénient l'air vicié. Il permet en outre, chose bien importante, de pouvoir placer sous chaque lit des bouches d'extraction. Sous tous les lits, à l'hôpital Beaujon, il existe de ces ouvertures.

La quantité d'air nécessaire à chaque malade, d'après les travaux les plus récents, doit être évaluée à 30 mètres cubes au moins. A l'hôpital Lariboisière, à Paris, le nombre de mètres cubes est de 54 pour chaque malade. La ventilation devrait donc être combinée dans les établissements hospitaliers de manière à fournir par heure 30 mètres cubes d'air pur à chaque malade, et à extraire des salles une égale quantité d'air vicié, déduction faite du lit garni et du corps du malade qu'on peut évaluer à un mètre cube au moins.

Il importe, dans le placement des lits, de tenir compte du cubage des salles. C'est sur la capacité cubique et non sur la superficie, comme on le fait parfois dans les hôpitaux militaires, contrairement au règlement (art. 866), qu'on doit se baser pour déterminer le nombre de lits que les salles peuvent contenir. D'après le règlement sur les hôpitaux, les lits doivent être séparés par un intervalle de 65 centimètres au moins, et l'espace entre deux rangées de lits doit être au moins de deux mètres. La première distance est insuffisante, elle devrait être au moins d'un mètre.

Les dépendances des hôpitaux, suivant l'usage auquel elles sont affectées, doivent être placées plus ou moins loin des pavillons des malades. On a adopté dans les hôpitaux militaires des couchettes en fer, qui, sous tous les rapports, ne laissent rien à désirer ; elles sont surmontées à chaque extrémité d'une tablette en bois fixée aux montants du lit, et sont pourvues d'un fond formé par des bandes de fer entre-croisées ; les fournitures consistent en une paillaisse, deux matelas, un traversin, deux couvertures et deux draps. Chaque malade a une petite table de nuit. Voici, d'après M. Lévy, la fixation des différents objets servant aux malades , arrêtée par l'administration militaire : « Pour 1,000 malades, il faut 1,150 lits complétement garnis ; en surplus, 230 enveloppes de matelas et autant d'enveloppes de traversins ; draps de lit, 9,200 ; chemises, 5,750 ; cravates, 2,000 ; bonnets de laine, 1,150 ; coiffes de toile, 5,750 ; capotes ou robes de chambre, 1,150 ; demi-bas en laine pour l'hiver et en fil pour l'été, 2,300 de chaque ; pantoufles, 1,150 ; pantalons de drap pour l'hiver, 1,150 et de toile pour l'été, 2,300 ; crachoirs en toile que l'on étend sur les lits des malades qui ne peuvent se servir de crachoirs ordinaires, 230 ; corsets de force avec leur accessoires, 50 ; les fournitures spéciales destinées aux officiers (sommiers de crin, oreillers et taies d'oreillers, etc.), entrent pour un vingtième dans ce calcul, applicable aux hôpitaux civils ; il y faut ajouter 400 nappes assorties , 500 serviettes, 500 essuie-mains, 1,200 torchons, des robes en toile pour les officiers de santé traitants et des tabliers pour les autres. Cette fixation est réglée dans la proportion de 3/5 blessés ou fiévreux, 215 galeux, avec addition de 3/20 pour les infirmiers, les rechanges et les réparations. »

CHAPITRE XI.

VENTILATION ET CHAUFFAGE.

La ventilation a pour objet d'entretenir la pureté de l'air dans les enceintes closes ; mais pour qu'elle puisse atteindre efficacement ce but, elle doit remplir les indications suivantes : opérer d'une manière continue l'introduction d'un air pur pris au dehors, et expulser en même temps l'air vicié par la respiration ou par des émanations quelconques. Il faut en outre, pour que la ventilation soit parfaite, que la quantité d'air à introduire et celle à extraire soit proportionnée à la capacité des locaux et au nombre des personnes qui les habitent, et que l'air du dehors en s'introduisant se mélange intimement avec celui de l'intérieur. Avant d'indiquer les moyens usités actuellement pour produire l'aération artificielle, et quel est le volume d'air nécessaire à l'homme bien portant renfermé dans des enceintes closes, et à celui qui est malade, nous énumérerons les différentes sources d'où émanent les principes qui peuvent vicier ce fluide.

La respiration modifie profondément l'air dans sa composition et dans ses propriétés ; ce fluide élastique en passant dans les poumons y perd continuellement de l'oxygène et se trouve chargé, lorsqu'il est expiré, d'acide carbonique dans une proportion en moyenne de 4 pour 100, et d'une certaine quantité de vapeur d'eau tenant en suspension des matières organiques très-susceptibles de décomposition putride. La transpiration cutanée fournit les mêmes produits moins l'acide carbonique qu'on n'y rencontre qu'en faible proportion. La respiration des animaux produit les mêmes résultats que celle de l'homme. La combustion du bois ou d'autres substances combustibles dans des foyers mal disposés ou ayant peu de tirage, l'éclairage à l'huile, au gaz etc., déterminent la formation d'une certaine quantité d'eau, d'acide carbonique et de gaz qui ont une action toxique, tels que oxyde de carbone et hydrogène carboné. Les émanations qui se dégagent des latrines, des animaux que l'on élève dans les logements et des plantes ou des fleurs qu'on y renferme, sont autant de causes qui contribuent à vicier l'air. De tous ces produits, celui qui paraît être le plus nuisible est le miasme de nature animale qui se dégage avec les autres produits des exhalations pulmonaire et cutanée ; à l'accumulation de cette matière organique dans les casernes, les hôpitaux, partout enfin où il y a agglomération d'hommes, sont dus principalement les funestes effets de l'air confiné et les maladies qui en sont la suite, telles que fièvre typhoïde, typhus, pourriture d'hôpital, etc. Vient ensuite l'acide carbonique, dont l'action sur l'organisme, quoique fâcheuse, est cependant moins pernicieuse que la précédente. En effet, on a remarqué dans les salles de spectacle et dans celles où se réunissent un grand nombre de personnes, que lorsque l'air par son odeur affectait péniblement l'odorat et produisait déjà un certain malaise, il ne contenait guère qu'un pour cent d'acide carbonique; d'où l'on doit conclure que, dans ces circonstances, l'air atmosphérique est déjà rendu nuisible par un autre produit avant de contenir 4 à 5 pour 100 d'acide carbonique, proportion qui, d'après les expériences faites sur les animaux, ne détermine pas d'accidents immédiats (M. Béclard).

Ce n'est que par la ventilation que l'homme peut se soustraire à l'action fâcheuse que ces diverses influences exercent sur lui; mais pour savoir ce qu'elle doit fournir d'air pur, il est nécessaire de connaître dans quelle proportion, dans un temps donné, les divers produits dont il vient d'être question se trouvent répandus dans l'air.

En moyenne, l'homme a dix-huit respirations par minute; à chaque inspiration, il pénètre dans les poumons un demi-litre d'air environ, et il en sort autant à chaque expiration (M. Béclard). C'est donc 540 litres d'air par heure, ou 12,960 litres par 24 heures, qui sont nécessaires aux besoins de la respiration. Mais l'air qui sort des poumons n'est plus pur, il a perdu le septième de son oxygène et contient en moyenne 4 pour 100 d'acide carbonique. Il se dégage ainsi, par heure, des poumons près de 22 litres d'acide carbonique, ou 528 litres par 24 heures. Un air chargé d'un principe aussi délétère ne pouvant plus servir à la respiration, exige, pour être réduit à 2 millièmes d'acide carbonique, proportion qui est généralement considérée comme n'étant nullement nuisible, 10,800 litres d'air pur par heure. Il résulte de ceci qu'un homme renfermé dans un appartement parfaitement clos et dépourvu de tout moyen de ventilation, aurait besoin, s'il devait y passer une heure, de 10,800 litres d'air, et de 259,200 litres s'il devait y rester 24 heures. L'espace pour contenir cette masse d'air serait de 7 mètres en tous sens. Il est évident qu'aucun des lieux où les hommes vivent ou logent en commun ne présente pour chaque individu une étendue aussi vaste. Mais comme dans les logements, même les mieux clos, il s'opère une ventilation par les cheminées, par les joints des portes et des fenêtres, il faudra déduire la somme d'air qui pénètre par ces différentes voies de celle jugée nécessaire dans la supposition précédente, ce qui permettra alors de limiter l'espace.

Par la transpiration cutanée, il s'exhale par heure 40 grammes de vapeur d'eau, et l'exhalation pulmonaire en fournit, dans le même espace de temps, 20 grammes. Le produit de ces deux transpirations, qui est de 60 grammes, sature par heure 6 mètres cubes d'air à 16 degrés, contenant déjà, comme c'est assez ordinaire, 4 grammes de vapeur aqueuse.

Quant à l'éclairage, un bec d'huile use par heure 10 grammes d'huile, qui absorbent, pour brûler complétement, 106 litres d'air par heure à 16 degrés, soit 1 mètre cube 272 litres d'air pour 12 heures de nuit. Ce bec dégage par heure 15 litres d'acide carbonique.

Un bec de gaz consomme par heure 102 litres de gaz et dépense, pour la combustion de ce fluide, 1 mètre cube 563 litres d'air par heure, soit 18 mètres cubes 756 litres d'air pour 12 heures de nuit. Un bec de gaz produit 204 litres d'acide carbonique par heure et de plus 165 grammes d'eau.

Pour ramener les 15 litres d'acide carbonique fournis par le bec d'huile à 2 millièmes, il faut que la ventilation

donne par heure 7 mètres cubes 500 litres. Pour réduire
a la même proportion les 204 litres d'acide carbonique
provenant du bec de gaz, il faut que la ventilation four-
nisse 102 mètres cubes d'air par heure ; les 165 grammes
de vapeur d'eau provenant de la combustion du gaz exigent par heure, pour leur évaporation, 16 mètres cubes
500 litres d'air à + 16 degrés. Telles sont les proportions
des divers produits qui, répandus dans l'air de nos de-
meures, en causent la viciation.

Dans toute ventilation on doit se préoccuper de la nature des principes qui se dégagent dans l'air, de leur
quantité, des effets qu'ils peuvent produire sur l'organisme et de la capacité des locaux; car ce n'est qu'en
tenant compte de ces diverses conditions qu'on pourra
approximativement déterminer la ration d'air nécessaire
à chaque individu. Ce problème assez complexe n'a pas
été résolu de la même manière par les auteurs qui s'en
sont occupés. Des théoriciens avaient fixé à 36 mètres
cubes par heure et par homme la ration d'air. M. Peclet,
prenant pour base la quantité d'air qu'il faut par heure
pour dissoudre les produits des deux transpirations pulmonaire et cutanée, quantité qui est de 6 mètres cubes
par heure, trouve que ce volume d'air est suffisant lorsque la ventilation peut le fournir par heure à chaque
individu. Cet habile observateur a remarqué, au moyen
d'un appareil combiné de chauffage et de ventilation établi dans une école primaire de Paris, et qui permettait de
mesurer l'air à sa sortie, que les enfants de cette école
avec cette ration n'éprouvaient aucun malaise, que l'air
de l'intérieur ne présentait aucune mauvaise odeur et
produisait la même sensation que l'air du dehors. On peut
reprocher à ce système d'être trop exclusif et de ne tenir
compte que d'un produit dont la quantité peut varier
suivant l'individu et la température atmosphérique.
M. Poumet admet qu'il faut au minimum, dans les hôpitaux, 20 mètres cubes d'air par heure et par malade, pour

les deux transpirations, la respiration et l'éclairage. M. Foy pense qu'il faut, pour les mêmes éléments, 27 mètres cubes d'air par heure. Enfin M. Béclard trouve qu'une ration, par individu, de 10 mètres cubes d'air est suffisante pour la respiration, les produits des exhalations pulmonaire et cutanée, et ceux de l'éclairage.

En cherchant, tout en évitant de faire double emploi, quelle est la quantité d'air nécessaire à l'homme, renfermé dans des enceintes closes, nous trouvons que 15 mètres cubes par heure suffisent. Sur ce nombre, 11 mètres cubes sont destinés à réduire à 2 millièmes l'acide carbonique qu'exhalent les poumons, 1 mètre à la respiration, et 3 mètres au lieu de 6 aux transpirations cutanée et pulmonaire, nous fondant sur ce que les 12 mètres cubes affectés à la respiration et à ses produits peuvent dissoudre sans inconvénient la vapeur d'eau provenant de ces deux exhalations, puisque, après l'avoir dissoute, ils ne contiendraient que la moitié de l'eau dont ils peuvent se charger. Qnant à l'acide carbonique fourni par l'éclairage ordinaire, les 4 mètres cubes destinés à la respiration et aux produits aqueux des transpirations cutanée et pulmonaire suffisent pour le réduire à 3 millièmes à peu près, mais cette réduction est bien plus considérable, si l'on tient compte de ce fait, qu'une lampe, une bougie ou une chandelle sert ordinairement à plusieurs personnes et ne reste allumée qu'une partie de la nuit. C'est donc une ration de 15 mètres cubes d'air qu'il faudrait, selon nous, à l'homme pour qu'il se trouvât dans de bonnes conditions hygiéniques.

Dans les hôpitaux où tant de causes d'insalubrité existent, ce ne serait pas trop, il nous semble, de fixer la ration d'air à 30 mètres cubes par heure et par malade. Le réglement militaire accorde 20 mètres cubes d'air à chaque malade fiévreux ou blessé, 18 mètres à chaque malade vénérien et galeux, et 16 mètres cubes à chaque homme en bon état de santé. Enfin, quelle que soit la quantité d'air que l'on adopte pour la ration, la ventilation devra être établie de manière à ce qu'elle puisse introduire dans l'intérieur des appartements et en extraire, par heure, un volume d'air égal à celui fixé pour cette même ration.

La ventilation naturelle, c'est-à-dire celle qui s'opère par les joints des portes et des fenêtres, est évidemment insuffisante ; l'odeur infecte que l'on sent lorsqu'on entre pendant la nuit ou le matin, avant l'ouverture des croisées, dans les chambres des casernes ou dans les salles des hôpitaux, qui n'ont pas d'autres moyens de ventilation, atteste assez l'insuffisance de celle-ci. Il reste à évaluer la proportion dans laquelle l'air se renouvelle dans ces locaux. En admettant qu'il ne s'y renouvelle que par moitié pendant la nuit, en tenant compte encore des sorties et des entrées qui peuvent avoir lieu dans cette période, nous ne pensons pas être au-delà de la vérité. Ce serait donc un volume d'air égal à la moitié de celui composant la ration qu'on devrait demander par homme et par heure, dans ces établissements, à la ventilation artificielle pour se trouver dans de meilleures conditions hygiéniques.

Ventilation artificielle. — Les moyens de ventilation les plus simples, les seuls dont il était fait usage il n'y a pas encore un grand nombre d'années, consistent en des ouvertures (ventouses) pratiquées au niveau du parquet pour l'introduction de l'air extérieur, et à la partie supérieure de l'appartement pour l'expulsion de l'air vicié de l'intérieur, et dans des vasistas. Ce mode de ventilation présente plusieurs inconvénients : il cause trop promptement, en hiver, le refroidissement des pièces ; en été, il ne fournit que de l'air chaud, dont l'introduction peut devenir nulle, lorsque la température de l'air des logements est égale à celle de l'air extérieur. La même cause rend impossible l'expulsion au dehors des appartements de l'air vicié par la respiration.

On doit à M. Léon Duvoir, des appareils ingénieux, qui

15*

permettent l'accès dans les enceintes closes d'un air chaud et pur en hiver, et celui d'un air frais en été, en même temps que des bouches d'extraction expulsent l'air vicié de l'intérieur.

Le système de M. L. Duvoir comprend deux appareils qui ont chacun un but différent. L'un est destiné à l'extraction de l'air chaud et vicié de l'intérieur de l'appartement: il consiste en des bouches d'extraction plus ou moins nombreuses, suivant la capacité du local, communiquant par des conduits à une cheminée d'appel, qui opère l'expulsion définitive au-dehors de tous les produits dont l'air peut se trouver chargé, et dans un système de chauffage qui introduit en hiver un air chaud et pur dans les logements. L'autre est destiné à l'introduction en été de l'air frais seulement : il consiste en un conduit prenant naissance au toit et se terminant au bas du local à aérer. A l'intérieur de ce conduit existe un vaste cylindre en fonte de 4 mètres de hauteur qui est rempli d'eau froide dont la température est de + 12 degrés, et traversé par plusieurs tubes vides, mais percés d'une multitude de trous capillaires destinés à ne donner passage à l'eau que goutte à goutte, afin d'en favoriser l'évaporation, et de maintenir ainsi à une basse température l'eau contenue dans le cylindre. Ce résultat est amené par un phénomène analogue en tout à celui qui produit le refroidissement de l'eau dans les alcarazas. L'air chaud de l'extérieur en s'introduisant dans ces tubes se charge d'humidité au contact de l'eau qui suinte dans leur intérieur, se refroidit, devient plus pesant et arrive par son propre poids dans l'appartement où l'attire d'ailleurs la cheminée d'appel qu'on y a préalablement établie. Un appareil de ce genre existe à l'Institut et dans d'autres grands établissements de Paris.

Cheminée d'appel. — Une cheminée d'appel n'est autre chose qu'un conduit analogue à celui des cheminées ordinaires, ayant deux ouvertures, l'une supérieure, prenant naissance soit à la toiture, soit à une autre partie de l'édi-

fice, mais communiquant toujours avec l'air extérieur ;
l'autre inférieure, située au bas du local qu'on veut assainir ou dans les environs de ce local ; dans ce cas, on établit
une communication entre ce dernier et la cheminée au
moyen d'un ou de plusieurs conduits que l'on désigne sous
le nom de bouches ou conduits d'extraction. Une cheminée d'appel ne doit pas avoir moins de 15 mètres de hauteur ; l'accroissement de section et d'élévation en augmente
le tirage. Pour rendre ce dernier plus actif, on fait dégager du calorique, surtout en été, où la température de l'air
extérieur diffère peu de celle de l'air des logements, dans le
foyer de la cheminée d'appel, au moyen d'une substance
combustible ou simplement d'une lampe, d'un tuyau dans
lequel passe de l'eau chaude, ou bien en utilisant la chaleur qui se perd par les fourneaux de cuisine et les cheminées ordinaires. La température, pour obtenir un tirage suffisant, n'a besoin d'être élevée qu'à 20, 25 ou 30 degrés au
plus. A l'hôpital Beaujon, un seul fourneau à cataplasmes
sert à la ventilation de tout un pavillon. Sous l'influence
du calorique l'air du foyer en se dilatant forme un certain
vide qui attire l'air plus ou moins vicié des appartements,
et en opère l'expulsion en déterminant de l'intérieur au
dehors un courant d'air d'une certaine force dans le conduit de la cheminée d'appel. Dans l'hiver, l'air des enceintes closes étant plus chaud que celui du dehors, et
pouvant s'élever en vertu de sa densité moindre, son
extraction pourrait avoir lieu à la rigueur sans le secours
d'aucune chaleur artificielle.

Le système que met en usage M. L. Duvoir pour amener
pendant l'hiver l'air chaud dans les logements, réside
dans un appareil à circulation d'eau chaude, combiné de
manière à effectuer le chauffage et la ventilation en même
temps.

Cet appareil consiste en un fourneau à un seul foyer,
établi dans les caves. Ce fourneau contient une chaudière
en forme de cloche à la partie supérieure de laquelle est

fixé un tube montant verticalement jusqu'à un réservoir placé dans les combles de l'édifice qu'on veut chauffer. Ce réservoir, qui, comme le tube d'ascension et la chaudière, est rempli d'eau, présente à sa partie supérieure une soupape destinée à donner passage à la vapeur dans le cas où sa tension deviendrait trop considérable, et à prévenir par conséquent les accidents que pourrait causer une explosion. De la partie inférieure de ce même réservoir partent autant de tubes qu'il y a d'étages à chauffer. Ces tubes se rendent dans des récipients ayant la forme de poêles, et dont le nombre est subordonné à la capacité des locaux à chauffer. De ces récipients l'eau revient par des tubes de retour à la partie inférieure de la chaudière à une température de 80 degrés, après en être partie à 120 degrés. C'est donc un abaissement de température de 40° qu'elle a éprouvé dans son parcours. Tous les tubes de cet appareil sont renfermés dans de fortes enveloppes de zinc, afin d'éviter, autant que possible, la déperdition du calorique.

La circulation de l'eau chaude, dans cet appareil, s'explique facilement. L'eau de la chaudière, sous l'influence du calorique que dégage le foyer pratiqué dans le fourneau, s'échauffant graduellement, se dilate, devient moins dense et arrive en vertu de sa densité moindre dans le réservoir supérieur, d'où elle s'écoule ensuite dans les tubes qui vont aux récipients, et enfin dans les tuyaux de retour qui la ramènent à la chaudière.

Dans l'intérieur des récipients existent des tuyaux en fonte, dans lesquels des petits tubes placés au-dessous du plancher, et communiquant à l'extérieur, amènent l'air du dehors. Celui-ci, après s'être échauffé dans les tuyaux en fonte, se dégage à la partie supérieure des récipients. Tel est le moyen simple et ingénieux employé par M. L. Duvoir pour introduire de l'air chaud et pur dans les appartements.

Pour expulser l'air vicié, l'habile ingénieur que nous venons de citer pratique des bouches d'extraction au ni-

veau du plancher et dans les embrasures des croisées, là
où l'air est le plus froid. Ces bouches communiquent avec
des conduits qui viennent se rendre dans le foyer de la
chaudière, d'où part une cheminée d'appel qui opère l'expulsion définitive de tous les produits insalubres. Le vide
que déterminent dans les appartements les bouches d'appel force les couches d'air supérieures à descendre et à
se répandre en nappe horizontale, ce qui a pour avantage
de maintenir une température égale dans toutes les parties des pièces. A l'Institut il est extrait par ce moyen
29 mètres cubes d'air par heure et par personne ; au Con-
servatoire de 10 à 15 mètres par heure et par personne
également.

L'appareil de chauffage que nous venons de décrire a été
adopté dans plusieurs établissements de Paris. L'Observatoire, l'hôpital Beaujon, le Palais du Luxembourg, le Con-
servatoire des Arts et Métiers, l'église de la Madeleine en
sont pourvus. Cet appareil a l'avantage de maintenir longtemps la température à un degré a peu près constant, et
de permettre de déterminer facilement le nombre des récipients qu'il faut pour chauffer un local donné. On obtient
ce résultat, suivant M. Ganot, « en s'appuyant sur cette
donnée de l'expérience et de la théorie, qu'un litre d'eau
suffit pour communiquer la chaleur nécessaire à 3,200
litres d'air. Deux de ces poêles peuvent, pendant les
froids, entretenir 600 à 700 mètres cubes d'air à une température de + 15 degrés. » Cet appareil n'offre pas moins
d'avantages sous le rapport de l'économie. D'après M. Boudin, le chauffage et la ventilation de 1,000 mètres cubes
reviennent par jour d'hiver à 5 centimes à l'hôpital Beaujon, à 4 centimes à l'embarcadère du chemin de fer du
Nord ; à 4 centimes à la police correctionnelle, et à 3 centimes à l'église de la Madeleine. En Angleterre, où la
houille est à un prix bien inférieur, le même chauffage
coûte 30 centimes. Suivant le même auteur, à l'hôpital
Lariboisière (ex-hôpital de la République), contenant

612 lits et offrant des salles d'une capacité de 33,372 mètres cubes, soit 54 mètres cubes par malade, le chauffage
et la ventilation de toutes les salles et dépendances, sou-
missionnés par M. Duvoir, ne coûteraient que 0 fr. 046
par jour, par lit et par malade, prix de moitié inférieur à
celui du chauffage des huit hôpitaux généraux de Paris,
qui est, en moyenne, de 0 fr. 0872. Ce prix serait même
de moins de moitié, si l'on tenait compte de la capacité
des salles de l'hôpital Lariboisière, bien supérieure à celle
des autres hôpitaux de Paris.

M. Grassi vient de faire connaître, dans un travail important et remarquable, un nouvel appareil de chauffage
et de ventilation dû à MM. Thomas, Laurens et Grouvelle,
qui fonctionne à l'hôpital Lariboisière conjointement avec
celui de M. Duvoir. Le système de ce dernier, excellent
pour le chauffage, n'a pas, selon M. Grassi, le même avantage pour la ventilation. Il résulte des expériences auxquelles cet habile observateur s'est livré que l'appareil de
M. Duvoir introduit 35 mètres cubes d'air par heure et
par malade, et qu'il en extrait dans le même espace de
temps, par voie d'appel, 82 mètres cubes. Ce serait une
différence de 47 mètres cubes entre l'entrée et la sortie,
différence qui est due à l'air qui pénètre dans les salles par
les joints des portes et des fenêtres, et qui passe immédiatement, sans se mélanger à l'air de la salle, dans les conduits d'extraction. Cet inconvénient, auquel on ne pourrait remédier qu'en calfeutrant les croisées, fait préférer
à M. Grassi le système de MM. Thomas et Laurens, qui
ne présente pas ce défaut et opère mieux le mélange
de l'air. Ce système consiste dans la ventilation mécanique
ou par pulsion, au moyen d'une machine à vapeur placée
dans une cave. Cette machine met en mouvement un
ventilateur à force centrifuge, lequel puise l'air au sommet du clocher de la chapelle et le pousse dans un grand
conduit, d'où il est porté par des tuyaux secondaires dans
les différentes salles à ventiler. La vapeur de la chaudière

qui fait marcher le ventilateur est utilisée et sert au chauffage. Elle est reçue dans un conduit spécial à ramifica-
tions multiples, par lesquelles elle se rend dans des poêles
à eau placés dans les salles. Cette vapeur, après avoir
échauffé, en cédant de son calorique, les diverses pièces
qu'elle a parcourues, passe à l'état liquide, et se rend,
sous cette forme, par des conduits de retour, à la chaudière, pour en ressortir bientôt à l'état gazeux.

L'air, avant de pénétrer dans les salles, s'échauffe au
contact des tuyaux renfermant la vapeur et arrive par
un conduit situé sur la ligne médiane dans les poêles, où
il s'échauffe encore. A sa sortie des poêles, l'air, en vertu
de sa densité moindre, monte à la partie supérieure des
salles, d'où il descend ensuite en nappe poussé par de
nouvelles couches; parvenu insensiblement à la partie
inférieure du local, il passe dans des conduits d'évacuation
établis dans les murs latéraux. Ces conduits, qui communiquent avec une vaste cheminée située dans les combles,
le rejettent au-dehors. M. Grassi a trouvé que ce système
donnait 115 mètres cubes d'air par heure et par malade,
tandis que la ventilation par appel n'en fournit que
35 mètres. L'appareil de MM. Thomas et Laurens a été
établi à la Chambre des Députés. Il fonctionne avec succès
à Londres, dans la salle de distribution des lettres. Enfin
il a été adopté définitivement dans les mines et dans la
plupart des forges.

M. le docteur Van-Hecke de Bruxelles est aussi l'auteur
d'un excellent système de ventilation mécanique. Ce système consiste, d'après M. Figuier, dans un ventilateur
particulier qui est mu par une petite machine à vapeur.
Dans ce mode de ventilation, la vapeur est employée au
chauffage de l'eau nécessaire aux besoins des malades.
L'auteur se sert, comme moyen de chauffage, de calorifères à air chaud qu'il combine avec son système de ventilation. Ce procédé est un des plus économiques, en raison
du peu de combustible et de la force minime (un quart

de force de cheval) qu'il exige. Il fournit, d'après les expériences qu'a fait faire l'administration des hôpitaux de Paris, 60 mètres cubes d'air par heure et par malade. L'appareil de M. Van-Hecke est muni d'un dynamomètre qui permet de vérifier la quantité d'air extraite par la machine pendant même plusieurs mois. L'aspiration de l'air, dans ce système, se fait à la partie supérieure de l'édifice. Cette disposition, qui présente les mêmes inconvénients que la ventilation par appel, laisse à désirer, mais, selon M. Figuier, il serait facile d'y remédier en plaçant le ventilateur au bas de l'édifice.

Le système de M. Van-Hecke diffère des autres en ce qu'il peut ventiler, à volonté, par injection ou par aspiration. Il a en outre l'avantage d'opérer intimement le mélange de l'air qui entre avec celui contenu dans les salles. Le prix de revient, par ce mode de ventilation, est de 2 cent. et demi par jour et par malade. Ce prix pourrait être réduit d'un tiers en utilisant la vapeur perdue au chauffage de l'eau des bains ou de la pharmacie. La ventilation par injection donnant, suivant M. Grassi, de meilleurs résultats que la ventilation par appel, doit lui être préférée.

CHAUFFAGE.

C'est le chauffage par les poêles en fonte ou en tôle qui est usité dans les établissements militaires, et le combustible employé est généralement le bois. Ce mode de chauffage est assez économique, mais il a l'inconvénient de dessécher l'air et d'en augmenter par conséquent le pouvoir absorbant au détriment de nos propres fluides, de communiquer une odeur désagréable à l'air, de ne pas favoriser l'aération des chambres, de produire, quand la chaleur est poussée à un certain degré, la céphalalgie, des nausées, des vertiges, et parfois même la syncope, et enfin d'empêcher que la température des locaux soit maintenue à un degré convenable.

Le système de M. L. Duvoir remédierait à tous ces inconvénients, et permettrait en outre de chauffer toutes les chambres. Le chauffage par ce système ne serait pas plus coûteux, nous pensons, et peut-être moins, que celui par les poêles.

Nous empruntons à M. Lévy, le tableau suivant relatif à la puissance calorifique des combustibles.

Désignation des combustibles.	Puissance calorifique.	Pouvoir rayonnant.
Bois sec.	3,600	0,28
Bois ordinaire à 0,20 d'eau. . .	2,800	0,25
Charbon de bois.	7,000	0,50
Tourbe sèche.	4,800	0,25
Tourbe à 0,20 d'eau.	3,600	0,25
Charbon de tourbe.	5,800	0,50
Houille moyenne.	7,500	Plus que le charbon de bois.
Coke à 0,15 de cendre. . . .	6,000	Plus que le charbon de bois.

CHAPITRE XII.

AMBULANCES.

Les ambulances sont des établissements hospitaliers temporaires formés près des corps ou des divisions d'armée, pour en suivre les mouvements et destinés à assurer les premiers secours aux blessés et aux autres malades.

Les ambulances, placées toujours le plus près possible du champ de bataille, sont établies, suivant que les circonstances le permettent, soit dans des maisons du voisinage, soit sous la tente, soit en pleine campagne, mais, dans tous les cas, dans un endroit à l'abri du feu de l'ennemi, et où il y ait de l'eau à proximité. On place sur le point le plus élevé un drapeau rouge qui sert à faire reconnaître l'ambulance. Les officiers de santé en chef de l'armée donnent leur avis sur le choix du lieu le plus convenable.

Le personnel de l'ambulance d'une division d'infanterie est fixé, d'après le règlement du 1er avril 1831 (art. 1056) ainsi qu'il suit : Un chirurgien-major, un chirurgien aide-major, quatre chirurgiens sous-aides-majors, un pharmacien aide-major, deux pharmaciens sous-aides-majors, un officier d'administration comptable, un adjudant de première classe, un adjudant de seconde classe, deux sous-adjudants, trois infirmiers-majors et dix-sept infirmiers ordinaires.

L'ambulance d'une division de cavalerie comporte le même nombre d'officiers de santé, mais on n'y attache en officiers d'administration qu'un adjudant de première classe, un de seconde classe, et un sous-adjudant avec deux infirmiers majors et huit infirmiers ordinaires.

Un décret du 16 ventôse an XI attachait à chaque ambulance un coutelier placé sous les ordres du chirurgien chef du service ; un ouvrier pouvait lui être adjoint. L'arrêté du 24 thermidor an VIII, art. 381 à 385, reproduit les mêmes prescriptions (M. Bégin, *Etudes sur le service de santé militaire en France*). Ces prescriptions n'ont pas été maintenues dans le règlement du 1er avril 1831.

Les divisions d'ambulance se subdivisent en ambulances d'infanterie, en ambulances de cavalerie et en ambulances de réserve (art. 1077).

Le matériel de l'ambulance d'une division d'infanterie forme le chargement d'un caisson léger n° 1, de trois caissons ordinaires n°s 2 à 4, et d'un caisson-magasin n° 5, suivant les nomenclatures L 1 à L 3 (art. 1078).

Le chargement pour une ambulance de cavalerie est restreint aux caissons n°s 1 et 5. Les caissons n°s 2, 3 et 4 restent en réserve à la suite du quartier-général du corps d'armée pour le service des ambulances. Il en est de même des ambulances de réserve dont le chargement est combiné de manière à présenter le double environ du nombre des pansements contenus dans chacun des autres caissons formant les ambulances divisionnaires (art. 1078.)

Des magasins de réserve, contenant des denrées, des effets, des objets de consommation, des objets de pansement et des médicaments, dont l'importance est déterminée par le ministre, pour assurer le renouvellement des divisions d'ambulance et la formation des hôpitaux temporaires, sont établis au quartier-général et sur les derrières de l'armée (art. 1080).

Les caisses à amputation, à trépan, les caisses de couteaux de rechange, et enfin celles qui contiennent d'autres instruments de chirurgie sont expédiées des magasins de l'intérieur.

Il n'est employé, dans les ambulances et les hôpitaux temporaires, que des demi-fournitures, consistant en une paillasse, un sac de paille, une couverture, trois draps de lit, trois chemises et trois coiffes de bonnet pour chaque malade. On ajoute au nombre des demi-fournitures reconnues nécessaires un dixième de fournitures complètes pour les blessés et les officiers (art. 1083).

Au moment d'entrer en campagne, chaque régiment est pourvu de cantines régimentaires à raison d'une paire de cantines par bataillon ou deux escadrons. Ces cantines sont portées à dos de mulet et composées d'après les indications de la nomenclature N. Le service des hôpitaux fournit les instruments de chirurgie (art. 1084).

Au moment du combat, la section active de l'ambulance se subdivise en ambulance volante et en dépôt d'ambulance.

L'ambulance volante se compose du caisson léger, placé à l'avant-garde, avec deux chirurgiens, un officier d'administration et deux infirmiers, pour porter des secours partout où ils sont nécessaires. Si la nature du terrain s'oppose à ce qu'on puisse l'aborder avec le caisson léger, on doit prendre deux des paniers n°s 2, 3 et 4 des caissons n°s 2 à 5, et les charger sur un des chevaux de l'attelage, au moyen du bât contenu dans le caisson magasin (art. 1103 et 1104). La création de l'ambulance volante est due au baron Larrey.

L'autre partie de la section active forme le dépôt d'ambulance sur lequel sont dirigés ou transportés les blessés pour y être pansés immédiatement. Ceux-ci, après avoir reçu les soins que leur position réclamait, sont dirigés sur leurs corps, ou évacués sur l'hôpital le plus voisin, suivant la gravité de leurs blessures. Le traitement des malades et blessés, ainsi que le régime alimentaire et le régime curatif, sont réglés dans les hôpitaux de l'armée, autant que le permettent les circonstances et les localités, de la même manière et sur les mêmes bases que dans les hôpitaux permanents (art. 1087, 1105 et 1091).

On ne doit faire décharger des caissons d'ambulance que le strict nécessaire, afin de rendre le rechargement plus facile et plus prompt en cas de mouvement (art. 1109).

Une partie des officiers d'administration, infirmiers-majors et infirmiers, est détachée derrière la ligne avec des brancards pour relever les blessés et les transporter au dépôt de l'ambulance. L'officier d'administration chef d'ambulance assure la prompte évacuation de tous les blessés sur les hôpitaux les plus voisins, avec les moyens de transport qui ont dû être préparés à l'avance par les soins du sous-intendant.

L'officier comptable est chargé de faire enterrer les militaires morts sur le champ de bataille. Dans les terrains trop secs ou trop humides, les cadavres doivent être recouverts d'une couche de chaux vive sur laquelle on verse une quantité d'eau suffisante pour la faire dissoudre en totalité avant de combler les fosses avec de la terre.

Les fosses doivent être creusées dans des dimensions telles qu'elles soient toujours recouvertes d'au moins un mètre d'épaisseur de terre.

A défaut de ces moyens, les corps doivent être brûlés (art. 1112 et 1113).

CHAPITRE XIII.

A l'intérieur, dans les circonstances ordinaires, le
nombre des malades fourni par l'armée a été évalué à
1/20, proportion qui est à peu près la même que celle
qu'on trouve dans les documents officiels. D'après M. Boudin, « le budget général du ministère de la guerre, pour
l'année 1846, évalue la proportion moyenne des malades
aux hôpitaux :

A 1/22 dans l'intérieur ;

— 1/10 en Algérie.

Ce même budget évalue la moyenne des hommes en
congé :

A 1/16 de l'effectif en France ;

— 1/32 de l'effectif en Algérie.

Il résulte de là, ainsi que des documents officiels étrangers, que la moyenne des malades aux hôpitaux, sur un
effectif de 1,000 hommes, est :

Pour l'armée française, en France, de. 45,5

    —   prussienne , en Prusse, de. 44

    —   anglaise, dans le royaume-uni, de 40

Vaidy estime que, dans les circonstances les plus favorables, le nombre des malades d'une armée en campagne
est au moins d'un dixième, et que par conséquent dans
une armée de cent mille hommes, par le seul fait d'être
en campagne, il doit y avoir au moins dix mille malades,
dont cinq ou six mille fiévreux et trois à quatre mille
blessés. Suivant le même auteur, « après une bataille ran-
gée, la proportion devient inverse, et les blessés sont en
bien plus grand nombre que les malades proprement
dits. Cette armée peut avoir dix à douze mille blessés, tout
en remportant l'avantage. Si elle est défaite, ses pertes peuvent dépasser toutes les proportions calculables. Les douze
mille blessés que je suppose, dans la chance la plus favo-

rable, joints à dix mille malades, font vingt-deux mille dans les hôpitaux à qui il faut joindre les blessés que l'ennemi vaincu a été obligé d'abandonner ; mais les opérations d'une campagne ne se bornent pas à une seule bataille. Les siéges fournissent aussi un grand nombre de malades et de blessés, que grossissent encore les blessés qui proviennent de combats fréquents et d'engagements journaliers. Ainsi, à la fin d'une campagne, une armée doit avoir dans les hôpitaux environ un tiers, et quelquefois la moitié de son monde. C'est d'après ces calculs qu'il faut établir le personnel et le matériel des hôpitaux et ambulances destinés au service de l'armée. Si les moyens sont au-dessous des besoins, les malades restent sans secours, et les soldats qui sont encore dans les rangs, prévoyant le sort qui les attend s'ils sont blessés, ne se battent plus avec le même courage. »

Nous empruntons à M. Boudin les faits suivants qui donnent une idée des réductions que peuvent subir les armées en campagne et engagées dans une guerre sérieuse. « La grande armée, en 1812, a perdu à la bataille de la Moskowa, en hommes tués (officiers, sous-officiers et soldats), 6,547, plus 10 colonels et 12 généraux. Les blessés étaient au nombre de 21,453 ; la perte des Russes s'élevait à 50,000 hommes (Dennié, *Itinéraire de l'empereur Napoléon*). Dans une période de guerre de quarante-un mois, de janvier 1811 à mai 1814, et sur un effectif de 61,511 combattants, l'armée anglaise a compté en moyenne 240 homme sur 1,000 absents du corps, dont 225 pour maladies internes, et 15 seulement pour cause de blessures. Pendant cette même période, les pertes ont été : de 24,930 morts par maladies, ou 118, 6 sur 1,000 hommes, et de 8,887 par le fer ou le feu de l'ennemi, ou 42,4 sur 1,000. »

Les armées employées en Crimée ont donné une proportion de malades et de décès sans exemple jusqu'à présent. D'après le colonel Tulloch, l'armée anglaise, dont l'effectif moyen a été dans une période de sept mois, du

1ᵉʳ octobre 1854 jusqu'au 30 avril 1855, de 28,939 hommes, a fourni dans ce court espace de temps, 53,913 admissions dans les hôpitaux. C'est-à-dire qu'il y a eu 1,863 entrées à l'hôpital pour 1,000 hommes d'effectif, ou qu'en d'autres termes, chacun des hommes a dû entrer à peu près deux fois à l'hôpital. Les décès pendant la même période, y compris ceux de Scutari, mais à l'exclusion des hommes tués pendant l'action, se sont élevés au chiffre énorme de 10,748 ou 372 pour 1,000 hommes d'effectif.

On voit, d'après ce que nous venons de rapporter, combien il est important d'avoir des données sur le nombre présumable des malades que peut fournir une armée suivant la position où elle peut se trouver, car c'est en se basant sur cette proportion qu'on pourra établir avec quelque certitude le matériel, les approvisionnements de tout genre pour les hôpitaux temporaires et les ambulances, et fixer convenablement le personnel de santé.

Évaluation du personnel de santé. — Vaidy a évalué le personnel médical pour une armée de 100,000 hommes à 50 médecins, 50 chirurgiens-majors, 75 aides-majors, et 400 sous-aides, soit 575 officiers, sans y comprendre les chirurgiens des régiments. Cette évaluation n'est pas exagérée, elle est au contraire trop restreinte.

Nous trouvons en nous basant sur le règlement, qui fixe le nombre des médecins à 6 par ambulance, qu'il faudrait pour une armée de 100,000 hommes, composée de douze divisions environ, 76 médecins au moins pour ce service. Le même règlement (art. 58) fixe le personnel de santé pour 500 malades dans la proportion présumée de deux cinquièmes fiévreux et trois cinquièmes blessés, galeux et vénériens, de la manière suivante : un médecin-major, un médecin-adjoint, un chirurgien-major, deux aides-majors et dix sous-aides, soit 15 médecins. Ce chiffre nous paraît suffisant, dans les circonstances ordinaires, et en le prenant pour base de calcul, nous trouvons qu'il faut en temps de paix pour une armée de 100,000 hommes stationnant en France (le nombre des malades qu'elle peut fournir étant de près de un vingtième de l'effectif), 150 médecins pour le service des hôpitaux seulement. En temps de guerre, pour une armée de même force, qui par le seul fait d'être en campagne donnera un dixième de malades, il faudra pour le service hospitalier, 300 médecins ; après quelques engagements, quelques combats et une bataille, cette même armée pourra avoir 10,000 blessés, et comme il est bien reconnu aujourd'hui qu'un médecin ne peut panser convenablement que 20 ou 25 blessés au plus en un jour, il faudra pour cette catégorie de malades, 500 officiers de santé. Ce nombre réuni aux 300 médecins nécessaires pour soigner les 10,000 malades proprement dits qui existaient déjà, formera un total de 800 médecins militaires de tout grade. Tel est le personnel médical qu'exige une armée de 100,000 hommes en campagne, sans y comprendre les médecins des ambulances et des régiments. En évaluant, d'après les mêmes données, le nombre d'officiers de santé nécessaire en France en temps de paix pour une armée d'un effectif moyen de 350,000 hommes, Algérie comprise, il faudrait 500 médecins pour le service des hôpitaux seulement, et près de 700 pour celui des régiments, ce qui formerait un total de 1,200 officiers de santé, sans y comprendre les postes sédentaires, le conseil de santé, l'école impériale de médecine et de pharmacie, etc. Le décret organique du corps de santé de l'armée de terre, du 23 mars 1852, modifié par le décret du 21 juillet 1854 et celui du 4 août 1855, avait fixé le cadre de ce corps à 1,087 médecins seulement. Ce décret, qui régit encore la médecine militaire, dit (art. 10) : «Le cadre des médecins et des pharmaciens militaires est le même en temps de guerre qu'en temps de paix. » On a de la peine à s'expliquer une pareille anomalie, car il est évident qu'un cadre établi pour le temps de paix ne peut suffire en temps de guerre où le nombre des malades est trois ou quatre fois plus considérable.

Un personnel fixé d'après les bases que nous venons d'indiquer pourrait, nous le pensons, suffire à toutes les exigences du service. Généralement, dans toutes les organisations relatives au corps de santé, et elles ont été nombreuses, mais peu heureuses, on a toujours trop restreint les cadres, et l'on n'a pas assez tenu compte des diverses causes qui peuvent, dans certaines circonstances, augmenter considérablement le nombre des malades. Une fixation plus large et dépassant même les besoins prévus, serait une amélioration très-profitable à l'armée, elle permettrait au moment d'une guerre de pourvoir à tous les services et de n'en laisser aucun en souffrance, comme il arrive lorsque le personnel est insuffisant. Les fatigues, les maladies, les décès amenant la diminution de l'effectif médical, il serait nécessaire en temps de guerre d'avoir des médecins de réserve de même qu'on a des troupes de réserve.

CHAPITRE XIV.

DES CAMPS ET DU BIVOUAC.

Camps. — Sous le rapport hygiénique, les camps doivent être établis, autant que possible, sur un terrain assez élevé, sec, sablonneux et un peu incliné, afin que l'eau pluviale puisse s'écouler facilement. Ce terrain devra être situé près d'une rivière, à la proximité d'un bois, et être exposé, suivant la saison, au sud ou à l'est. L'eau est indispensable, comme boisson, aux hommes et aux chevaux, elle est également nécessaire pour la préparation des aliments et les soins de propreté. Le voisinage d'un bois permet de se procurer le combustible pour la cuisson des aliments et les feux de bivouac.

Les troupes, dans les camps, sont logées soit sous la tente, soit dans des baraques construites en bois ou en torchis. Ces tentes ou ces baraques sont disposées en lignes parallèles et séparées par de larges rues. Les cuisines sont établies derrière ces lignes. Les latrines, consistant en des fosses d'une certaine profondeur au bord desquelles on forme des espèces de siéges, à l'aide de piquets et de perches, sont situées en arrière du camp.

Sous la tente, la chaleur, pendant l'été, y est étouffante, et le froid, en hiver, y est très-intense. Les baraques ne présentent pas ces inconvénients et sont, par conséquent, bien préférables; mais ce n'est guère qu'en France, lorsqu'on réunit sur un point un grand nombre de troupes pour les faire manœuvrer, ou bien dans les pays conquis, où l'armée doit séjourner longtemps, qu'on peut en faire usage.

Bivouac. — A l'époque actuelle, où on ne fait plus la guerre qu'avec des masses considérables de troupes, et où une bataille décide quelquefois du sort d'un empire, le transport des tentes nécessaires pour des armées aussi nombreuses étant devenu, à cause des dimensions et du poids de ces abris, difficile et impossible même, on a dû renoncer à abriter les troupes en campagne. C'est pour ce motif que les soldats ont été obligés jusqu'à présent à bivouaquer, c'est-à-dire à coucher en plein air.

Tente-abri. — On a créé, pendant la guerre qui vient d'avoir lieu avec la Russie, une tente-abri pouvant contenir de quatre à six hommes, et dont la hauteur est d'un mètre, et la longueur de deux mètres environ. Cette tente se compose de quatre parties de toile détachées qui se réunissent pour former un tout au moyen de boutonnières et de boutons. On la dresse au moyen de quatre perches ou bâtons de deux centimètres de diamètre à peu près, et d'un mètre de hauteur, et de quatre à six petits piquets. Chacun des hommes qui doit coucher sous cet abri en porte une portion sur son sac, il porte également une des perches et quelques piquets destinés à le dresser. Ces derniers objets sont placés sur le côté et au bas du sac. Cette tente, qu'on peut facilement et promptement établir en tout lieu, a rendu déjà de grands services; elle évitera désormais au soldat de coucher en plein air, et l'empêchera d'être exposé au vent, à la pluie et à l'humidité, causes qui produisent les effets les plus fâcheux sur sa santé. Le poids que cette tente ajoute au fardeau du soldat n'est guère que d'une livre et demie à deux livres environ.

Le terrain sur lequel on établit le bivouac doit être, autant que les circonstances le permettent, sec, rapproché d'un cours d'eau, d'un bois ou d'une forêt, et d'une localité où l'on puisse se procurer de la paille qui, étendue sur le sol, doit former le coucher des troupes.

Dans les camps comme au bivouac, le puisage à la rivière doit être réglé de telle manière que l'eau destinée aux hommes soit prise à la partie supérieure du cours, afin qu'elle soit pure et limpide; que l'abreuvoir soit placé au-dessous, et que le lavoir pour le linge des soldats vienne ensuite. Lorsque l'eau de la rivière est trouble, on peut, au moyen de puisards creusés à quelque distance du bord, obtenir de l'eau claire; l'eau trouble de la rivière se dépouillant, en passant à travers les terres, des substances terreuses qu'elle contenait, arrive dans les puisards plus ou moins limpide.

Règles hygiéniques. — La propreté doit être observée dans les camps comme partout ailleurs. Ainsi le fumier devra être enlevé tous les jours et placé dans un endroit éloigné; les eaux grasses seront journellement répandues au loin; on aura soin d'enfouir profondément les débris des animaux abattus à la boucherie du camp; les matières contenues dans les fosses servant de latrines seront tous les jours recouvertes d'une couche épaisse de terre, et on renouvellera fréquemment la paille servant de coucher à la troupe.

Les troupes qui bivouaquent sont principalement exposées aux influences du sol et de l'atmosphère. Le contact d'un sol humide prédispose aux douleurs, aux rhumatismes, aux engorgements des glandes, etc. Pour atténuer un peu l'action de cette influence, on aura soin d'étendre sur le terrain où l'on doit coucher un lit épais de paille, et, à défaut de cette dernière, de feuilles ou d'herbes sèches. Les vicissitudes atmosphériques auxquelles il est si difficile de se soustraire, lorsqu'on campe ou qu'on bivouaque, et dont les effets sont si pernicieux, jouent le plus grand rôle dans la production des maladies épidémiques des armées. Dans les climats chauds, on a à lutter contre la fraîcheur parfois excessive des nuits, et contre la chaleur étouffante du jour. Dans les pays septentrionaux, on a à redouter le froid, l'humidité, la pluie et la neige. Toutes ces influences modifient d'une manière fâcheuse l'organisme, et déterminent, surtout lorsque le campement a lieu pendant la saison froide et humide, des maladies parfois très-graves, telles que diarrhée, dyssenterie, scorbut, typhus, etc. Dans les pays chauds, pour se garantir de la rosée et du froid qu'elle occasionne, on aura soin de bien se couvrir le corps et d'envelopper la tête, les oreilles et les yeux le mieux possible. Dans les climats modérément froids, on devra faire de grands feux de bivouac, augmenter la nourriture, doubler la ration de vin ou d'eau-de-vie et donner des ceintures de flanelle. Si le climat est très-froid, comme complément des indications précédentes, il sera nécessaire de pourvoir les troupes de vêtements épais et chauds, de capotes à capuchon doublées de peau de mouton, de bas ou de chaussettes de laine, de gants fourrés, etc. Tels seraient les moyens qui nous paraîtraient utiles pour rendre supportables les rigueurs de l'hiver. Les troupes qui sont obligées de bivouaquer dans cette saison par un froid excessif, ne doivent pas se livrer au sommeil, car, en pareille circonstance, ce repos est mortel, et l'on ne doit pas oublier que l'exercice et la marche sont les moyens les plus efficaces pour développer la chaleur. A l'exemple des peuples du Nord, on pourrait, pour se garantir du froid, faire des onctions avec des matières huileuses ou grasses sur les extrémités et sur les parties les plus exposées à l'air. Les corps gras, étant mauvais conducteurs du calorique, agissent en modérant la perte de chaleur que fait incessamment le corps au contact de l'air froid qui l'entoure, et en diminuant en même temps la transpiration cutanée, qui, comme on le sait, est aussi une cause de refroidissement. Dans un siége, les troupes, employées aux tranchées, étant sujettes à avoir les pieds mouillés, pourraient, au moyen de ces onctions pratiquées sur les extrémités inférieures, empêcher en partie l'absorption de l'humidité et de l'eau par la peau. (Voir, pour plus de détails, *Règles hygiéniques,* aux articles *Chaleur* et *Air froid.*)

CHAPITRE Ier.

Applicata, choses appliquées à la surface du corps.

DES VÊTEMENTS.

Les vêtements dont l'homme se couvre pour se garantir des diverses influences, surtout de celles de l'atmosphère auxquelles il est sans cesse exposé, doivent, pour que ce résultat puisse être obtenu, réunir certaines conditions que nous aurons soin de faire connaître, lorsqu'il sera question des divers tissus qui servent à leur confection.

Les matières que l'on emploie pour la confection des vêtements sont fournies par le règne végétal et par le règne animal. Les substances végétales sont : le chanvre, le lin et le coton. Les substances animales sont : la laine, la soie, le poil de chameau et le poil ou plutôt la laine de l'alpaga.

Le chanvre et le lin étant très-poreux, les tissus fabriqués avec ces matières, comme la toile, se laissent facilement pénétrer par l'humidité, absorbent promptement la transpiration cutanée, la condensent, et en restent imbibés jusqu'à ce que l'air en ait opéré l'évaporation. Lorsque cette évaporation, qui se fait toujours au détriment du calorique du corps, a lieu sur une large surface, ce qui arrive quand les chemises sont très-mouillées par la transpiration, il peut en résulter un refroidissement assez considérable pour produire des maladies parfois assez graves. Les tissus de chanvre et de lin sont bons conducteurs du calorique, et c'est à cette propriété, qui leur permet de laisser librement dégager à l'air la chaleur animale, qu'ils doivent d'être froids. Comme ils sont également bons conducteurs de l'électricité, ils laissent échapper facilement celle du corps. Les vêtements confectionnés avec ces substances sont frais, et ne conviennent guère que dans les pays chauds.

Les tissus de coton étant moins poreux, plus souples, moins perméables à l'humidité et à la transpiration, moins bons conducteurs du calorique, et par conséquent plus chauds que ceux de chanvre et de lin, leur sont préférables.

La laine est plus dense, moins susceptible de transmettre le calorique et l'électricité, moins perméable à l'humidité et à la transpiration que toutes les matières précédentes, ce qui la rend très-propre à la confection des vêtements. En effet, les étoffes de laine, par leur défaut de conductibilité, s'opposent à la déperdition de la chaleur humaine, et à celle de l'électricité animale. Par leur peu de perméabilité, elles empêchent que la transpiration se condense trop vite, et qu'elle soit absorbée ou évaporée trop promptement. Les tissus de laine doivent à toutes ces propriétés de pouvoir constituer des vêtements qui réunissent les meilleures conditions hygiéniques.

La couleur des vêtements a une influence marquée sur l'émission et l'absorption du calorique.

Il résulte des expériences nombreuses auxquelles on s'est livré que les étoffes exposées aux rayons solaires ou à ceux d'une chaleur artificielle, s'échauffent d'autant plus vite qu'elles sont plus foncées. Or, comme le pouvoir émissif d'un corps est égal à son pouvoir absorbant, il s'ensuit nécessairement que plus les tissus ou les vêtements sont de couleur foncée, plus ils se refroidissent promptement.

D'après les expériences du docteur Stark, d'Édimbourg, un thermomètre très-sensible entouré de laine noire a mis pour monter de 10 degrés centigrades à 76°,66; 4 minutes, 30 secondes; avec de la laine vert foncé, 5 minutes; avec de la laine écarlate, 5 minutes 30 secondes; avec de la laine blanche, 8 minutes. La couleur exerce une influence semblable sur le rayonnement. Ainsi, selon le même observateur, un thermomètre à air gradué à 1/10 de pouce en série descendante, dans le même espace de temps, descendit de 1° à 83 degrés avec la couleur noire ; de 1° à 71 degrés avec le brun foncé; de 1° à 58 degrés avec le rouge orange ; de 1° à 53 degrés avec le jaune et de 1° à 13 degrés avec le blanc. D'après ces expériences, ce seraient les étoffes de laine blanche qui conviendraient le mieux pour garantir le corps de l'homme de la chaleur et du froid en même temps.

La texture des tissus a aussi une influence sur le rayonnement. On avait remarqué, mais sans s'en rendre un compte bien exact, que les étoffes à mailles lâches, comme celles des vêtements tricotés, étaient plus chaudes que celles à trame serrée ; ce furent les expériences de Rumfort qui mirent en évidence ce fait. Ce physicien ayant enveloppé un corps avec de la bourre de soie et de la laine cardée, puis avec une égale quantité de l'une et de l'autre substance réduite en fils, constata que le refroidissement s'opérait moins promptement dans le premier cas que dans le second; ce phénomène s'explique par la présence ou l'absence de l'air dans les interstices ou mailles des tissus; ce fluide étant, en effet, mauvais conducteur du calorique, s'oppose à la déperdition de la chaleur du corps, et c'est à cette propriété que les tissus lâches qui en sont pénétrés doivent d'être plus chauds que ceux qui sont plus serrés.

Chemises. — Les chemises que l'on fait avec de la toile soit de chanvre, soit de lin ou de coton, sont destinées principalement à absorber les produits de la transpiration cutanée et à maintenir la propreté du corps; les chemises, pour ne pas irriter la peau, ne doivent être ni trop épaisses, ni trop dures; elles doivent en outre être suffisamment amples et longues, et avoir des cols assez larges, pour ne pas gêner la circulation.

Les chemises de coton condensant et évaporant plus lentement la transpiration que celles de toile, ne produisant jamais un refroidissement aussi considérable que ces dernières, et comme elles sont en outre plus chaudes, plus souples, et d'ailleurs d'un prix moins élevé, elles pourraient avec avantage, il nous semble, leur être substituées; l'armée y gagnerait et sous le rapport de l'économie et sous celui de l'hygiène.

Caleçons. — Les caleçons confectionnés avec les mêmes matières que les chemises, remplissent trois indications : ils garantissent du froid, ils absorbent la transpiration et empêchent que le frottement du pantalon n'irrite la peau.

HABILLEMENT.

L'habillement des troupes, en France, ne laisse presque rien à désirer tant sous le rapport de la forme, de la coupe, de la qualité de l'étoffe, que sous celui de la confection et de l'hygiène.

Les vêtements en usage dans l'armée française sont : dans l'infanterie, la tunique, la capote, la veste et le pantalon de drap à brayette; la capote, dans les bataillons de chasseurs à pied, est remplacée par un manteau-collet sans manches à capuchon; dans la cavalerie, l'habillement consiste dans une veste, un habit à courtes basques, un pantalon de drap à brayette, garni de basane pour monter

à cheval, un pantalon ordinaire de drap pour le service à
pied, un pantalon de toile et un manteau long, à manches, avec collet descendant à la base de la poitrine.

DE L'HABILLEMENT, DE L'ÉQUIPEMENT, ET DE L'ARMEMENT DANS L'INFANTERIE.

Tunique. — La tunique qui a remplacé avec avantage
l'habit, est un vêtement commode qui n'exerce aucune
constriction fâcheuse, ne gêne pas l'exécution des mouvements, et qui en outre protége l'abdomen contre les influences atmosphériques, et empêche ainsi que les organes
contenus dans cette cavité ne soient trop vivement impressionnés par le froid, impression qui est suivie souvent
de diarrhée ou d'inflammation intestinale; le collet de la
tunique, pour qu'il ne gêne pas la circulation, doit être
d'une largeur telle que lorsqu'il est agrafé, il y ait un
espace d'un travers de doigt au moins entre le col et l'a-
grafe.

Veste. — La veste permet au soldat d'être plus à l'aise,
et moins couvert dans l'été. Dans l'hiver, ce vêtement
porté sous la capote, le garantit bien du froid.

Capote. — La capote, vêtement simple, long, épais, est
pour l'infanterie d'une grande utilité; elle lui sert pour
ainsi dire de manteau et la garantit bien en route et en
campagne du froid et de l'humidité; pourvue d'un capuchon mobile, elle laisserait peu à désirer.

Les chasseurs à pied n'ont pas de capote, c'est un manteau-collet à capuchon, sans manches, qui leur en tient
lieu. Ce vêtement, qui gêne les mouvements des bras,
empêche le maniement du fusil, et qui, du reste, ne garantit pas assez bien du froid, pourrait être remplacé avec
avantage par un manteau à manches dont la forme se rap-
procherait de celle du caban.

Pantalon. — Le pantalon à brayette est très-convenable sous tous les rapports. La suppression du pantalon

de toile blanche a été une bonne mesure. La température variant suivant la latitude et les localités, et les variations atmosphériques étant parfois fréquentes et brusques dans certains pays, il en résultait que les militaires trop légèrement vêtus pour lutter contre ces diverses influences en éprouvaient souvent des effets fâcheux pour leur santé.

Coiffure. — Le schako, qui autrefois était volumineux, lourd, incommode, réunit aujourd'hui, grâce aux nombreuses modifications qu'on lui a fait subir, des conditions qui en font une bonne et excellente coiffure. Il est léger, peu élevé, de forme conique et pourvu, à sa partie supérieure, d'une ventouse destinée au dégagement de la perspiration du cuir chevelu.

Képi. — Le képi, qui a remplacé depuis quelque temps seulement le bonnet de police, garantit mieux la tête du froid que ce dernier, et préserve en outre, au moyen de la visière dont il est pourvu, les yeux des rayons solaires. Sous ces deux rapports, cette nouvelle coiffure est bien supérieure à l'ancienne.

Col. — Le col doit être droit, simple, non cintré, et tenir un peu de la cravate.

CHAUSSURE.

Soulier. — Le soulier, excellente chaussure pour l'infanterie, doit être plutôt large qu'étroit, et plutôt long que court. Dans les marches, pour donner un peu plus de souplesse au cuir et prévenir les excoriations, il est bon de graisser de temps en temps les souliers. L'huile de poisson, mais de préférence l'huile de pied de bœuf, convient pour cet usage.

Guêtres. — Il est fait usage dans l'infanterie de deux espèces de guêtres, l'une de toile et l'autre de cuir. Généralement c'est la guêtre de toile qu'on préfère pour la route. Quant à nous, nous pensons que c'est celle en cuir qui présente les meilleures conditions pour la marche.

Voici sur quoi nous basons notre opinion, que des faits nous ont porté à adopter. Les guêtres de toile ont l'inconvénient de ne pas bien s'appliquer aux pieds, d'être perméables à l'eau, de se laisser facilement pénétrer par la transpiration et la matière sébacée, qui, en s'y accumulant et s'y solidifiant, finit par rendre la toile raide et par y déterminer la formation de plis durs dont le frottement ne tarde pas à produire des excoriations plus ou moins étendues.

La guêtre en cuir, lacée depuis le pied jusqu'au-dessus du mollet, maintient, sans les comprimer, les muscles de ces parties, et rend ainsi la marche plus facile et plus assurée. Peu perméable à l'eau et à la transpiration, elle ne laisse cette dernière se dégager qu'incomplétement au dehors. Cette transpiration, qui contient une matière grasse, fournie par les follicules sébacées, se trouvant sans cesse en contact avec le soulier et la guêtre, donne au cuir plus de souplesse et d'élasticité, et prévient ainsi les excoriations. C'est parce que nous avons remarqué en route que les militaires qui portaient des guêtres de cuir étaient moins sujets aux excoriations que ceux qui faisaient usage des guêtres de toile, que nous avons cherché, par l'explication qui précède, à nous rendre compte des faits que nous observions.

ÉQUIPEMENT ET ARMEMENT.

On a opéré une grande amélioration en supprimant les buffleteries, qui non seulement gênaient les mouvements du soldat, mais comprimaient le thorax et en empêchaient l'ampliation. Un simple ceinturon placé à la base de la poitrine et au-dessus des hanches, et qui n'exerce aucune compression fâcheuse sur les organes abdominaux, sert aujourd'hui à supporter le sabre et la giberne en même temps.

La charge du fantassin sur le pied de guerre, comprenant l'habillement, l'équipement, l'armement, la chaussure et les munitions, se compose ainsi qu'il suit : Sac contenant une veste, un pantalon, deux chemises, une paire de souliers, un bonnet de police, une tunique, un caleçon, des mouchoirs de poche et d'autres petits objets, environ 7 kilogrammes ; ceinturon, giberne, sabre-poignard, 3 kilogrammes ; fusil nouveau modèle, 4 kil. 50 ; deux paquets de cartouches à 15 le paquet, 1 kil. 450 ; effets que le soldat porte sur lui, 5 kil. 500 à peu près. Total 20 kil. 900. Reste à ajouter les vivres pour quelques jours que le fantassin est obligé d'emporter en campagne, et qu'on peut évaluer à 6 kilogrammes. Ce serait donc un poids de 27 kilogrammes environ qui constituerait la charge d'un soldat d'infanterie. M. Boudin l'évalue à 30 kilogammes. Voici du reste le tableau du poids des divers objets servant aux fantassins, que ce savant hygiéniste donne, d'après les documents qui lui ont été fournis par M. le général Duhot.

	DÉSIGNATION DES EFFETS :	kil.	gr.	poids.
Habillement.	Capote.	2	150	
	Habit.	1	400	
	Veste.	»	850	
	1 pantalon (et quelquefois un second).	»	720	
	Bonnet de police.	»	220	7 k. 025
	Schako garni.	»	665	
	Epaulettes.	»	120	
	Un sac à distribution.	»	900	
Grand équipement.	Giberne	»	870	
	Porte-giberne	»	370	1 k. 690
	Bretelle de fusil.	»	80	
	Beaudrier de sabre.	»	370	
Armement.	Fusil et baïonnette (1)	4	580	
	Sabre.	1	531	
	Nécessaire d'armes.	»	100	
	Tire-balle.	»	25	7 k. 206
	Monte-ressort	»	110	
	Fourreau de baïonnette.	»	50	
	Hache de campement	1	»	

(1) Le fusil nouveau modèle ne pèse plus que 4 kil. 50 grammes.

Muni-tions. {	2 paquets de cartouches à 15 le paquet (décision ministérielle du 9 septembre 1825)	1	450	} 1 k. 450

3 chemises, 558 grammes l'une. . . .	1	630
2 cols, 30 grammes l'un.	»	60
1 paire de guêtres en cuir.	»	380
Id. de toile.	»	220
2 paires de souliers à 690 grammes l'une.	1	380
1 caleçon	»	440
2 paires de gants à 25 grammes l'une. .	»	50
2 calottes à 45 grammes l'une.	»	90
1 couvre-giberne	»	70
1 livret. . . . . , .	»	30
1 étui d'habit.	»	120
Coiffe de schako.	»	100
1 pompon.	»	50
1 trousse garnie.	»	70
1 musette.	»	140
1 tampon de fusil.	»	20
1 épinglette	»	8
1 paire de bretelles de pantalon. . . .	»	90
1 boucle de pantalon.	»	12
1 havresac avec planchette.	1	133
1 grande courroie.	»	120
2 petites planchettes rondes pour l'étui d'habit à 50 grammes l'une	»	100
1 gamelle en fer-blanc.	»	275

Linge et chaussure. → 6 k. 808

RÉCAPITULATION.

Habillement.	7	025
Grand équipement.	1	690
Armement	7	206
Munitions.	1	450
Linge et chaussure.	6	808

→ 24 k 179

En ajoutant à ce chiffre 6 kilogrammes pour les vivres dont les militaires sont obligés de se munir en campagne pour plusieurs jours, on trouve un total de 30 kilogrammes.

On a évalué à plus de 60 livres le fardeau que portait le fantassin romain, sans qu'on ait pourtant des données bien positives à ce sujet. Ce poids ne paraît pas cependant exagéré, lorsque l'on sait qu'outre ses armes et ses bagages, ce soldat portait une foule d'ustensiles de cuisine, d'instruments de guerre, et des vivres pour 15 ou 17 jours en temps de guerre.

Le fardeau que le fantassin français porte partout, aussi bien lorsqu'il voyage que lorsqu'il manœuvre ou qu'il est de service, et sous lequel plient les hommes à constitution faible, exerce sur les épaules et le thorax, qui le supportent presque entièrement, une compression fâcheuse; il gêne les mouvements de la poitrine, en empêche l'ampliation, rend la respiration pénible, difficile, détermine des sueurs profuses et un affaiblissement général qui, chez les hommes faibles, amènent une foule de maladies.

L'infanterie étant l'une des armes qui ont à supporter le plus de fatigues, il ne devrait y être admis que des individus forts et robustes. Mais c'est tout le contraire qui arrive. Les corps spéciaux, l'artillerie, le génie, la cavalerie ensuite, exerçant leur choix sur le contingent annuel avant l'infanterie, il en résulte que celle-ci n'a que les soldats les plus faibles. Il serait donc important de modifier un peu ce système et de veiller à ce que les conseils de révision n'admettent pas, comme ils le font fréquemment, des jeunes gens d'une faible constitution. Dans le choix des hommes destinés à l'infanterie, on devrait, selon nous, moins regarder à la stature qu'au développement du thorax et du système musculaire, l'observation, comme à d'autres, nous ayant démontré que les individus d'une taille peu élevée, mais bien constitués et doués d'une certaine force musculaire, présentaient plus de résistance à la fatigue et aux maladies.

DE L'HABILLEMENT, DE L'ÉQUIPEMENT ET DE L'ARMEMENT DANS LA CAVALERIE.

L'habillement des troupes de cette arme, comme nous l'avons dit, se compose d'une veste, d'un habit à courtes basques, d'un pantalon de drap garni de basane, d'un second pantalon de drap pour le service à pied, d'un pantalon de toile et d'un long manteau à manches avec collet.

L'habillement de cette arme est très-convenable sous tous les rapports et ne présente par conséquent rien de particulier à signaler. Il en est de même de la chaussure.

Le pantalon doit être suffisamment large et surtout assez long, sans cela il exerce, lorsque l'homme est à cheval, une constriction douloureuse au genou qui peut déterminer, comme nous l'avons vu, des excoriations et des phlegmons dans cette partie.

Les bottes constituent une excellente chaussure, mais elles doivent avoir des talons larges et peu élevés, afin que le cavalier, lorsqu'il va à pied, ait plus de facilité à marcher et soit moins sujet à contracter des entorses.

Coiffure. — La coiffure varie suivant la spécialité de l'arme, mais il n'y a guère que celle des cuirassiers, carabiniers et dragons qui doive un peu fixer l'attention. Le casque, qui est la coiffure que portent ces troupes, est en acier ou en cuivre poli. Cette coiffure relève la tenue, donne à l'homme un air martial, garantit assez bien, sinon parfaitement, la tête de l'action de l'arme blanche; mais elle a l'inconvénient d'être un peu lourde (un casque de dragon avec plumet et crinière pèse un kilogramme et 800 grammc). Le casque, comme tous les métaux polis, réfléchit la lumière solaire, l'absorbe peu par conséquent, mais retient, quoique muni d'une ventouse, la chaleur qui se dégage de la tête, augmente la perspiration du cuir chevelu, perspiration qui peut, à la longue, déterminer l'alopécie (chute des cheveux). Néanmoins, le casque, lorsqu'il est bien ajusté à la tête, qu'il est convenablement garni à l'intérieur, et que son centre de gravité est bien placé, est facilement supporté, comprime peu la tête et ne produit jamais des accidents graves.

Sabre. — Le sabre, dont la forme et la longueur varient suivant la spécialité des corps de troupes, attaché à un ceinturon qui repose sur les hanches, ne gêne nullement par son poids les viscères abdominaux.

Cuirasse. — La cuirasse, très propre à garantir le thorax des coups de sabre ou de lance, ainsi que des petits projectiles, tels que la balle, est une armure lourde, qui gêne les mouvements de la poitrine, des épaules et du tronc. Elle a aussi l'inconvénient de retenir la chaleur du corps et la transpiration, et par conséquent de les rendre plus intenses. Son poids, que supportent les épaules et le thorax, est moins sensible lorsque l'homme est à cheval, la cuirasse reposant un peu alors sur les hanches.

On trouvera, dans le tableau suivant, le poids des différentes cuirasses.

Cuirasses, modèle 1825, *de cuirassiers ou de carabiniers.*

		1re taille,	2e taille,	3e taille.
Poids du plastron.	Maximum. . .	6 k. 21	6 k. 03	5 k. 92
	Minimum. . .	5 92	5 77	5 50
Poids du dos.	Maximum. . .	1 k. 90	1 k. 85	1 k. 80
	Minimum. . .	1 70	1 65	1 60

De telle sorte que le poids de la cuirasse complète est compris entre 8 kil. 11, maximum de la première taille, et 7 kil. 10, minimum de la troisième taille.

CHAPITRE II.

DES BAINS.

L'usage des bains remonte à une haute antiquité ; on le trouve répandu en effet chez les plus anciens peuples, chez ceux surtout qui habitaient des contrées chaudes. Ces peuples ont dû instinctivement être portés à se baigner afin de se soustraire un peu à la température élevée du climat, et de débarrasser la peau des résidus de la transpiration qui la souillent en s'y accumulant. Du reste, la plupart des lois de l'antiquité prescrivent les bains. Moïse les a rendus obligatoires avec les ablutions, et Mahomet a imité le grand législateur hébreu. On sait que les Égyptiens, les Grecs et les Romains en faisaient un fréquent usage. Les bains, indispensables au maintien de la propreté du corps, ne le sont pas moins à celui de la santé, sur laquelle ils exercent une influence des plus salutaires ; ils sont également très-nécessaires pour maintenir dans un état normal les fonctions si importantes de la peau. A un certain degré de température, ils calment ou dissipent les irritations légères de l'enveloppe cutanée et celles du tube intestinal, modifient heureusement les affections nerveuses, et, enfin, dans certains cas, ils concourent au traitement et à la guérison des maladies.

Les bains, suivant leur degré de température, produisent sur l'organisme et sur les fonctions de la peau divers effets qui méritent de fixer l'attention. Ainsi, d'après les nombreuses expériences qui ont été faites dans ces derniers temps, il est à peu près démontré que l'absorption de l'eau par la peau, l'emporte sur l'exhalation cutanée tant que la température des bains n'atteint pas 32 ou 33 degrés. A ce degré, l'absorption et la transpiration se font équilibre et le poids du corps n'augmente ni ne diminue. Au-delà de ce degré, l'exhalation cutanée l'emporte sur l'absorption, et le corps perd de son poids. Les effets que détermine l'influence du bain étant subordonnés à la température de ce dernier, il en sera question plus loin, lorsque nous nous occuperons des différents bains dont il est fait usage.

Sous le rapport de la température, on distingue les bains froids, frais, tempérés et chauds. Les bains sont froids lorsque leur température est de + 13 à 18 degrés centigrades ; ils sont frais de + 18 à 25 degrés centigrades, et chauds de + 32 à 38 degrés centigrades. Viennent ensuite les bains d'étuves humides et d'étuves sèches dont la tem-

pérature varie. Celle-ci néanmoins, pour ne pas produire
des effets nuisibles, ne doit guère dépasser, pour les premiers, 40 degrés centigrades, et pour les seconds de 50 à
55 degrés. Les bains en général ne doivent être pris qu'à
jeun ou trois ou quatre heures au moins après les repas,
et il est essentiel pour les bains autres que ceux de vapeur,
pour les bains froids surtout, que le corps avant son immersion ne soit pas en sueur.

DES BAINS EN PARTICULIER.

Bains froids. — Les bains froids pris à la température
de + 13 à 18 degrés centigrades, enlèvent au corps une
certaine quantité de calorique, ralentissent la circulation,
diminuent notablement la transpiration cutanée, et occasionnent, par la vive impression de froid qu'ils produisent sur la peau, le refoulement des liquides de la périphérie au centre, et la congestion des organes internes,
congestion qui se dissipe ordinairement, lorsque la réaction s'opère, mais qui peut déterminer parfois des désordres
assez graves. En général, elle est d'autant plus intense que
le corps est plus échauffé, que l'eau est plus froide et que
la durée du bain est plus prolongée. Sous l'influence de
ce bain la peau se crispe, se décolore, et le refroidissement
augmentant, il survient un frisson général suivi de tremblement des muscles, de claquement des mâchoires, de
gêne à la base du thorax, d'oppression et d'affaissement du
pouls. A ces phénomènes succède la réaction, qui s'opère
à la sortie de l'eau plus ou moins promptement, suivant
l'âge, le tempérament, la constitution des individus et la
durée du bain. Lorsque la réaction s'établit franchement
et en peu de temps, l'effet du bain est presque toujours
salutaire, mais lorsqu'elle ne se fait que d'une manière
incomplète, il peut en résulter des accidents souvent très-
graves.

Les mouvements que comporte la natation rendent l'action du bain plus favorable, en empêchant, par le calorique qu'ils développent, le refroidissement subit ou progressif du corps. Chaque contraction musculaire augmentant d'un demi-degré la température d'un muscle , comme le prouvent les expériences de MM. Breschet et Becquerel , on conçoit combien l'exercice de la natation, qui se compose d'une multitude de contractions musculaires, est indispensable aux personnes qui aiment à se baigner, pour pouvoir retirer du bain un effet salutaire. Ces bains donnent un peu de ton à la peau , augmentent l'action musculaire et impriment à l'organisme un certain degré de vigueur.

Les bains froids, qui doivent, dans tous les cas, être de courte durée (5, 10 ou 15 minutes au plus), ne conviennent guère qu'aux personnes fortes et robustes et à celles chez lesquelles la réaction se fait facilement. On les a conseillés contre les scrofules, on les a employés pour modifier le tempérament lymphatique qui prédispose singulièrement à la maladie précédente, enfin on en a fait , et l'on en fait encore un usage fréquent pour combattre les affections nerveuses. Comme nous avons rarement vu les bains froids réussir dans les cas de ce genre, nous pensons qu'ils sont peu favorables aux personnes dont l'excitabilité nerveuse est très-prononcée, et nous croyons à cet ancien adage : *frigus inimicum nervis*. Cette opinion, conforme du reste à celle de M. Rostan , nous fait préférer les bains tièdes et prolongés que ce professeur emploie avec succès contre les maladies dont il est question.

On savait bien que les bains froids diminuaient la température du corps, mais on ignorait de combien de degrés cette dernière pouvait baisser. Jusqu'aux expériences de M. Magendie , aucune recherche n'avait été faite à cet égard. Ce savant physiologiste, en plongeant des lapins et des chiens dans des milieux réfrigérants dont la température était de 0 à + 2 degrés, a vu la température animale baisser de 3 à 4 degrés dans l'espace de 10 minutes, de

6 degrés après 15 secondes, de 7 degrés après 20 secondes, et enfin la mort arriver au bout de 40 secondes, la température du corps ayant perdu 20 degrés, c'est-à-dire plus de la moitié de sa chaleur physiologique.

M. Fleury, par des expériences nombreuses, a été le premier à déterminer l'abaissement de température que subit le corps de l'homme plongé partiellement ou totalement dans un bain froid. Voici le résultat de ces expériences.

« 1° Une immersion partielle suffisamment prolongée (une demi-heure) dans de l'eau modérément froide (15 à 9 degrés) peut abaisser la température de la partie immergée, de la main par exemple, de 19 et même 23°; de telle façon qu'il n'existe plus entre la température de la partie vivante et celle du milieu réfrigérant qu'une différence de 1°,5, au profit de la première.

« 2° Cet énorme abaissement de température partielle n'exerce aucune influence appréciable sur la température générale du corps, prise sous la langue.

« 3° Une immersion ou une douche générale suffisamment prolongée (25 secondes à une heure) dans de l'eau modérément froide (14 à 10°) peuvent abaisser la température animale, prise sous la langue, de 4 degrés. Ce résultat est accompagné d'une sensation si pénible pour le sujet de l'expérience, qu'il ne m'a pas été possible de pousser plus loin celle-ci.

« 4° L'abaissement de la température générale est accompagné d'une diminution dans la fréquence du pouls (6 à 9 pulsations par minute) sans modification appréciable de la respiration.

« 5° Pendant les quelques minutes (10 à 15) qui suivent l'immersion générale, la température du corps, quelle que soit celle de l'atmosphère ambiante, baisse encore de quelques dixièmes de degrés (4 à 9 dixièmes), et ce nouvel abaissement est également accompagné d'une nouvelle diminution dans la fréquence du pouls. » (M. Fleury, *Traité d'hydrothérapie.*)

Les bains de rivière, dont on ne peut nier l'utilité, ne
réussissent pas toujours dans l'armée, lors même qu'ils
sont pris pendant les fortes chaleurs de l'été : nous avons
vu fréquemment, à la suite de la baignade, le nombre des
malades augmenter, et parfois des maladies assez graves,
telles que pneumonies, bronchites, otites, diarrhées, etc.,
survenir. A quoi doit-on attribuer ces effets? Nous pensons qu'ils sont dus en partie (la plupart des militaires ne
connaissant pas la natation) à l'inaction du système musculaire, qui, comme on le sait, favorise le refroidissement,
et à l'insuffisance de la réaction chez les individus faibles,
lymphatiques ou nerveux.

Depuis quelques années il a été créé une école de natation dans chaque régiment, dirigée par un officier. Cette
mesure, qui a été prise dans le but de rendre familier aux
hommes l'exercice de la natation, pourra rendre des services.

NÉCESSITÉ DES BAINS CHAUDS POUR LA TROUPE.

Les soins de propreté étant indispensables à toutes les
époques de l'année, il serait à désirer que dans les saisons
où les bains de rivière ne peuvent plus être pris, il y eût
dans chaque caserne un local renfermant sinon des baignoires, du moins une cuve d'une certaine dimension,
contenant de l'eau chaude, et dans laquelle les hommes
pourraient, par vingt ou trente à la fois, se laver les pieds
et une partie du corps. L'eau chaude nécessaire à cet usage
pourrait être obtenue presque sans frais en ménageant et
utilisant la chaleur qui se perd dans les cuisines. Avec
cette chaleur, une chaudière placée dans un fourneau
communiquant avec celui des marmites, fournirait de
l'eau à un degré convenable et en quantité suffisante pour
les besoins relatifs à la propreté du corps. L'adoption de ce
moyen économique serait un bienfait pour l'armée, puisqu'il contribuerait au maintien de sa santé : la privation
de bains qu'éprouve la troupe pendant les trois quarts de

l'année est une cause qui prédispose à beaucoup de maladies.

Bains frais. — Les bains frais de 18 à 25 degrés centigrades (la première de ces températures est celle, en moyenne, que possèdent, dans nos climats, les fleuves et les rivières pendant l'été) produisent une fraîcheur agréable, en soustrayant au corps une certaine quantité de calorique, donnent un peu de ton à la peau en diminuant l'abondance de la transpiration cutanée, calment l'excitabilité nerveuse, réveillent l'action musculaire et les fonctions languissantes de l'appareil digestif en même temps qu'ils impriment à l'organisme un peu de force et d'énergie. Ces bains sont fréquemment suivis d'une réaction franche ; leur durée peut être plus prolongée sans inconvénient que celle des bains froids.

Bains tempérés. — Les bains tempérés de 25 à 30 degrés sont, surtout pour les habitants des pays chauds qui ont à lutter contre une température très-élevée, d'une utilité bien grande. Tout en modérant la transpiration cutanée et l'excitabilité générale, et en donnant un peu de ton à l'organisme affaibli, ils agissent comme moyen prophylactique contre les affections endémiques et épidémiques si fréquentes et si graves dans les régions équatoriales. Ce bain, qui est considéré dans les pays chauds comme froid, parce que la différence qui existe entre la température de l'air ambiant et celle de l'eau du bain cause cette sensation, est, pour les habitants de nos climats qui sont exposés à une température moins élevée, un bain tiède, la sensation qu'il fait éprouver tenant du froid et de la chaleur en même temps.

Les bains tempérés ou tièdes à une température qui s'approche de 30 à 32 degrés, sont très-salutaires ; ils conviennent à la plupart des tempéraments ; ils ralentissent la circulation, délassent, donnent de la souplesse à la peau et en rendent les fonctions plus parfaites ; ils exercent une influence favorable sur les affections nerveuses, surtout lorsqu'ils sont prolongés; ils conviennent aux convalescents, et enfin ils sont d'un usage habituel pour les soins de propreté. Ces bains ont pour effet général l'introduction dans l'économie d'une certaine quantité d'eau, qui, se répandant dans nos tissus et se mêlant à nos liquides, dilue le sang et les humeurs, calme la soif, augmente la sécrétion urinaire, et produit une sédation générale : pris fréquemment et trop prolongés, ces bains finissent par affaiblir l'organisme.

Bains chauds. — Les bains chauds de 33 à 38 degrés font éprouver, lorsque leur température atteint ce dernier degré, une sensation désagréable de chaleur qui est suivie du gonflement et de la coloration de la peau, de l'injection de la face et des yeux. Sous leur influence, la circulation s'accélère, les mouvements du cœur augmentent de fréquence, deviennent tumultueux, et la respiration est difficile et pénible. Le sang affluant au cerveau, il survient de la céphalalgie, de la somnolescence et parfois des vertiges. Chez les personnes sanguines, un tel bain, surtout s'il était prolongé, pourrait amener la congestion cérébrale et même l'apoplexie ; la transpiration augmentant en outre considérablement, il en résulte un affaiblissement général d'autant plus intense que la durée du bain a été plus prolongée : ces bains sont presque toujours nuisibles, ils ne conviennent guère que dans le cas où la peau et l'organisme ont besoin d'être stimulés, et il faut encore, dans ce cas, qu'ils soient peu prolongés

BAINS DE MER.

Les bains de mer variant sous le rapport de la température, suivant la latitude, doivent produire nécessairement des sensations et des effets un peu différents, selon les contrées où il en est fait usage. Dans nos climats, ils exercent à peu près la même action physique sur l'organisme que ceux de rivière à la même température; mais ils agissent en outre, par le choc que détermine le mouvement alternatif des vagues à la surface du corps, par la stimulation que les principes chimiques que contient l'eau de mer communiquent à la peau, surtout le sel marin qui y est renfermé en assez forte proportion, et enfin par l'excitation générale que l'absorption de cette dernière substance amène. Les bains de mer, toniques et excitants en même temps, conviennent aux personnes lymphatiques, aux scrofuleux, aux individus qui ont les fonctions digestives languissantes ou qui sont atteints de faiblesse générale. Ces bains doivent être de courte durée (5, 10 ou 15 minutes); du reste cette durée doit être subordonnée à la constitution, au tempérament et à l'état de santé des individus. D'après les observations faites pendant dix ans à Dieppe par M. Gaudet, la température de la mer aurait été en moyenne pendant l'été de 18°,2, de juillet à septembre.

BAINS D'ÉTUVE.

Bains d'étuve sèche. — L'agent qui constitue les bains d'étuve sèche est l'air élevé à un certain degré de température au moyen de fourneaux dont le calorique se dégage par des conduits dans des pièces bien closes, ou à l'aide d'une lampe à esprit de vin dans des espèces de boîtes percées d'une ouverture en haut qui permet à la tête de rester libre au dehors. Ces bains ont pour effet d'augmenter considérablement la transpiration cutanée ou plutôt de produire d'abondantes sueurs, après avoir préalablement déterminé dans l'organisme une excitation générale qui n'amène ordinairement aucun accident, et qui est très-supportable. L'évaporation qui se fait à la surface de la peau, de même qu'à celle de la muqueuse pulmonaire, empêchant le corps de se mettre en équilibre de température avec le milieu qui l'entoure, permet à l'homme de pouvoir s'exposer pendant quelques moments à une température parfois excessive sans trop d'inconvénient. Ainsi, M. Berger a pu rester pendant sept minutes dans une étuve dont la température était de 108°,75 centigrades; Blagden a supporté également dans une étuve, pendant huit minutes, une température de 112 à 122° centigrades. Quoi qu'il en soit, les bains d'étuve sèche, pour être salutaires, ne doivent pas dépasser 50 à 55 degrés au plus. Les sueurs profuses que produit l'air chaud de l'étuve font éprouver au corps une diminution sensible de poids. Ces bains, dont l'usage est répandu dans les climats les plus opposés, le Nord et l'Orient, sont suivis dans ces régions de certaines pratiques. Les Orientaux, à la sortie de l'étuve se font frictionner ou masser; le massage produit un excellent effet : il procure un prompt délassement, un bien-être général, l'assouplissement des articulations et de la peau et rend les fonctions de celle-ci plus régulières et plus parfaites. Les Russes et les Finlandais, après le bain, se font ou flageller ou donner des douches d'eau froide, ou se plongent dans l'eau presque glacée, après cela ils s'exposent de nouveau à la vapeur, ou se font faire de fortes frictions pour obtenir une réaction franche. Ces bains, qui sont stimulants, ne sont guère employés en France que dans un but thérapeutique.

Bains d'étuve humide. — C'est l'eau réduite à l'état de vapeur qui constitue cette espèce de bain. Dans cette étuve, l'air se trouvant saturé déjà de vapeur, ne peut dissoudre celle qui est fournie par l'exhalation cutanée, fonction qui, du reste, se trouve presque supprimée par le fait de cette saturation. La suppression de cette fonction importante, qui empêche le corps humain de se mettre en équilibre de température avec les milieux qui en ont une plus élevée, permet au calorique de s'accumuler dans l'organisme, où il détermine des effets plus ou moins intenses, tels que oppressions, palpitations, fréquence du pouls, gêne respiratoire, anxiété, suffocations, etc. Ces symptômes, qui se montrent avant que la température de l'étuve ait atteint 40 degrés, augmentant d'intensité à une température plus élevée, il est prudent de ne pas pousser ce bain au-dela de 40 ou 45 degrés au plus. Les animaux placés dans des étuves saturées de vapeur meurent après avoir éprouvé une augmentation de température de 6 à 7 degrés. Sous l'influence de ce bain, la surface de la peau se couvre de gouttes d'eau résultant de la condensation, de la transpiration et de la vapeur de l'étuve, et le poids du corps augmente un peu par suite de l'absorption de la vapeur par la peau et les poumons. Les bains d'étuve sèche étant plus faciles à supporter, et n'offrant pas d'ailleurs les inconvénients de ceux d'étuve humide, doivent, sous tous les rapports, être préférés à ces derniers.

CHAPITRE Ier.

Ingesta, choses introduites dans l'estomac.

DES ALIMENTS ET DE L'ALIMENTATION.

Les aliments sont des substances appartenant au règne animal ou au règne végétal susceptibles de se dissoudre dans les fluides du tube digestif, et qui, après avoir été introduites dans l'estomac et y avoir éprouvé une certaine élaboration, de même que dans les intestins, vont, étant mélangées au sang qui en opère le transport dans toutes les parties du corps, fournir les matériaux nécessaires à la réparation de nos tissus et à l'entretien de la chaleur animale.

Deux actes s'accomplissent simultanément dans l'organisme, l'assimilation et la décomposition. Ces deux actes, qui constituent la nutrition, ont chacun un but différent; l'un a pour objet la réparation des matériaux usés de nos tissus, l'autre l'élimination de ces mêmes matériaux. On distingue les aliments en aliments réparateurs et en aliments respiratoires ou combustibles. Les premiers servent à l'assimilation et réparent les pertes faites par l'organisme. Les seconds servent à favoriser ou à régler la décomposition ou désassimilation, en même temps qu'ils concourent à la production de la chaleur animale. Les substances azotées constituent les aliments réparateurs, les féculents, le sucre, les corps gras et huileux, le vin, l'alcool, etc., fournissent les aliments respiratoires. Parmi ces dernières substances, il en est qui facilitent ou activent la désassimilation , et d'autres qui la règlent ou la retardent. Le vin, l'alcool, le sucre sont dans ce dernier cas ; ces produits soutiennent sans nourrir, parce qu'ils permettent aux principes assimilés de servir plus longtemps sans être renouvelés.

Les aliments se divisent, en aliments d'origine animale et en aliments d'origine végétale. Chacune de ces classes contient des principes immédiats azotés et non azotés, mais dans une proportion différente.

ALIMENTS D'ORIGINE ANIMALE.

Les aliments d'origine animale se composent de principes immédiats azotés ou matières albuminoïdes, nom sous lequel on les désigne aussi, et de principes non azotés.

Principes azotés. — Ces principes sont : la fibrine, qui forme la base des muscles, l'albumine qui fait partie du sérum du sang, et que l'on trouve à l'état presque de pureté dans l'œuf, la caséine qu'on rencontre dans le lait ; la gélatine qu'on extrait des tendons, des ligaments et des os, la chondrine qu'on retire par l'ébullition des cartilages, et enfin la créatine, la créatinine, l'acide inosique (osmazome). Ces derniers principes, que l'on obtient par l'ébullition de la viande dans l'eau, se trouvent dans le bouillon dont ils forment la partie la plus nutritive.

Principes non azotés. — Ces principes sont : la graisse, le beurre, le sucre de lait et le miel.

ALIMENTS D'ORIGINE VÉGÉTALE.

Les aliments d'origine végétale contiennent, comme les précédents, des principes azotés et non azotés.

Principes azotés. — Ces principes sont : la fibrine végétale, qui n'est autre chose que le gluten, et que l'on rencontre dans beaucoup de graines, mais surtout dans celles des céréales : on la trouve aussi dans les parties tendres des plantes; l'albumine végétale qui existe dans les graines émulsives et dans le suc des végétaux, et la caséine végétale ou légumine que les graines des plantes légumineuses contiennent en quantité assez considérable.

Principes non azotés. — Les principes immédiats non azotés des végétaux sont : la fécule ou amidon, qu'on trouve abondamment dans la pomme de terre et dans les graines des céréales et des légumineuses, la dextrine, le sucre, la gomme, les matières mucilagineuses, la pectine, substance gélatineuse des fruits, et l'huile que certaines graines fournissent en quantité notable.

Il nous paraît nécessaire, avant de faire connaître la puissance nutritive des aliments et des principes immédiats qui les composent, ainsi que leur degré de digestibilité et l'action qu'ils exercent sur l'économie, de donner un aperçu des principaux phénomènes qui se passent pendant l'accomplissement de l'acte de la digestion.

DIGESTION.

Les aliments étant introduits dans la bouche, y sont broyés par les dents, ramollis et humectés par la salive dont la diastase (principe qui se forme dans le fluide salivaire lorsque celui-ci est en contact, dans la cavité buccale, avec l'air) transforme en dextrine une partie des matières féculentes.

Les aliments, après avoir été réduits en une pâte grossière, passent, à l'aide des mouvements combinés des lèvres, des joues et de la langue, de la bouche dans le pharynx, de celui-ci, par déglutition, dans l'œsophage, et arrivent enfin dans l'estomac, où ils excitent par le seul fait de leur présence la sécrétion du suc gastrique, fluide qui fait subir à certains principes alimentaires des modifications importantes.

Le suc gastrique est un liquide acide, limpide, d'une teinte légèrement citrine, d'une odeur fade, qui est sécrété par les follicules de l'estomac principalement pendant la digestion. A jeun et pendant l'abstinence, cette sécrétion est presque nulle. Le suc gastrique se compose d'eau 98 parties, de chlorures alcalins et terreux, d'un acide libre, qui est, comme l'ont reconnu M. Chevreul d'abord, puis MM. Lehmann et Bernard, l'acide lactique. Néanmoins le suc gastrique peut contenir pendant la digestion de l'acide acétique et de l'acide butyrique, mais, dans ce cas, ces deux acides sont le résultat de la transformation de certaines matières alimentaires (fécule, corps gras). Enfin il entre dans sa composition une substance importante existant spécialement dans la membrane muqueuse de l'estomac, qui agit à la manière des ferments et qu'on nomme pepsine.

Des divers principes qui composent la masse alimentaire, les uns sont profondément modifiés par le suc gastrique avec lequel ils se trouvent en contact dans la cavité stomacale, les autres n'en éprouvent aucun effet.

Matières azotées. — Le suc gastrique désagrége les matières azotées, les gonfle, les pénètre, leur fait perdre leur caractère chimique, et, après un certain espace de temps, il en opère la dissolution. Mais c'est à la pepsine seule, suivant l'opinion généralement admise, et qui est basée sur de nombreuses expériences, que cette dissolution doit être attribuée; l'eau et les acides du suc gastrique se bornent donc à imbiber et à gonfler les matières azotées, et à la pepsine exclusivement appartient la propriété de les dissoudre. Une fois dissoutes, ces matières sont absorbées partie dans l'estomac, partie dans l'intestin.

Matières non azotées. — Les substances féculentes, les corps gras, les huiles, la gomme, le sucre, etc., ne sont dissous ni altérés par le suc gastrique et y restent intacts. Le sucre de canne exceptionnellement s'y dissout, se transforme en sucre de raisin ou sucre non cristallisable et est absorbé dans cet état.

Liquides. — L'eau, le vin, les liqueurs spiritueuses, et les matières salines qui y sont contenues sont absorbées par les veines de l'estomac.

Sous l'influence du suc gastrique la masse alimentaire étant réduite en une pâte homogène appelée chyme, est, après avoir subi l'élaboration voulue, poussée par les contractions des parois de l'estomac dans le duodénum, où elle doit subir les modifications suivantes : les matières féculentes qui ont franchi l'estomac sans éprouver aucune altération, sont converties en dextrine, puis en glucose par le suc pancréatique, dont l'action est à peu près analogue à celle de la diastase salivaire ; ce suc a aussi la propriété d'émulsionner les corps gras, restés jusque-là intacts. Le rôle que joue la bile dans la digestion n'est pas encore bien déterminé. On pense néanmoins que cette matière n'est pas un fluide d'excrétion seulement. Il est probable que les principes alcalins de la bile servent à neutraliser les acides du suc gastrique et à émulsionner aussi en partie les corps gras.

FORMATION DU SUCRE DANS LE FOIE.

Le sucre qu'on trouve dans les veines sus-hépatiques ne proviendrait pas exclusivement des aliments féculents, d'après M. Bernard. Ce savant physiologiste ayant remarqué dans ses expériences que la veine porte, chez les carnivores, pendant la digestion de la viande crue, et chez les herbivores à jeun, ne contenait pas de sucre, tandis que le sang des veines sus-hépatiques en renfermaient en quantité appréciable, avait conclu de ce fait que le sucre devait nécessairement, dans ce cas, être sécrété par le foie, et se former, pour ainsi dire, de toutes pièces dans cet organe. Cette opinion, adoptée par presque tous les physiologistes, a été combattue dernièrement par M. Figuier, qui a trouvé du sucre, deux heures après le repas, dans la veine porte d'un animal nourri exclusivement avec de la viande crue. Les veines sus-hépatiques en contenaient peu dans ce moment, et ce n'est que trois heures plus tard qu'il en a rencontré abondamment dans ces veines. Cet expérimentateur, contrairement à l'opinion de M. Bernard, a trouvé également du sucre dans les vaisseaux de la circulation générale. M. Poggiale a aussi retiré du sucre du lait d'une chienne nourrie avec de la viande. Enfin M. Collin, de l'école d'Alfort, vient tout récemment de trouver du sucre chez les herbivores et les carnivores, non seulement dans le système sanguin, mais dans le chyle, la lymphe, divers produits de sécrétion, et dans la veine porte plusieurs heures après la digestion. Cependant il en a rencontré en plus grande abondance, dans cette période, dans les veines sushépatiques. Suivant cet observateur, il se formerait encore du sucre dans l'intestin, qui serait absorbé par les chylifères.

M. Bernard, pour confirmer sa première découverte, vient de prouver par des expériences concluantes que le foie coupé par morceaux, détaché du corps, lavé de manière à ce qu'il ne puisse contenir aucune matière sucrée, et laissé ensuite en repos pendant vingt-quatre heures, renfermait au bout de cet espace de temps des quantités appréciables de sucre; l'eau dans laquelle on avait fait bouillir une partie de ce même foie, analysée après une égale durée de temps, ne présentait aucune trace de sucre. Il résulte de cette expérience que le foie, même après la mort, continue à sécréter du sucre. Tel est à peu près l'état de cette question, qui a soulevé de vives discussions.

Quoi qu'il en soit, après avoir éprouvé dans l'estomac et le duodénum des modifications importantes qui les rendent propres à la nutrition, les divers principes composant la masse alimentaire, réduits en un liquide homogène, lactescent qui constitue le chyle, sont absorbés d'abord dans le duodénum, puis dans toute l'étendue de l'intestin grêle, les matières azotées par les veines et un peu aussi par les chylifères, le glucose provenant des féculents par les radicules de la veine porte, d'où il passe dans le foie, les veines hépatiques, la veine cave, le cœur, et de ce dernier dans les poumons où il est brûlé. Les corps gras sont absorbés exclusivement par les chylifères.

L'absorption de l'eau, des boissons et des sels qu'elles contiennent se fait directement par les veines de l'estomac. Portées dans le torrent de la circulation, les matières azotées vont fournir des matériaux réparateurs à tous nos tissus, et les principes des féculents, et les corps gras les éléments nécessaires à la calorification animale.

Le résidu de la masse alimentaire, composé principalement de cellulose ou ligneux et d'autres éléments, tels que ligaments, tissu épidermique, etc., qui ne sont pas susceptibles d'être digérés, constituent les excréments, qui sont rejetés au dehors par la défécation.

DIGESTIBILITÉ DES ALIMENTS.

Les aliments sont d'autant plus digestibles qu'ils se convertissent plus promptement en chyme, soit dans l'estomac, soit dans le duodénum (M. Béclard).

D'après les expériences de M. Blondlot, faites sur des chiens, voici quel serait l'ordre de digestibilité des matières azotées : La fibrine a été absorbée en une heure et demie ; le gluten cuit en deux heures ; la caséine en trois heures et demie ; l'albumine coagulée en six heures ; les tissus fibreux, ligaments et tendons en dix heures ; le mucus s'est toujours montré réfractaire à l'action du fluide gastrique. Suivant les expériences de M. Beaumont, faites sur le Canadien Alexis Martin, atteint d'une fistule stomacale, suite d'un coup de feu reçu à la région épigastrique, les viandes bouillies ou frites, de mouton, de bœuf, de veau et de porc se digèrent en quatre heures ; rôties, ces mêmes viandes sont digérées en trois heures et demie ; la digestion de la volaille noire se fait en trois heures et demie, celle de la volaille blanche en trois heures, et la chair de poisson en deux heures et demie.

Quant aux féculents ou principes non azotés, on ne sait rien de précis sur la durée de leur digestion. Celle-ci s'opérant presque entièrement dans le duodémum, il n'a guère été possible, malgré les expériences que l'on a tentées, d'avoir aucun résultat satisfaisant à cet égard. Seulement, on sait positivement que c'est dans l'intestin que les matières non azotées subissent les élaborations qui les rendent alibiles. Quoi qu'il en soit, les végétaux sont généralement de moins facile digestion que les substances d'origine animale. En effet, ce sont les légumes qui, non seulement fournissent le plus de parties non digestibles, telles que les enveloppes de certains fruits, des graines légumineuses, et surtout la cellulose ou fibre végétale, mais qui constituent, lorsqu'ils ne sont pas très-divisés ou hachés, les aliments les plus réfractaires à l'action digestive. Ils parcourent, parfois, le tube intestinal sans éprouver aucune altération, et on les retrouve presque intacts dans les excréments ; les petits pois, les carottes, les champignons surtout, sont souvent expulsés sans avoir été digérés.

Le genre de vie que l'on mène a une influence marquée sur la digestion ; l'exercice modéré la favorise, l'exercice violent la trouble ; la vie sédentaire, les travaux de cabinet les ralentissent; enfin elle est plus active pendant la veille que pendant le sommeil; en général on fixe à quatre ou cinq heures la durée de la digestion.

Cuisson des aliments.—Le mode de cuisson des aliments a également une grande influence sur leur digestibilité. Ainsi, les viandes rôties ou grillées sont en même temps plus tendres, plus nourrissantes et plus faciles à digérer que celles qui sont bouillies ou cuites dans le four ou dans des vases non clos. Dans le premier cas, la viande étant saisie par un feu vif et régulier, il se forme, sous l'influence d'une température qui varie de 100 à 120 degrés, une croûte à l'extérieur qui est le résultat de la rétraction des tissus et de la coagulation de l'albumine et de l'hématosine. Cette croûte empêchant la dessication des parties internes et l'évaporation des sucs, il en résulte que la viande conserve, non seulement ses principes nutritifs, mais qu'elle devient plus tendre par l'intermédiaire des sucs, qui, en contact avec les fibres musculaires, les pénètrent, les désagrègent, les ramollissent et en diminuent la densité. Sous l'influence de la chaleur, l'arôme qui caractérise chaque espèce de viande se développe.

Les viandes bouillies éprouvent, par l'effet de la température à laquelle elles sont soumises, un retrait qui les rend plus denses, et l'albumine et l'hématosine qu'elles contiennent se coagulent, la première à une température d'environ 50 degrés, la seconde à celle de 70 degrés.

La coagulation de ces deux substances, la dissolution dans l'eau des autres principes solubles rendent la viande ainsi cuite, dure, sèche et peu nourrissante.

La viande à l'étuvée, cuisant dans des vaisseaux clos avec une très-faible quantité d'eau, et en quelque sorte dans ses propres sucs, conserve ses principes nutritifs. Ainsi préparée, elle est agréable à manger, très-tendre et très-nourrissante.

Les viandes salées rendues dures et compactes par le

sel dont elles se trouvent pénétrées, sont d'une digestion difficile.

Les légumes cuits dans l'eau sont plus digestibles que ceux frits dans le beurre ou dans la graisse, et leur digestibilité augmente beaucoup lorsqu'ils sont hachés ou réduits en purée. Les graines des légumineuses (haricots, pois, lentilles, fèves, etc.) sont également bien plus faciles à digérer lorsqu'elles sont en purée que lorsqu'elles sont entières ; l'enveloppe dont elles sont pourvues et qui est réfractaire à l'action de l'estomac, est la cause principale qui les rend indigestes et qui en empêche la cuisson. La décortication de ces graines remédierait à cet inconvénient.

Aucun des principes immédiats non azotés et azotés pris isolément n'a de pouvoir nutritif. Les expériences de Magendie, de Tiedemann et Gmelin, prouvent que des chiens nourris exclusivement soit avec de la gomme, soit avec du sucre, soit avec la gélatine, l'albumine ou la fibrine, et même avec ces trois dernières substances mélangées dans des proportions égales à celles où elles se trouvent dans la viande, maigrissent au bout d'une quinzaine de jours, s'affaiblissent journellement, finissent même par refuser la nourriture qu'on leur donne, et succombent, lorsqu'ils ont été nourris avec des principes non azotés vers le quarantième jour, et dans un espace de deux ou trois mois, lorsqu'ils ont été soumis au régime des principes azotés.

Il résulte de ces faits que l'organisme pour reconstituer les divers principes qui lui sont enlevés par la décomposition, a besoin de retrouver dans une alimentation complexe des substances analogues à celles dont les divers organes sont composés.

SUBSTANCES ALIMENTAIRES TIRÉES DU RÈGNE ANIMAL

Des différentes espèces de viande.

Les viandes en général sont composées en proportions

variables, mais qui diffèrent peu des principes immédiats suivants : fibrine, gélatine, albumine, graisse, et de substances solubles dans l'eau, telles que créatinine, créatine, acide inosique (*osmazome*). Ces principes forment la base du bouillon.

Une analyse comparée entre la viande de bœuf et la chair de poisson, faite par Schutz, a donné les résultats suivants :

	Viande de bœuf.	Chair de poisson.
Fibrine, tissu cellulaire, nerfs, vaisseaux .	15	12
Albumine.	4,3	5,2
Extrait (dissous par l'alcool) et sels . . .	1,3	1
Extrait (obtenu par l'eau) et sels	1,8	1,7
	Traces.	Traces.
Phosphates.	0,1	»
Graisse et perte. . . . , ...	77,5	80,1
	100	100

D'après une analyse de Berzelius, la chair de bœuf se compose de :

Eau	77,	17
Fibres charnues, vaisseaux et nerfs.	15,	80
Tissu tendineux réductible	1,	90
Albumine analogue au blanc d'œuf et au sérum du sang.	2,	20
Substances solubles dans l'eau, non coagulables par l'ébullition.	1,	05
Matières solubles dans l'alcool	1,	80
Phosphate de chaux.	0,	08
		100

Suivant Brandes, cent parties de la chair musculaire des animaux ci-après désignés, contiennent :

	Eau.	Albumine et fibrine.	Gélatine.
Bœuf	74	20	6
Veau	75	19	6
Mouton.	71	22	7
Porc.	76	19	5
Poulet.	73	20	7
(Graisse)	79	14	7
Merlan.	82	13	5
Sole.	79	15	6

Comme on le voit, la proportion dans laquelle se trouvent les principes immédiats dans les diverses espèces de viande ne présentent pas une différence bien sensible. Quant au pouvoir nutritif de ces principes, la fibrine doit être placée en première ligne. Cette substance, répandue abondamment dans l'organisme, constitue la fibre musculaire, et forme l'un des principaux éléments du sang. Viennent ensuite l'albumine, les principes solubles, l'osmazome surtout.

Gélatine. — La gélatine à l'état de pureté est considérée aujourd'hui comme n'ayant aucune propriété alimentaire. Darcet, attribuant à cette substance une vertu nutritive assez puissante, avait pensé qu'étant prise isolément ou mélangée soit au bouillon, soit à d'autres aliments, elle devait produire un bon effet et rendre ces derniers plus nourrissants. C'est dans cette persuasion qu'il avait cherché par des efforts persévérants et aussi dans le but d'être utile à la classe indigente et de procurer une grande économie aux établissements hospitaliers, à en faire adopter l'usage. Mais les expériences incomplètes faites par ce chimiste sur des chiens ayant été renouvelées, non seulement sur des animaux, mais sur l'homme, par des physiologistes, tels que Magendie, Donné, Valentin, Gannal, il en est résulté la preuve, contrairement à l'opinion de Darcet, que la gélatine donnée isolément ou associée à des aliments, n'a aucun pouvoir nutritif et qu'elle trouble même les fonctions digestives. Les chiens soumis au régime de cette substance furent atteints de diarrhée, et des malades de l'hôpital Saint-Louis et de l'Hôtel-Dieu, qui avaient été mis à l'usage du bouillon gélatineux, en éprouvèrent également un effet purgatif. La gélatine se retrouve dans les urines et les fèces des animaux qui en ont été nourris. M. le professeur Bérard termine son rapport sur la gélatine, lu, il y a peu d'années, à l'académie de médecine, par les conclusions suivantes, qui ont été adoptées :

« 1° Les propriétés réparatrices du bouillon ne sont pas proportionnées à la quantité de la gélatine qu'il renferme ; 2° ces propriétés sont dues en grande partie à d'autres principes que la viande abandonne à l'eau dans laquelle on la fait bouillir ; 3° la dissolution de gélatine dite *alimentaire* ne contient pas ces principes ; 4° l'introduction de la gélatine dans le régime ne permet pas de diminuer sensiblement la quantité d'aliments dont on fait usage, et, à ce titre, elle n'offre aucun avantage économique ; 5° l'addition de cette substance aux aliments dérange les fonctions digestives d'un grand nombre d'individus, et à ce titre encore son emploi offrirait quelques inconvénients au point de vue de l'hygiène et de la diététique. »

Suivant M. Béclard, si la gélatine du commerce ne nourrit pas, c'est qu'étant extraite à l'aide de la vapeur ou au moyen des acides, des os puants et fétides, dont on se sert dans les fabriques, elle est profondément altérée dans sa nature. D'après ce même physiologiste, « la gélatine obtenue par la coction des pieds de veau (tendons) ou par celle des os frais, est une substance réellement nutritive. Les expériences de M. Bernard sont positives à cet égard. »

Dans tous les cas, si on ne considère pas la gélatine comme dépourvue de toute propriété nutritive, on doit lui en attribuer fort peu et ne compter que médiocrement sur son action réparatrice dans l'alimentation.

Graisse. — La graisse est difficilement supportée par l'estomac, qu'elle fatigue par sa présence avant de passer dans le doudénum, où elle est émulsionnée par le suc pancréatique. Après avoir éprouvé cette modification, elle est absorbée par les chylifères et portée ensuite par le torrent de la circulation dans les poumons, où elle est brûlée en majeure partie pour entretenir la chaleur humaine. Sous ce rapport, la graisse est un aliment combustible par excellence. Elle doit cette propriété à la forte proportion de carbone qui entre dans sa composition. La faible portion de graisse qui n'est pas brûlée va se déposer dans le tissu adipeux. Des observations récentes tendent à prouver que les féculents, le sucre, peuvent, pendant la digestion, se transformer en graisse. En effet, on voit des animaux engraisser sans qu'il entre des matières grasses dans leur nourriture, et d'autres qui présentent un volume de graisse bien supérieur à celui que les substances dont ils ont été nourris contenaient.

QUALITÉS PHYSIQUES DE LA VIANDE.

La viande de bœuf, qui est celle dont il est fait le plus usage, doit présenter, pour être de bonne qualité, une couleur rouge un peu foncée, mais franche, être assez ferme, et offrir, lorsqu'on la coupe transversalement, des espèces de marbrures. Les fibres musculaires dont elle est formée doivent être réunies en faisceaux compactes par un tissu cellulaire dense et être entremêlées d'un peu de tissu adipeux (graisse); ce dernier tissu, assez abondant chez les animaux bien portants et qui ont été convenablement nourris, doit être consistant. Enfin la viande ne doit avoir d'autre odeur que celle qui lui est propre et qui se rapproche un peu de l'odeur fade du sang, ni offrir aucune tumeur ni ulcération de mauvaise nature dans aucune de ses parties.

Une viande d'un rouge vif dénote que l'animal a été mal saigné; celle qui est d'un rouge pâle et dont la graisse est rare et sans consistance, dont les fibres molles, faciles à déchirer, ne sont plus maintenues que par un tissu cellulaire lâche, et qui en outre présente à sa surface des gouttes d'une espèce de sérosité rougeâtre, est une viande de mauvaise qualité et peu nutritive ; elle appartient généralement à des animaux qui ont été mal nourris, ou qu'on a fait trop travailler, ou bien qui étaient malades ; dans ce dernier cas, elle est livide et d'une teinte pâle inégale.

La viande des animaux trop vieux est d'une couleur foncée, et les chairs sont longues et fibreuses.

Les animaux trop jeunes présentent une chair pâle, molle, mucilagineuse et à courtes fibres.

L'âge des animaux a une influence sur la qualité de la viande; ainsi, ce sont les animaux adultes qui fournissent la viande la plus nutritive, la plus tendre et en même temps la plus salubre; celle qui appartient à des animaux âgés est dure, coriace, d'une cuisson difficile et bien moins nourrissante que la précédente; la viande provenant d'animaux trop jeunes a des propriétés nutritives faibles et elle est en outre indigeste : cela tient à la quantité assez considérable de gélatine qu'elle renferme.

Les différentes espèces de viande, pour être plus tendres, doivent être mortifiées, c'est-à-dire gardées, suivant la température et la saison, un certain espace de temps, trois ou quatre jours en hiver, et un ou deux jours en été, avant d'être soumises à la cuisson.

Des expériences assez nombreuses aujourd'hui prouvent que la viande des animaux malades et atteints même de maladies contagieuses, telles que charbon et morve, n'exerce, lorsqu'elle est cuite, aucune action nuisible sur les individus qui en font usage. Ce qui démontre que c'est bien la cuisson qui enlève à la viande sa propriété toxique, c'est que des bouchers ont pu contracter le charbon en dépéçant la viande d'animaux qui étaient atteints de cette maladie, tandis que les personnes qui en mangeaient après l'avoir fait cuire n'en éprouvaient aucun effet fâcheux. Quoi qu'il en soit, si ces sortes de viande ne produisent pas d'accidents manifestes lorsqu'on en fait usage, il serait à craindre qu'une consommation prolongée n'amenât quelque dérangement dans la santé.

Il résulte également des nombreuses expériences faites à l'école d'Alfort que la viande des animaux, tels que porcs nourris avec de la chair provenant de chevaux atteints de morve, peut être consommée sans danger par l'homme. Des personnes attachées à cette école ont pu faire un usage prolongé, sans en éprouver le moindre inconvénient, du lard et de la viande des cochons ainsi nourris.

Bœuf. — La viande de bœuf, qui est celle dont la consommation est la plus considérable, est très-saine et nourrissante. C'est avec cette viande que sont faits les bouillons et les consommés les plus réconfortants.

Mouton. — La chair du mouton est plus sapide, plus tendre, aussi facile à digérer et aussi nourrissante, si elle ne l'est plus, que celle du bœuf ; mais son usage prolongé finit par produire sur l'organisme une exitation générale due à l'osmazome qui se trouve en proportion plus considérable dans cette viande que dans celle du bœuf. La viande de mouton convient principalement aux individus d'un tempérament lymphatique et à ceux qui sont scrofuleux. On fait dans le Midi, pendant les fortes chaleurs, avec le mouton un bouillon aussi agréable au goût et aussi bon que celui de bœuf.

Agneau. — L'agneau n'est guère bon à manger qu'à six mois. Avant cette époque, sa chair molle, gélatineuse, est peu nourrissante et d'une difficile digestion.

Veau. — La viande de veau contient moins de principes nutritifs et moins d'osmazome que celle de bœuf et de mouton; elle est tendre et d'une couleur d'un blanc rosé. Quand elle appartient à un animal trop jeune, cette viande est molle, gélatineuse, d'une difficile digestion et très-peu nourrissante ; dans ce cas, c'est à la gélatine dont elle est pénétrée qu'elle doit d'être indigeste et au défaut de principes azotés de l'osmazome surtout d'avoir de faibles propriétés nutritives. La viande de veau, pour être salubre, doit provenir d'un animal âgé au moins de trois ou quatre mois; elle est alors d'une couleur un peu plus foncée, plus ferme et contient plus de principes azotés ; rôtie, il s'y développe, sous l'influence de la chaleur, un arôme qui la rend agréable à manger ; elle convient aux convalescents et aux personnes dont les voies digestives sont dans un état de faiblesse.

Porc. — La viande de porc, plus dense et plus chargée de graisse que celle de tous les animaux dont il vient d'être question, est, pour cette dernière raison surtout, indigeste; néanmoins elle est très-nourrissante, mais les personnes seules qui se livrent à de rudes travaux, et dont les forces digestives ont beaucoup de puissance, peuvent bien se trouver de son usage. La chair du cochon de lait contenant une masse considérable de gélatine, n'a presque pas de pouvoir nutritif et est en outre très-difficile à digérer.

Chèvre et bouc. — La viande de chèvre est dure et se digère mal; celle de bouc est bien plus dure encore et a une odeur repoussante qui ne permet guère de pouvoir en faire usage. La chair du chevreau est tendre, assez bonne et assez digestible lorsque l'animal n'est pas trop jeune.

Cheval. — La viande de cheval, contre laquelle on a une prévention que rien ne justifie, est très-bonne à manger, et on peut en faire du bouillon qui n'est pas inférieur à celui de bœuf. La nourriture du cheval étant semblable et même supérieure à celle du bœuf et des autres animaux qui fournissent la viande de boucherie, on ne voit pas pourquoi la chair de ce quadrupède ne serait pas aussi alimentaire. Les expériences récentes qu'on vient de faire à ce sujet, celles que le baron Larrey avait faites pendant les guerres de l'empire, prouvent que la viande de cheval est un excellent aliment; la vente de cette viande est du reste tolérée à Naples, à Copenhague, en Autriche, etc. En temps de guerre, les chevaux tués par le feu de l'ennemi peuvent être d'une ressource immense pour les besoins d'une armée à laquelle les vivres commencent à manquer.

Voici ce que dit l'illustre Larrey, dans un passage de ses Mémoires au sujet de la viande de cheval : « L'expérience nous démontre que l'usage de la viande de cheval est très-convenable pour la nourriture de l'homme; elle me semble surtout très-nourrissante, le goût en est également agréable ; j'en ai souvent fait faire usage, avec le plus grand succès, aux soldats et aux blessés de notre armée. Pendant le siége d'Alexandrie, en Égypte, j'en ai tiré un parti avantageux. Pour répondre aux objections qui avaient été faites par beaucoup de personnages marquants dans l'armée, et surmonter la répugnance du soldat, je fus le premier à faire tuer mes chevaux et à manger de cette viande. A la bataille d'Eylau, pendant les premières vingt-quatre heures, j'ai dû nourrir nos blessés avec de la chair de cheval. »

PRODUCTION DE LA VIANDE.

La production de la viande est insuffisante en France. Voici, d'après M. Payen, la quantité de viande que fournissent, par an, les diverses espèces d'animaux :

Espèce bovine	302,000,000 kil.
Espèces ovine et caprine.	83,000,000
L'espèce porcine donne en viande de charcuterie. ·	315,000,000
La totalité de la viande des animaux abattus est de.	700,000,000
Il faut ajouter à cette quantité l'équivalent que représentent les volailles, le gibier, les poissons, les œufs, les fromages, que l'on peut évaluer à.	280,000,000
Total général.	980,000,000 kil.

Ce total étant divisé entre 35,000,000 d'individus, population de la France, donne 28 kilogrammes par an, ou 76 grammes 71 centigrammes par jour et par personne. Mais cette quantité, déjà insuffisante pour constituer une bonne alimentation, n'est pas celle qui est consommée par chaque individu. Sur la totalité de la viande vendue annuellement, les habitants des villes en consomment la majeure partie, ceux des campagnes en faisant un usage très-restreint.

BOUILLON.

Le bouillon est une préparation alimentaire des plus répandues. On le fait le plus généralement avec de la viande de bœuf. Il constitue, avec le pain qu'on y fait tremper ou les pâtes féculentes et les légumes qu'on y fait cuire, un aliment très-salubre et très-nourrissant, surtout lorsqu'il est bien préparé et que la viande qui sert à sa confection est de bonne qualité et en suffisante quantité. Il faut ordinairement, pour obtenir un assez bon bouillon, 500 grammes de viande pour 2 litres d'eau, 30 grammes de légumes et 8 grammes de sel. La viande est mise à froid dans l'eau, qu'on pousse ensuite jusqu'à l'ébullition. Celle-ci étant obtenue, on la maintient d'une manière régulière et sans l'activer pendant environ cinq heures, temps nécessaire à la confection du bouillon. L'eau froide enlève d'abord une grande partie des principes solubles de la viande, et l'ébullition ceux qui demandent une température plus élevée pour se dissoudre. Sous l'influence de la chaleur, l'hématosine, principe colorant du sang, et l'albumine se coagulent, l'une à 70 degrés, l'autre à 60 degrés environ, et forment l'écume qu'on doit avoir soin d'enlever. Les légumes frais, qui contiennent aussi un peu d'albumine, fournissent également une certaine quantité d'écume.

Les substances organiques que contient le bouillon, telles que gélatine, créatine, créatinine, albumine cuite, matières extractives odorantes, peuvent être évaluées à 12 ou 15 pour 1,000, et les sels organiques (lactates, inosates et principes aromatiques des légumes) à 8 ou 10 pour 1,000 également, ce qui fait en tout de 20 à 25 pour 1,000 de matières organiques.

La viande de bœuf, qui sert à confectionner le bouillon, perd en poids 15 pour 100; le mouton, 10 pour 100; le poulet, 13 1/2 pour 100. Il faut ensuite compter un cinquième d'os qui diminue d'autant la quantité de la viande bouillie.

VOLAILLE.

Poulet et dinde. — Le poulet et le dindon ont la fibre musculaire peu dense, leur chair contient peu de gélatine et d'osmazome, mais elle renferme néanmoins assez de principes nutritifs ; elle se digère facilement et convient à la plupart des estomacs et aux individus convalescents.

Oie et canard. — L'oie et le canard, dont la chair est compacte et dure, et qui, en outre, se chargent plus ou moins de graisse, sous l'influence de la nourriture qu'ils reçoivent, sont indigestes. Rôtis, ils sont mieux supportés par l'estomac.

GIBIER.

La chair des animaux et oiseaux appartenant aux diverses espèces de gibier dont l'homme fait usage (lièvres, lapins, chevreuils, perdrix, faisans, pigeons, bécasses, canards, oies, etc., a la même composition que celle des mammifères qui fournissent la viande de boucherie. Cette chair néanmoins contient moins de gélatine et de graisse, et a une couleur généralement plus foncée. Le degré de cette coloration, qui varie suivant l'espèce de gibier et qui est subordonné à la plus ou moins grande proportion d'osmazome que les parties musculaires renferment, dénote assez bien les propriétés plus ou moins digestives, plus ou moins nutritives et stimulantes que possède la chair de chaque animal. (M. Lévy.)

La chair des oiseaux sauvages est en général plus digestible et plus nourrissante que celle des oiseaux de même espèce qui sont devenus domestiques, comme le canard et l'oie.

Le gibier, pour devenir plus tendre, plus digestible et acquérir plus de propriétés sapides, a besoin de subir un

certain degré d'altération, c'est-à-dire d'être un peu fai-
sandé. Mais il ne faut jamais qu'il éprouve la fermentation
putride, et qu'il soit mangé en cet état, comme quelques
gastronomes le font. Pris modérément, il est assez bien
supporté par l'estomac, et constitue un aliment légèrement tonique, stimulant et réparateur. Les personnes
néanmoins qui ont un estomac délicat doivent s'en abstenir. L'usage fréquent du gibier produit un effet stimulant
et irritant sur les voies digestives et sur l'organisme ; il
convient, donné en faible quantité, aux personnes d'un
tempérament lymphatique, et à celles qui ont le sang ap-
pauvri (comme il arrive dans l'anémie) et qui ont besoin
d'une nourriture substantielle, un peu tonique et stimulante.

POISSONS.

En général la chair de poisson doit à son peu de densité d'être plus digestible que celle des autres animaux ;
composée à peu près des mêmes principes que cette dernière, mais en proportion moindre, elle lui est très-infé-
rieure sous le rapport des propriétés nutritives.

Les poissons dont la chair est blanche, dépourvue de
gélatine, de graisse ou d'huile, sont ceux qui conviennent
le mieux à l'estomac, et qui se digèrent avec le plus de facilité. On peut ranger dans cette catégorie : le merlan, l'é-
perlan, la sole, la limande, le carrelet, le turbot, la barbue,
la lotte, la truite, la dorade, la perche, etc. L'anguille a une
chair délicate ; mais, à cause de la graisse dont elle est
chargée, elle est indigeste ; rôtie ou grillée et assaisonnée
avec certains condiments, elle se digère plus facilement.

Parmi les poissons à chair compacte, colorée, il en est
qui, malgré la graisse et la gélatine qu'ils contiennent, et
leur peu de digestibilité, fournissent cependant une très-
bonne et substantielle nourriture ; ils conviennent aux
estomacs robustes. On doit placer dans cette classe, le bro-

chet, l'esturgeon, le saumon, le maquereau, le thon, la lamproie, etc.

On doit s'abstenir de manger les œufs de brochet, de barbeau, de tanche, de lamproie, de turbot et de lotte, ils occasionnent souvent des vomissements, des coliques et de la diarrhée.

MOLLUSQUES.

Huîtres. — Les huîtres constituent un excellent mais peu nutritif aliment, dont la digestion est très-facile. La chair de l'huître est très-délicate; elle contient de l'albumine en proportion considérable, et renferme aussi une certaine quantité d'eau salée, qui, en agissant comme condiment, peut en faciliter la digestion. Les huîtres, pour être bonnes et délicates, doivent avoir été parquées; celles qui sont vertes sont les plus recherchées. Cette coloration, qui est due à la couleur verte qu'ont les animalcules infusoires dont l'huître se nourrit, lui fait acquérir plus de saveur et de délicatesse. Pendant les mois de mai, juin, juillet et août, époque du frai, les huîtres sont maigres et sans saveur.

Le lait, comme on l'a prétendu, ne les dissout pas et ne les rend pas plus digestibles. Les acides faibles ont seuls la propriété qu'on attribue au lait. C'est donc avec raison qu'un grand nombre de personnes arrosent aujourd'hui les huîtres, avant de les manger, avec quelques gouttes de jus de citron. L'huître cuite est dure et indigeste.

Moules. — Les moules, que l'on ne mange guère qu'après les avoir soumises à la cuisson, sont plus denses et plus indigestes que l'huître cuite; elles déterminent en outre assez souvent, peu de temps après leur ingestion dans l'estomac, et plus particulièrement depuis le mois de mai jusqu'au mois de septembre, une sorte d'empoisonnement qui n'est pas dû, comme on le croit, aux petits crabes qu'elles renferment parfois. D'après les observations suivies de M. de Beunie, il doit être attribué au frai d'un animal très-commun (l'étoile de mer) dont les moules se nourrissent à une certaine époque. Les étoiles de mer déposant leur frai depuis le mois de mai jusqu'à la fin d'août, on s'explique les qualités malfaisantes des moules pendant cette période. Voici les symptômes qui se manifestent dans cette circonstance : Douleur à l'épigastre, tranchées, ballonnement du ventre, céphalalgie avec gêne de la respiration, faiblesse du pouls, rougeur et gonflement de la face, vomissements, éruption cutanée consistant en des taches rouges ; parfois il y a un peu de délire. Ces accidents, qui ne durent ordinairement guère plus d'un jour, doivent être combattus dès le début à l'aide de 5 centigrammes d'émétique dissous dans un verre d'eau, plus tard on fait usage d'une potion laudanisée et éthérée (éther 20 gouttes, laudanum 15 gouttes, eau 100 grammes) à prendre par cuillerées toutes les demi-heures. Si des symptômes inflammatoires se déclaraient, il faudrait, dans ce cas, avoir recours aux antiphlogistiques (saignée du bras ou sangsues).

Escargots des vignes. — Les escargots sont très-recherchés comme aliment dans plusieurs contrées de la France, où il s'en fait une consommation considérable. Quand ils sont bien assaisonnés, ils ne sont pas désagréables à manger ; mais la cuisson les rend durs et indigestes. On fait au bain-marie, avec des escargots dépouillés de leur coquille, lavés et pilés (20 à 25 par litre d'eau), un bouillon auquel on attribue des propriétés adoucissantes et analeptiques, et qu'on vante contre les affections de l'appareil respiratoire (catarrhe pulmonaire, rhume) ; on en prépare également un sirop qu'on emploie pour combattre les mêmes maladies.

Crustacés. — Les homards, les langoustes, les crabes, les écrevisses qui appartiennent à la classe des crustacés, ont la chair compacte et réfractaire à l'action digestive. L'usage de cette chair étant cause de nombreuses indigestions, il est prudent de s'en abstenir. Il n'y a guère que les personnes douées d'une grande puissance digestive qui puissent en manger beaucoup sans trop de danger.

LAIT.

Le lait est l'aliment naturel et exclusif des enfants, dans les premiers mois qui suivent leur naissance ; il sert aussi de nourriture à l'homme dans beaucoup de circonstances. Dans plusieurs contrées de la France, telles que la Lorraine, l'Alsace, la Franche-Comté et dans la majeure partie de l'Allemagne, mélangé aux pommes de terre, il constitue le principal aliment des habitants de la campagne. Les matières azotées que ce liquide alimentaire contient augmentent le faible pouvoir nutritif de la pomme de terre. Associé au café, au thé et à d'autres substances, il est nourrissant et d'une facile digestion. Il entre enfin dans la préparation d'une foule de mets qui conviennent aux estomacs délicats.

Le lait peut être considéré comme adoucissant et calmant ; aussi est-il conseillé dans beaucoup de maladies, soit seul, soit coupé avec certaines tisanes. Le régime lacté convient aux convalescents et aux personnes atteintes d'inflammation chronique de l'estomac ou de gastralgie ; il réussit assez bien dans les diarrhées chroniques qui ont résisté à divers traitements.

Le lait convient à la plupart des personnes, mais il en est cependant chez lesquelles il ne réussit pas. Cela tient ordinairement à ce que ce liquide, en arrivant dans l'estomac, s'y coagule en masse, et n'est pas dissous sous cette forme par le suc gastrique ; il est alors ou rejeté par les vomissements, ou bien il passe dans l'intestin immédiatement après sa coagulation. Il détermine, dans ce cas, la diarrhée. En neutralisant l'acidité du suc gastrique, au moyen du bicarbonate de soude à la dose d'une cuillerée à café pour une tasse de lait, on peut éviter cet inconvénient.

Le lait n'est digéré qu'après avoir éprouvé une certaine décomposition dans l'estomac. En arrivant dans cet organe, il s'y coagule aussitôt, sous l'influence des acides du suc gastrique. La caséine se sépare alors des autres principes sous forme de grumeaux, et est dissoute ensuite par la pepsine dans un espace de temps plus ou moins long, suivant qu'elle est plus ou moins divisée, mais qui ne dure guère plus de trois heures et demie. Après sa dissolution, elle est absorbée par les veines de l'estomac et de l'intestin. L'eau, l'albumine, le sucre de lait sont absorbés en nature. Le beurre est émulsionné par le suc pancréatique dans le duodénum, et absorbé, dans cet état, par les chylifères.

La proportion des principes qui constituent les différentes espèces de lait est, d'après les analyses de M. Regnault, la suivante :

	Vache.	Anesse.	Chèvre.	Jument.	Chienne.	Femme.
Eau.	87,4	90,5	82,0	89,6	66,3	88,6
Beurre. . . .	4,0	1,4	4,5	traces.	14,8	2,6
Sucre de lait et sels insolubles.	5,0	6,4	4,5	8,7	2,9	4,9
Caséum. . . .						
Albumine. . .						
Sels insolubles. .	3,6	1,7	9,0	17	16,0	3,9

Plusieurs causes influent sur la composition et la qualité du lait : ainsi, le lait provenant du commencement de la traite contient moins de crème et de beurre que celui qui est recueilli à la fin. Ce dernier en renferme souvent plus du double. Cela tient à ce que la crème, en vertu de sa légèreté, vient se placer à la partie supérieure des mamelles. L'insuffisance de la nourriture ou sa mauvaise qualité produit un lait aqueux contenant très-peu de principes nutritifs. Les animaux, suivant le régime auquel ils sont soumis et la manière dont ils sont élevés, donnent du lait dont la qualité varie. Les vaches nourries dans les étables pendant une grande partie de l'année fournissent, quoique les aliments qu'on leur donne soient bons, un lait moins riche et moins agréable que celles qui paissent dans de belles et fertiles prairies. L'état de santé des animaux, de même que les soins hygiéniques dont ils sont l'objet, a aussi une influence favorable sur la qualité du lait. Les fourrages fins, composés de plantes variées et un peu aromatiques, communiquent à ce liquide et au beurre un arôme agréable et un bon goût; ceux qui contiennent des plantes marécageuses ou qui ont une odeur désagréable, transmettent également cette mauvaise odeur au beurre et au lait.

Le lait peut être falsifié, c'est-à-dire être étendu d'eau, et contenir des matières féculentes en suspension, telles que amidon. La présence de cette substance peut être reconnue facilement à l'aide de l'iode, qui donne au lait, dont on a fait préalablement réduire le volume par l'évaporation, une couleur bleue caractéristique qui dénote la fraude. Le lait étendu d'eau présente une couleur légèrement bleuâtre, mais le meilleur moyen de reconnaître ce genre de falsification ainsi que la soustraction de la crème consiste dans l'emploi du galactomètre centésimal. Cet instrument doit marquer 85 à 95 degrés, lorsque le lait, à une température de + 15 degrés, est pur et non écrémé (M. Chevallier).

Beurre. — Le beurre est retiré de la crème à l'aide d'un battage prolongé qu'on fait subir à cette dernière. Il est composé de trois corps gras : l'élaïne, la margarine et la butyrine. Il renferme en outre un peu d'acide butyrique et une petite quantité de matière caséeuse. Le beurre, lorsqu'il est frais et pur, est d'une plus facile digestion que la graisse. Pris isolément, il est plus difficile à digérer que lorsqu'il est associé comme condiment aux aliments. Cette substance entre dans la préparation d'une foule de mets. Sa digestion s'opère de la même manière que celle de la graisse.

Fromages. — Les fromages sont formés de caséum et de beurre; ils peuvent se diviser en fromages frais ou non fermentés différant peu de la crême, et en fromages fermentés contenant une assez forte proportion de matières azotées. Le fromage de Gruyère renferme 5 pour 100 d'azote, proportion supérieure à celle de la viande, qui n'en contient que 3 pour 100.

Les fromages fermentés constituent un aliment très-nourrissant ; mais comme ils sont excitants et indigestes, ils ne peuvent convenir qu'aux estomacs robustes.

Œufs. — On mange les œufs de plusieurs oiseaux (cane, dinde, oie, etc.), mais ce sont surtout ceux de poule dont on fait le plus d'usage.

L'œuf contient de 12 à 13 pour 100 d'albumine (blanc d'œuf), dissoute et renfermée dans des cellules à parois excessivement minces, qui lui donnent l'apparence d'une matière gélatineuse. Cet aspect gélatiniforme disparaît lorsqu'on rompt les cellules en opérant le battage de l'albumine.

Le jaune d'œuf est composé d'une substance azotée (vitelline) tenue en dissolution dans l'eau, d'une matière grasse, huileuse en émulsion dans le principe azoté, et de sels dissous dans l'eau, qui forme 51,2 pour 100 du poids total (M. Payen). L'albumine coagulée ou cuite étant difficile à digérer, tandis qu'elle est très-digestible lorsqu'elle n'a pas été soumise à la cuisson, il en résulte que les œufs frais très-peu cuits, comme ceux que l'on met dans l'eau bouillante pendant quelques minutes (œufs à la coque) sont d'une plus facile digestion que ceux préparés de toute autre manière. Quoi qu'il en soit, les œufs entrent dans une foule de bonnes préparations culinaires, sont d'une immense ressource pour les populations des villes et des campagnes, et fournissent un bon et nourrissant aliment.

SUBSTANCES ALIMENTAIRES TIRÉES DU RÈGNE VÉGÉTAL.

Les substances végétales contiennent, comme on l'a vu plus haut, des matières azotées analogues à celles provenant des animaux, et qui se chymifient de la même manière. Mais le principe le plus abondant des végétaux est la fécule, qui se convertit en dextrine et puis en glucose dans le duodénum, sous l'influence du suc pancréatique.

DES CÉRÉALES.

On désigne sous le nom de céréales un certain nombre de plantes alimentaires appartenant à la famille des graminées et dont les grains ou fruits servent à l'alimentation de l'homme et des animaux. Sont compris dans la classe des céréales : le froment, le seigle, le maïs, le riz, l'avoine, l'orge, etc.

Les graines des céréales sont composées de matières, telles que glutine, albumine, caséine, fibrine (principes dont la composition, ainsi que le pouvoir nutritif, est analogue à celle des principes du même nom qu'on retire des animaux), et de substances non azotées (fécule, dextrine, glucose, cellulose, matières grasses, huile essentielle et sels minéraux). La proportion de ces principes varie suivant chaque espèce de grain.

De toutes les substances contenues dans les graines des céréales, la plus importante est, sans contredit, le gluten. En effet, c'est à la proportion plus ou moins considérable de ce dernier que les farines des diverses graminées doivent leur puissance plus ou moins nutritive.

D'après M. Regnault, la composition moyenne des principales farines de blé dont il est fait usage en France, serait la suivante :

	Farine brute de froment indigène.	Farine de blé dur d'Odessa.	Farine de blé tendre d'Odessa.
Eau. . . .	10,0	12,0	10,0
Gluten sec. .	11,0	14,6	12,0
Amidon. . .	71,0	57,6	63,5
Glucose. . .	4,7	8,5	7,4
Dextrine.. .	3,3	5,0	5,5
Son resté sur le tamis. .	0,0	m2,3	1,5

DES DIVERS BLÉS ET DE LEURS QUALITÉS.

Les blés de bonne qualité doivent présenter les caractères suivants : Avoir une couleur franche, soit d'un jaune un peu doré, soit d'un gris clair argenté, soit d'un brun très-clair et brillant ; ils doivent être pleins, présenter une rainure peu profonde, avoir de la main, c'est-à-dire glisser facilement dans celle-ci et entre les doigts, et ne dégager aucune odeur désagréable quand on les frotte entre les mains, ni offrir des extrémités émoussées. Ils doivent en outre casser nettement sous la dent, présenter dans l'intérieur une substance blanche et compacte d'une odeur et d'un goût se rapprochant de ceux de la colle fraîche, être exempts de piqûres de charançons et d'humidité. Les blés contiennent ordinairement de 12 à 16 pour cent d'eau. Un hectolitre de blé, en moyenne, doit peser 76 kilogrammes au moins, les blés de première qualité pèsent de 80 à 82 kilogrammes.

Les blés de mauvaise qualité sont petits, maigres, ridés, tachés, ne glissent pas entre les doits, ont une rainure profonde et des extrémités émoussées ; ils laissent dégager une odeur désagréable quand on les frotte entre les mains, et présentent une couleur terne et terreuse, et une farine grise ou rougeâtre d'un goût acide ou amer.

On distingue les blés en blés durs, demi-durs et en blés tendres. Les premiers sont ceux qui renferment le plus de gluten et de matières azotées. Les grains ont une forte consistance dans toute leur épaisseur ; ils sont demi-transparents dans toute leur masse et présentent un aspect corné ; ils contiennent moins d'eau que les autres, et fournissent à poids égal plus de farine et de pain (M. Payen). Ces blés sont difficiles à moudre, et on est obligé de les mouiller avant de les soumettre à cette opération. La farine qui en provient, moins blanche que celle des blés demi-durs, et surtout des blés tendres, sert principalement à la fabrication des meilleurs vermicelles et autres pâtes dites d'Italie.

Les blés demi-durs ne sont transparents qu'à leur superficie, n'ont pas la consistance des blés durs, mais ils fournissent une farine plus blanche ; ils donnent de 72 à 80 pour cent de farine, et 20 à 28 pour cent de son et de remoulage. La première qualité de cette farine est employée pour la confection des pains de fantaisie (pains de gruaux, viennois, etc.).

Les blés tendres ayant la pellicule qui les enveloppe très-mince, sont ceux qui fournissent la farine la plus blanche, mais aussi la moins riche en principes azotés ou nutritifs.

Couscoussou des Arabes. — On fait dans plusieurs pays tels que l'Algérie et d'autres contrées de l'Afrique, avec le gruau de blé dur, une préparation alimentaire appelée couscoussou, fort goûtée des indigènes.

Le couscoussou n'est autre chose que du blé dur dont les grains, préalablement mouillés, puis séchés au soleil afin d'en rendre l'enveloppe plus facile à détacher, sont ensuite mis entre deux meules écartées qui les concassent et leur enlèvent la pellicule devenue moins adhérente sous la double influence de l'humidité et de la chaleur, à laquelle ils ont été soumis alternativement. Ce sont ces grains concassés ou gruaux qui, mis dans des vases clos avec de l'eau et de la viande (le plus ordinairement c'est celle de mouton) ou simplement avec du lait, et soumis à une cuisson lente, constituent le couscoussou. Dans d'autres pays, au lieu de blé dur on emploie le riz pour la préparation de ce mets ; mais, dans ce cas, le couscoussou est bien moins nourrissant, le blé dur contenant beaucoup plus de matières nutritives que le riz.

FARINE.

Les qualités alimentaires de la farine tiennent à la nature du blé, ainsi qu'à la perfection de la mouture et du blutage ; elles varient aussi par l'effet du temps et de différentes circonstances. Quoi qu'il en soit, les farines, d'après leur degré de puissance nutritive, doivent être classées ainsi qu'il suit : la farine de blé dur la première, celle de blé demi-dur, la seconde, et enfin, la farine de blé tendre la dernière.

D'après M. Payen, on nomme farine première ou de première qualité et de première blancheur celle qui provient de la première mouture et du premier blutage, mêlée avec les produits de la mouture des premiers gruaux. On entend par gruaux des fragments provenant des blés demi-durs de belle qualité, et qu'on obtient en faisant passer les grains de ces blés préalablement mouillés entre deux meules écartées qui les divisent en fragments ou gruaux. Ceux-ci, nettoyés et dégagés du son qu'ils peuvent contenir, sont alors mis entre deux meules rapprochées qui les réduisent en farine dite de gruaux blancs. La farine dite première se subdivise, d'après le même auteur, en deux ou trois variétés (de première, de deuxième et de troisième marque), suivant qu'elle est plus ou moins pure. La première qualité est employée pour la pâtisserie et les pains de luxe.

QUALITÉS DES FARINES.

La farine de bonne qualité peut se reconnaître aux caractères suivants : elle est d'un blanc un peu jaunâtre et assez éclatant, douce au toucher et adhérente aux doigts entre lesquels elle se laisse réduire en boulettes par la compression et le frottement ; elle a une odeur agréable *sui generis* et un goût qui se rapproche de celui de la colle fraîche ; elle donne au toucher une légère sensation de fraîcheur sans être pourtant humide. Enfin, la farine de bonne qualité, délayée avec le tiers ou la moitié de son poids d'eau et malaxée, forme une pâte homogène, longue, élastique, et n'adhérant pas aux doigts.

Les farines de mauvaise qualité sont grossières, rudes au toucher, peu homogènes, et présentent des espèces de granulations ; leur couleur est cendrée ou grisâtre, leur odeur désagréable ou nauséabonde, et leur goût est parfois acide ou amer, ce qui dénote un commencement d'altération (fermentation, moisissure); enfin leur pâte est molle, courte et adhérente aux doigts.

La farine peut contenir de 12 à 18 pour 100 d'eau. Cette humidité dont elle se trouve pénétrée, jointe à un certain degré de température, est la cause principale qui y détermine une prompte fermentation.

Le meilleur moyen de conserver la farine est sa dessication à l'étuve. On obtient, par ce procédé, la réduction de l'eau à 5 ou 6 centièmes au lieu de 12 et 18. Ainsi desséchée et mise dans des vaisseaux bien fermés et à l'abri de l'humidité, la farine se conserve longtemps et peut supporter de longs voyages.

La farine qui n'a subi aucune épuration contient environ un quart de son. Ce produit, comme on a la propension de le croire, n'est pas dépourvu de propriétés nutritives. En effet, d'après les analyses de MM. Evart et Lassaigne, cent parties de son ont donné : eau, 13,30 ; amidon, 18,30 ; albumine, 1,60 ; matière gommeuse sucrée, 12,80 ; ligneux ou son véritable, 54. Des analyses plus récentes réduisent à une proportion bien moins considérable cette matière inerte et réfractaire à l'action digestive. Ainsi, M. Millon n'en a trouvé que 2,38 pour cent dans le son provenant du blé tendre indigène, et 1,25 dans celui du blé dur. Aussi, ce chimiste distingué conclut-il au maintien de cette substance dans la farine servant à confectionner le pain, le blutage diminuant, sans avantage pour la santé, les ressources de l'alimentation publique. D'après les analyses de M. Poggiale, le son contient 1 pour 100 de matières assimilables, et 56 pour 100 de substances qui ne peuvent servir à la nutrition. Ce chimiste instruit, qui a reconnu que le son ne cède à l'eau froide que 5,615 pour 100, en principes azotés, est partisan du blutage.

FALSIFICATION DE LA FARINE.

La falsification de la farine consiste le plus ordinairement en des mélanges, soit avec la fécule de pommes de terre, soit avec d'autres farines, telles que celles d'orge, de seigle, de fèves, de maïs, etc.

Le moyen le plus simple et le meilleur de reconnaître ces falsifications est celui qui a pour but d'indiquer la proportion du gluten. On y parvient en délayant une certaine quantité de farine dans un volume d'eau égal à la moitié de son poids, et en la pétrissant ensuite de manière à former une pâte consistante. Après avoir été laissée en repos un certain espace de temps, qui varie suivant la saison (demi-heure environ en été, et une heure en hiver), cette pâte est malaxée sous un filet d'eau jusqu'à ce que l'amidon ait été entraîné; on la plonge alors dans l'eau froide où on la malaxe de nouveau ; la limpidité que conserve l'eau dans cette dernière opération, indique qu'il ne reste plus que du gluten hydraté. Ce résultat obtenu, il est facile, en faisant égoutter et puis sécher la pâte qui ne renferme plus que du gluten, de juger, en pesant cette pâte, de la qualité de la farine. Celle-ci contient en moyenne, lorsqu'elle provient d'un blé de bonne qualité, 11 pour 100 de gluten environ.

PANIFICATION.

Le meilleur pain est celui qui est fait exclusivement avec de la farine de froment ; sa fabrication se compose de plusieurs opérations successives.

On commence par mélanger à la farine une quantité d'eau égale à peu près à la moitié de son poids, ou 50 parties d'eau pour 100 de farine, à plusieurs reprises. On y mêle aussi du levain (pâte aigrie) ou de la levure de bière fraîche, qu'on délaye dans de l'eau froide. Le mélange de toutes ces substances s'opère à l'aide du pétrissage. L'eau dissout dans cette première opération la dextrine, le glucose, les matières albuminoïdes, pénètre la fécule et gonfle le gluten qui n'est pas soluble. Lorsque la pâte a subi la préparation voulue, dans ce temps de l'opération, et qu'elle est réduite en une masse homogène, on la laisse reposer pendant quelque temps. On y incorpore plus tard du sel dans une proportion d'environ un pour cent dissous dans l'eau, et on la bat ensuite de bas en haut en la soulevant et la laissant retomber dans le pétrin pendant un assez long espace de temps. Cette opération terminée, on divise la masse pâteuse, suivant le volume qu'on veut donner au pain, en portions plus ou moins fortes appelées pâtons. Ceux-ci sont placés dans des paniers d'osier doublés de toile, où on les laisse en repos pendant quelque temps, jusqu'à ce qu'une dernière fermentation les ait suffisamment gonflés; ils sont alors mis dans le four chauffé à une temperature d'environ 300 degrés.

Voici les phénomènes qui se passent pendant la panification. Sous l'influence du levain, il s'établit une réaction entre les éléments qui composent la farine : une partie de l'amidon se transforme en sucre, qui, avec celui qui se trouve naturellement dans la farine, éprouve bientôt la fermentation alcoolique, pendant laquelle il se forme du gaz acide carbonique et une certaine quantité d'alcool, c'est ce gaz acide carbonique qui, par son expansion, dilatant les cellules du gluten qui s'opposent par leur imperméabilité à son dégagement, détermine le gonflement de la pâte, et la rend légère et blanche. Le pain provenant d'une farine peu riche en gluten ne lève pas et reste mat. On mêle parfois à la pâte pour la faire mieux lever et la rendre plus blanche de l'alun et du sulfate de cuivre. Ces substances étant toxiques, leur emploi constitue une fraude et un délit qu'on doit sévèrement réprimer.

Le levain qui sert à exciter la fermentation panaire doit être récent et peu acide : quand il est trop aigre, il agit, par son acidité sur le gluten et lui fait perdre son élasticité. Un pain dans lequel entre un pareil levain ne lève pas bien, reste mat et conserve une saveur aigre. On obtient le levain en prélevant à la fin de chaque pétrissage, une portion de pâte, qui, conservée, pendant un ou deux jours seulement, afin qu'elle ne devienne pas trop aigre, communique aux autres pâtes auxquelles on la mêle ses propriétés fermentescibles.

Cent kilogrammes de farine de première qualité donnent 130 à 134 kilogrammes de pain blanc. Le même poids de farine contenant du son et servant à la fabrication du pain de munition produit, d'après M. Millon, de 136 à 140 kilogrammes de pain. Du reste, la quantité d'eau que ce pain contient est subordonnée à la proportion des matières hygroscopiques (son) que renferme la farine.

Le pain perd de 14 à 17 pour 100 d'eau par la cuisson, et la durée de cette dernière varie suivant le volume et la forme du pain. Il faut 60 minutes pour les pains de 4 kilogrammes arrondis, et 36 à 40 minutes pour ceux de 2 kigrammes fendus.

Pendant la cuisson du pain, la croûte se forme à une température de 200 à 210 degrés, et la mie, qui ne reçoit qu'indirectement les rayons calorifiques, atteint son degré de coction à 100 degrés.

Le pain ordinaire de Paris, cuit convenablement, présente sur 100 parties : croûte, 17 ; mie, 83. Le pain de munition rond : croûte, 20 ; mie, 80.

PAIN DE MUNITION.

Le pain de munition a été bluté primitivement à 10 pour 100, ensuite à 15. Mais l'Empereur, dans sa sollicitude pour le bien-être du soldat, a voulu qu'il fût bluté désormais à 20 pour 100. Fabriqué dans cette condition, le pain de munition est presque blanc, et peut très-bien remplacer le pain de soupe. Une plus forte extraction de son le rendrait moins nourrissant. Tel qu'il est confectionné aujourd'hui, il possède, suivant M. Payen, plus de propriétés nutritives que le pain blanc. D'après ce même savant, si le pain blanc n'est pas aussi nutritif que celui qui contient une certaine proportion de son, c'est que la farine avec laquelle il est fait, provenant de la partie centrale des grains, renferme moins de gluten que celle qui est retirée de la superficie de ces mêmes grains, et qui comprend le son. Ce serait donc avec raison que les gens de la campagne fabriqueraient le pain sans extraire tout le son de la farine.

Des observations physiologiques prouvent, du reste, que des matières réfractaires à l'action digestive mêlées en certaine proportion aux substances alimentaires en facilitent la digestion en favorisant sans doute leur division. Le son, composé en grande partie de ligneux, doit jouer un rôle semblable et avoir, en outre, une action favorable sur la défécation, fonction importante qu'il rend plus régulière.

Le pain de munition, qui se fabrique en France pour l'armée, étant fait exclusivement avec de la farine de froment dégagée de la majeure partie du son qu'elle contient, est, sans contredit, supérieur à celui de la plupart des nations. En Prusse, en Autriche, en Russie, le pain qu'on distribue aux troupes est confectionné avec de la farine de seigle seule ou mélangée à une faible proportion de farine de froment non blutée.

Le pain, en se refroidissant, perd, par suite de l'évaporation de l'eau qui se fait à sa surface, une partie de son poids, et c'est cette évaporation qui le rend sec et dur au bout de quelque temps. Mangé chaud, le pain est indigeste, ne formant encore, dans cet état, qu'une espèce de pâte chaude chargée d'eau ; que la la salive et le suc gastrique pénètrent difficilement, il est non seulement lourd à l'estomac mais trouble la digestion des divers aliments que cet organe peut contenir, et détermine souvent des indigestions.

Le pain un peu rassis est d'une plus facile digestion, mais la mie compacte est indigeste. La partie la plus digestive est la croûte.

Le pain est la base de la nourriture de l'homme. C'est un excellent aliment qui fournit en même temps des matériaux réparateurs et respiratoires à l'organisme. A la rigueur, il pourrait suffire seul à l'entretien de la vie, mais, dans ce cas, il faudrait en consommer des quantités considérables que supporteraient difficilement les estomacs, même les plus robustes.

Qualités du pain.—Le pain confectionné avec la farine de froment de première qualité doit présenter une croûte d'un jaune doré, ferme et cassante, avoir une mie blanche, élastique et fournie de cellules nombreuses (yeux), une odeur agréable, *sui generis*, et une saveur appétissante. Un goût d'amertume ou d'acidité dénoterait que la farine qui a servi à la confection du pain était avariée. Le pain fait avec une farine contenant plus ou moins de son doit présenter à peu près les mêmes caractères, seulement la croûte en est plus brune, la mie moins blanche, un peu plus compacte et plus humide.

Seigle. — Le seigle est après le froment la graminée qui sert le plus à la nourriture de l'homme. Il diffère du blé en ce qu'il entre dans sa composition beaucoup moins de gluten et plus de ligneux. On prépare avec la farine de seigle un pain qui est la principale nourriture de nombreuses populations, surtout de celles qui habitent des contrées peu fertiles. Ce pain, qui lève assez mal, dont la mie est compacte, brune et humide, dont l'odeur et le goût sont assez agréables, est, quoique indigeste, assez nourrissant.

Les grains de seigle sont sujets à une dégénérescence particulière; il s'y développe un corps nommé *ergot*, recourbé, allongé, d'une couleur brune, occupant la place du grain de seigle, qu'on a considéré comme un champignon, et qui a des propriétés très-toxiques. On doit extraire avec le plus grand soin ce corps du seigle avant de soumettre ce dernier à l'action de la meule. La farine qui contient du seigle ergoté produit des accidents graves (l'ergotisme), qui peuvent se borner à des vertiges, des spasmes et des convulsions, mais qui se traduisent, lorsque l'ergot se trouve contenu dans le pain en proportion un peu notable, par une espèce de paralysie des membres, qui est suivie bientôt de gangrène sèche. La farine de seigle mêlée à celle de froment en petite quantité communique au pain une saveur et une fraîcheur agréables.

Orge. —La farine d'orge, plus grossière que celle de seigle et contenant plus de son et moins de matières azotées, sert, dans quelques pays, à la confection d'un pain brun, grossier, lourd, d'une difficile digestion et peu nourrissant.

Avoine. — L'avoine contient 14,39 de matières azotées; 5,50 de substances grasses; 60,59 d'amidon; et 7,06 de ligneux (M. Payen). C'est la graminée qui, après le maïs, renferme le plus de matières grasses ; elle contient en outre des principes aromatiques qui excitent l'appétit des chevaux et leur donnent une certaine vigueur.

On mangeait autrefois du pain d'avoine dans plusieurs contrées, surtout dans le nord de l'Angleterre, et il en est encore fait usage en Ecosse. Le gruau, qui n'est autre chose que l'avoine décortiquée et concassée, est employé, comme aliment, en Irlande et en Ecosse. En Angleterre et dans quelques contrées de la France, on en fait des potages qui constituent l'alimentation presque exclusive des enfants. En décoction le gruau est employé comme tisane émolliente et légèrement nourrissante.

Riz. — Le riz est cultivé en grand dans l'Inde, la Chine et le Japon d'où il est originaire. Il est également cultivé dans la Louisiane, à la Caroline, en Espagne, en Italie et dans quelques autres pays. La culture de cette plante

20*

demande un terrain humide, baigné constamment par une eau presque stagnante. Le riz est composé, d'après M. Payen, de 89,15 d'amidon (proportion la plus élevée de toutes les graminées); de 7,05 de matières azotées (quantité inférieure à celle de toutes les autres céréales); de 0,80 de matières grasses (proportion inférieure également à celle des plantes précédentes); de 1,10 de tissu végétal ou cellulose, et de 0,90 de matières minérales. Le riz étant très-peu riche en substances azotées et en matières grasses, est la plus pauvre, comme le fait remarquer M. Payen, des substances alimentaires comprises dans la classe des céréales. C'est donc à tort que beaucoup de personnes lui attribuent encore des propriétés nutritives assez puissantes. Il n'en possède que lorsqu'il est associé à des aliments riches en principes azotés et en matières grasses. Le riz est néanmoins d'une digestion assez facile. Cette graminée, dont l'usage est très-répandu en Chine, dans l'Inde, et dans certaines contrées de l'Amérique, forme, dans ces pays, la base de la nourriture du peuple; mais elle est associée alors, le plus ordinairement, au poisson ou à la viande avec des légumes. Le riz, ainsi préparé, constitue un excellent aliment.

Maïs.—Le maïs contient, d'après M. Payen, 67,55 d'amidon; 12,50 de matières azotées; 8,80 de substances grasses, et 5,90 de ligneux. Il est cultivé dans une foule de pays: en Amérique, en Afrique, en Asie et en Italie où il sert de nourriture aux populations des campagnes. Il est également cultivé en France, en Alsace, dans le Jura, dans la Côte-d'Or, mais principalement dans le Languedoc et la Gascogne. Dans ces deux dernières provinces, il forme, dans les campagnes, la base de la nourriture des habitants. On en fait avec la farine une bouillie très-épaisse désignée sous le nom de *millas*, qui, par le refroidissement, devient très-compacte, et qu'on coupe ensuite par tranches pour la manger. Les tranches de cette bouillie seules ou trempées dans une sauce grasse sont souvent le seul aliment dont il est fait usage par ces populations. En Italie on fait également une bouillie avec la farine de maïs que l'on appelle *polenta*.

La farine de maïs est très-nourrissante. La volaille et d'autres animaux, nourris avec le maïs, engraissent promptement et fournissent une chair d'une saveur agréable.

Sarrasin. — Le sarrasin ou blé noir vient dans les terres les moins fertiles; il est cultivé en grand dans la Sologne, la Bretagne, le Dauphiné, etc. La farine de sarrasin, quoique bien moins nourrissante que celle de froment et de seigle, est d'une ressource immense pour les populations des contrées stériles qui s'en nourrissent presque exclusivement : on en fait un pain grossier et indigeste, des galettes et de la bouillie.

GRAINES DES LÉGUMINEUSES.

Les graines des légumineuses sont riches en matières azotées, mais leur enveloppe, qui ne laisse qu'imparfaitement pénétrer l'eau dans leur intérieur, en rend la cuisson difficile. Cette enveloppe, qui est réfractaire à l'action digestive, est cause aussi de leur peu de digestibilité. Ce double inconvénient pourrait être évité à l'aide de la décortication, qui permettrait, en outre, de pouvoir réduire ces légumes en purée, forme sous laquelle ils sont le mieux digérés. Les légumineuses étant très-riches en matières azotées, comme les analyses de M. Payen que nous allons rapporter le prouvent, pourraient, dans l'armée, dans des circonstances exceptionnelles, suppléer, à la rigueur, au défaut de viande. Introduites dans l'ordinaire du soldat, dans une proportion plus forte que celle que le règlement prescrit, elles augmenteraient la ration alimentaire qui est un peu faible, tout en la rendant plus substantielle.

Fèves. — On cultive en France trois variétés de fèves :
les féverolles, destinées particulièrement à la nourriture
des chevaux ; celles dites *gourganes,* dont il est fait usage
dans la marine, et les fèves de marais, qui, comme aliment, sont employées dans les campagnes.

Voici, d'après M. Payen, la composition des fèves et celle
de quelques autres légumineuses.

FÉVEROLLES.

Amidon, dextrine et matière grasse .	48,3
Substances azotées (légumine, etc.) .	30,8
Cellulose.	3,0
Matière grasse.	1,9
Substances salines	3,5
Eau hygroscopique..	12,5
	100

Les deux dernières variétés de fèves contiennent à peu
près la même quantité de matières nutritives, mais en
renferment moins, de même que toutes les légumineuses,
lorsqu'on les a laissées sécher sur pied que lorsqu'on les
a cucillies vertes, quelque temps avant leur maturité, et
qu'on les a fait sécher dans cet état, comme le démontrent les analyses comparatives suivantes de M. Payen :

	Fèves ordinaires.	Fèves vertes desséchées.	Différence. —
Amidon, dextrine, sucre	51,50	55,85	4,35
Matières azotées..	24,40	29,05	4,65
Substances grasses.. . .	1,50	2, »	0,50
Cellulose (tissu)..	3, »	1,05	»
Sels.	3,60	3,65	»
Eau.	16	8,40	»
	100	100	9,50

HARICOTS BLANCS ORDINAIRES ET HARICOTS FLAGEOLETS DESSÉCHÉS.

	Haricots ordinaires.	Haricots flageolets desséchés.
Amidon, dextrine, sucre. . .	55,7	60
Substances azotées.	25,5	27
Matières grasses.	2,8	2,6
Cellulose.	2,9	2,»
Sels minéraux.	3,2	3,3
Eau hygroscopique.	9,9	5,1
	100	100

COMPOSITION DES POIS SECS.

	Pois secs.	Pois desséchés
Amidon, dextrine, matière sucrée.	58,7	58,5
Substances azotées.	23,8	25,4
Cellulose.	3,5	1,9
Matières grasses.	2,1	2,»
Eau.	9,8	9,7
	100	100

COMPOSITION DES LENTILLES.

Amidon, dextrine, matière sucrée. . . .	56,0
Substances azotées.	25,2
Matières grasses et traces de substances Aromatiques.	2,6
Cellulose.	2,4
Sels minéraux.	2,3
Eau.	11,5
	100

PLANTES POTAGÈRES ET LÉGUMES HERBACÉS.

Les parties des plantes potagères dont on fait usage dans l'alimentation, sont : les feuilles, les tiges, les racines et les fleurs. Les plantes de cette classe sont constituées par des membranes minces formant des cellules dans lesquelles se trouvent des sucs abondants, composés d'eau en majeure partie, d'albumine végétale en quantité assez notable, d'un peu de fibrine et de quelques matières gommeuses et sucrées. Toutes ces plantes, à l'exception du céleri, de l'artichaut et des végétaux qui constituent la salade, se mangent cuites.

En général, les légumes herbacés possèdent de faibles propriétés nutritives, mais ils sont d'une assez facile digestion. Associés à d'autres aliments, ils leur communiquent un goût et une odeur agréables ; ils servent, en outre, à varier l'alimentation, tout en exerçant une influence favorable sur la santé. Leur usage, à bord des navires, a eu pour résultat de maintenir en bon état de santé les équipages, et d'éviter le développement du scorbut, maladie si fréquente dans la marine. Dans une armée en campagne, l'introduction dans la nourriture d'une certaine quantité de légumes frais, pourrait, sinon prévenir les affections typhiques et scorbutiques, du moins les modifier si elles existaient déjà.

Chou. — Le chou contient de l'albumine végétale, un principe âcre et beaucoup de cellulose, substance à laquelle il doit d'être d'une difficile digestion ; du reste, le chou est peu nourrissant, et il détermine, quelque temps après son ingestion dans l'estomac, la production de beaucoup de gaz. Ce légume, qui ne peut convenir qu'aux estomacs forts et robustes, doit être rejeté comme aliment par les personnes faibles ou convalescentes, et par celles qui sont atteintes de dyspepsie ou de gastralgie. Le chou cabus blanc haché, et qu'on fait fermenter dans la saumure, constitue la choucroûte. Cet aliment, dont on fait un grand usage en Allemagne, dans le nord et dans l'est de la France, est excitant et indigeste.

Chou-fleur. — Le chou-fleur est tendre, très-digestible, mais peu nourrissant. C'est un aliment léger qui convient à la plupart des estomacs.

Navet. — Il contient beaucoup d'eau, une huile essentielle un peu irritante et peu de matières nutritives. Il est indigeste et produit des flatuosités.

Carotte. — La carotte contient du ligneux, du gluten, de l'albumine, beaucoup de sucre de canne et une matière résineuse jaune à laquelle elle doit sa couleur. A cause de la densité de ses fibres, elle est très-difficile à digérer lors même qu'elle a été soumise à une ébullition prolongée dans l'eau; ce n'est que lorsqu'elle est réduite en purée ou qu'elle est jeune que sa digestion s'opère assez facilement.

Épinards. — Les épinards sont légers, adoucissants, peu nourrissants, mais d'une très-facile digestion; étant un peu laxatifs, ils passent parfois sans avoir été digérés dans l'intestin. Le mode d'assaisonnement leur fait perdre en partie cette propriété relâchante. Ainsi, préparés au gras, ils sont moins laxatifs que lorsqu'ils sont associés au beurre et au lait. Ce légume convient aux convalescents et aux personnes dont les fonctions digestives sont peu actives.

Asperges. — Les jeunes pousses de cette plante ou turions que l'on mange cuites, sont d'une facile digestion, mais peu nourrissantes. L'asperge contient de l'albumine végétale, une résine un peu âcre, un principe immédiat, l'asparagine, auquel cette plante paraît devoir sa propriété diurétique. L'asperge est un aliment sain; elle communique à l'urine une odeur particulière très-désagréable.

Salsifis. — Les salsifis cuits préalablement dans l'eau sont assez nourrissants et fournissent un aliment sain et d'une facile digestion. Ils étaient regardés autrefois comme apéritifs et diurétiques.

Légumineuses herbacées. — Les légumes herbacés dans la classe desquels on doit plus particulièrement comprendre les fèves et les pois verts, les haricots non parvenus à leur maturité et leurs jeunes gousses, présentent des fibres végétales peu consistantes et une enveloppe très-mince et tendre qui permet à l'eau dans laquelle on les fait cuire de les pénétrer facilement. Ces légumes, dans cet état peu avancé de maturité, contenant une assez notable quantité de matières azotées et de caséine, sont d'une facile digestion, et constituent des aliments sains, nourrissants et d'un goût agréable.

Oignon et ail. — Ces deux plantes bulbeuses contiennent un principe âcre qui se perd un peu par la cuisson, et qui les rend stimulantes et irritantes. On ne doit en faire usage que comme condiment.

POMMES DE TERRE ET CHAMPIGNONS.

Pommes de terre. — La pomme de terre, abondante en fécule amylacée, mais pauvre en substances azotées, ne pourrait constituer seule un aliment très-nutritif; mais mélangée à la viande et à des matières grasses ou associée au lait soit liquide, soit caillé, ou au fromage blanc, elle fournit alors une nourriture saine et substantielle.

Voici, d'après M. Payen, la composition immédiate des pommes de terre de grande culture (variété dite patraque jaune).

Eau.	74
Fécule amylacée.	20
Substances azotées.	1,6
Matières grasses, huile essentielle.	0,11
Substance sucrée.	1,09
Cellulose.	1,64
Patates, citrates, phosphates, silicates de chaux, magnésie, potasse, soude.	1,56
	100

Champignons. — Les champignons comestibles, dont les espèces sont assez nombreuses, contiennent, d'après les analyses récentes de M. Lefort, les principes suivants : cellulose, albumine végétale, mannite, sucre fermentescible, matières grasses azotées ; acides fumarique, citrique, et malique, et substances minérales, telles que soude, potasse, magnésie, etc. M. Lefort a trouvé que c'était le chapeau qui était la partie qui contenait le plus de matières azotées ; leur maximum a été de 3,51 pour 100. MM. Schossberger et Dupping avaient obtenu de 4 à 7 pour 100 de ces mêmes principes dans des analyses antérieures à celles faites par le chimiste précité. La fongine de Braconnot, comme l'avait déjà prouvé M. Payen, n'est, d'après M. Lefort, autre chose que la cellulose.

Les champignons sont très-nourrissants ; mais la densité des tissus qui les composent les rend très-indigestes. Ceux que l'on recherche le plus à cause de leur arôme et de la densité moindre de leurs fibres, sont l'oronge, la morille, le mousseron, etc.

Quoi qu'il en soit, les champignons, pour les gens pauvres des campagnes, constituent une ressource alimentaire précieuse ; mais il est difficile, à moins d'en avoir fait une étude particulière, de distinguer les espèces comestibles de celles qui sont vénéneuses, et c'est ce défaut de connaissance qui est cause, tous les ans, de nombreux empoisonnements. Le seul champignon qu'on puisse manger sans crainte est le champignon de couche (*agaricus pratella*.)

EMPOISONNEMENT PAR LES CHAMPIGNONS VÉNÉNEUX.

Le traitement à opposer à l'empoisonnement par les champignons consiste, dès l'instant que les premiers symptômes se manifestent, dans l'expulsion du poison. On fait prendre, dans ce but, 2 décigrammes d'émétique

(4 grains) dissous dans un litre d'eau, auquel on ajoute 16 grammes de sulfate de soude (M. Bouchardat). Cette solution est donnée tiède, jusqu'à ce que les champignons qui peuvent encore se trouver dans l'estomac aient été expulsés. Si les accidents ne sont survenus que quelques heures après le repas, une partie des champignons ayant alors passé dans l'intestin, on aura recours, pour en opérer l'évacuation, à l'huile de ricin à la dose de 30 grammes, associée à une égale quantité de sirop de fleurs de pêcher et à quelques gouttes d'éther. Cette mixture doit être prise par cuillerées plus ou moins rapprochées, suivant l'effet produit. Les symptômes inflammatoires, qui peuvent se développer plus tard, sont combattus par des boissons mucilagineuses ou émollientes et des émissions sanguines au besoin.

DES FRUITS.

Les fruits sont composés d'eau, de pectine, de sucre, d'acides végétaux, d'albumine végétale, d'un principe aromatique et de substances salines. Comme ils ne possèdent que des propriétés nutritives très-faibles et qu'ils provoquent la diarrhée et la dyssenterie, lors même qu'ils sont associés à une certaine proportion d'aliments, ils ne pourraient constituer la base de la nourriture de l'homme.

Les fruits parvenus à leur entière maturité, pris avec modération, soit isolément, soit avec d'autres substances alimentaires, nourrissent un peu et se digèrent assez facilement. Ceux qui sont acides conviennent aux personnes sanguines, et ceux qui sont sucrés aux individus nerveux et irritables. Dans les pays chauds, l'usage modéré des fruits calme la soif et l'irritation gastro-intestinale produites par la chaleur; mais leur abus détermine des inflammations de l'intestin plus ou moins intenses. Les fruits que l'on mange avant leur maturité, contenant une notable quantité d'acides, tels que malique, acétique et tartrique, exercent une action irritante sur le tube digestif, occasionnent des diarrhées et des dyssenteries très-graves, et favorisent le développement des vers intestinaux, tels que lombrics.

Raisin. — Le raisin est un fruit doux, sucré, juteux, légèrement'acide et d'une facile digestion lorsqu'il est bien mûr. Sa pellicule étant réfractaire à l'action de l'estomac, on doit s'abstenir de l'avaler. Le raisin est rafraîchissant et un peu laxatif. Quand on en mange en trop grande quantité, il produit, surtout s'il n'est pas bien mûr, la diarrhée et la dyssenterie. Ce fruit convient à la plupart des estomacs.

Pêche.—La pêche est un fruit excellent, sucré et d'une saveur agréable et aromatique. Elle doit être mangée bien mûre et en faible quantité; sans quoi elle serait indigeste. Le sucre et le vin la rendent plus digestible.

Orange. — L'orange renferme un suc délicieux, sucré, légèrement acide, et qui est rafraîchissant et un peu laxatif. La pulpe de ce fruit n'est pas bien digérée par tous les estomacs, et comme elle est d'ailleurs un peu indigeste, on doit éviter d'en manger beaucoup.

Citron. — On ne fait guère usage que du suc de ce fruit, que l'on emploie comme condiment ou pour faire dé la limonade; il est très-rafraîchissant, et possède en outre des propriétés antiscorbutiques évidentes. Le suc de l'orange est considéré aussi comme jouissant de vertus semblables, mais à un bien moindre degré.

Fraises. — Elles sont rafraîchissantes, et contiennent une huile essentielle qui leur communique un goût et un arôme agréables. Elles sont mal supportées par certains estomacs. Assaisonnées avec du sucre et du vin, elles sont plus digestibles.

Framboises. — Elles contiennent moins d'acides que

les fraises, dont elles se rapprochent beaucoup sous tous les rapports.

Groseilles. — Les groseilles sont très-rafraîchissantes; elles contiennent en proportion notable de l'acide citrique, beaucoup d'acide pectique et une faible quantité de sucre. Leur usage un peu prolongé détermine la diarrhée ou la dyssenterie. Pour atténuer cet effet, elles doivent être mangées avec beaucoup de sucre. Prises sans cette précaution, elles sont difficiles à digérer. On fait avec ce fruit un sirop rafraîchissant et des gelées très-bonnes.

Cerises. — Les cerises douces, dites cerises anglaises, sont rafraîchissantes et d'une facile digestion. Les cerises aigres sont plus rafraîchissantes, mais moins digestibles. La guigne et le bigarreau ayant un tissu plus compacte et moins de suc que les cerises précédentes, sont indigestes. Leur usage abusif détermine des indigestions et la diarrhée.

Abricot. — Ce fruit est sucré et assez digestible lorsqu'il est bien mûr. Il contient un principe aromatique faible qui flatte le goût. Mélangé au sucre, on en fait des confitures et des pâtes délicieuses.

Prune. — La prune, surtout celle de Reine-Claude, qui est la plus estimée et la meilleure, se rapproche beaucoup de l'abricot et en a presque les qualités. Les prunes que l'on fait sécher au four ou au soleil constituent les pruneaux. Ceux-ci, cuits dans une certaine quantité d'eau, forment un aliment léger, un peu nourrissant et un peu laxatif, qui convient aux convalescents et aux personnes sujettes à la constipation.

Pommes. — Les pommes, à cause de la densité de leur tissu et de l'acide malique qu'elles contiennent dans une assez forte proportion, sont difficiles à digérer. Cuites et sucrées, elles constituent un aliment sain et assez digestible.

Poires. — Les poires, plus tendres, moins acides et plus juteuses que les pommes, sont bien plus digestibles. Celles qui sont fondantes sont délicieuses. La compote de poires est une préparation alimentaire saine, excellente, qui convient à la plupart des estomacs.

Figues. — La figue est un fruit sucré assez agréable quand il est bien mûr, mais qui a une propriété un peu laxative. Son usage abusif amène la diarrhée.

Les figues sèches sont plus nourrissantes, et il est des pays où on en fait une grande consommation. En Provence, en Grèce et dans plusieurs autres pays, elles entrent pour beaucoup dans l'alimentation du peuple.

Melon. — Le melon, dont les espèces sont nombreuses, est rafraîchissant, mais d'une difficile digestion; il est nombre de personnes qui ne peuvent le supporter. Cependant lorsqu'il est bien mûr, qu'il a la chair tendre, fondante, et qu'il présente une odeur agréable, il se digère assez facilement. Le sel et le poivre, qu'on y associe en petite quantité, le rendent plus digestible. En France, l'espèce dite *cantaloup* est la meilleure et la plus estimée.

Le melon, parvenu à son entière et parfaite maturité, est un aliment précieux pour les habitants des pays chauds, qui font parfois un usage abusif de certaines variétés, telles que melon de Malte, pastèque, etc., sans en éprouver la moindre incommodité.

Châtaigne. — La châtaigne contient de l'albumine végétale, un peu de gluten et de sucre et beaucoup de fécule. Ce fruit est très-nourrissant et d'une assez facile digestion lorsqu'il est cuit dans l'eau. La châtaigne constitue la base de la nourriture de nombreuses populations. Dans le Limousin, une partie des habitants se nourrissent presque exclusivement avec ce fruit.

Noix, amandes, noisettes. — Ces fruits, à cause de la densité de leur tissu et de l'huile qu'ils contiennent, sont indigestes.

Cacao. — Le cacao, fruit du cacaotier, arbre qui croît

spontanément dans l'Amérique méridionale, contient,
d'après M. Payen :

Substances grasses (beurre de cacao).	52
Albumine, fibrine et autres matières azotées. .	20
Caféine.	2
Amidon.	10
Cellulose.	2
Matière colorante, essence aromatique. . . .	traces.
Substances minérales.	4
Eau hygroscopique.	10
	——
	100

Chocolat. — Le fruit du cacaotier, qui contient deux
foix fois plus de matières azotées que le froment, sert à
faire le chocolat. Pour confectionner ce dernier, on soumet
le cacao bien nettoyé à la torréfaction, puis au broyage
dans un mortier, préalablement chauffé. Sous l'influence
de la chaleur, la matière grasse se liquéfie et forme une
pâte à laquelle on ajoute du sucre par portions. Lorsque
cette pâte est bien homogène, on y introduit les aromates
(ordinairement c'est la vanille) et on la passe sous le cy-
lyndre. On met ensuite le chocolat dans des moules dont
il prend la forme et où il acquiert, en se refroidissant,
une consistance assez grande. Pour abréger le temps
qu'exige le broyage et rendre ce dernier plus parfait, on
se sert aujourd'hui, dans la plupart des fabriques, de mou-
lins à cylindres mus par la vapeur.

Le chocolat est très-nourrissant et convient aux personnes qui ont besoin d'une alimentation réparatrice;
mais, à cause des matières grasses qu'il contient, il faut
qu'il ne soit pris que modérément pour ne pas fatiguer
l'estomac. On le mange cru ou délayé dans de l'eau ou du
lait chaud. L'espèce de bouillie qui résulte de ce mélange
doit être peu épaisse pour ne pas être indigeste.

CONDIMENTS.

Les condiments sont des substances qui, mélangées aux aliments, en facilitent la digestion et en augmentent ainsi la puissance nutritive. Ils ont pour propriété d'activer et de rendre plus abondante la sécrétion de la salive et celle du suc gastrique.

On peut divsier les condiments, en condiments salés, sucrés, gras, stimulants et acides.

Condiments salés. — Le sel est un des condiments les plus employés, des plus utiles et des plus nécessaires même. Il entre dans presque toutes les préparations culinaires; il fait partie de tous nos tissus, de tous nos liquides; le sang en contient près de 1 pour 100 (M. Becquerel). Outre l'action qu'il exerce, comme les autres condiments, mais d'une manière plus parfaite, sur les organes digestifs, il a la propriété d'opérer dans l'organisme la décomposition de certaines substances avec lesquelles il se combine, et dont il facilite l'élimination en les rendant solubles. Le sel doit être pris en faible quantité : son usage abusif déterminerait bien vite des inflammations gastro-intestinales ou d'autres maladies plus ou moins graves. La quantité de sel qu'un homme peut prendre par jour ne doit guère dépasser 15 ou 20 grammes.

Condiments sucrés. — La mélasse, le miel et le sucre forment cette classe. Le sucre est un condiment et en même temps un aliment respiratoire. Il fournit en cette qualité des éléments à la combustion. Suivant quelques physiologistes, tout le sucre ne serait pas brûlé dans les poumons, et une partie se transformerait en graisse et irait sous cette forme se déposer dans le tissu cellulaire. Associé aux aliments, il en augmente la digestibilité; mélangé aux fruits acides, il en diminue l'acidité et en facilite la digestion. Le sucre pris avec exagération irrite l'estomac, qui est obligé de faire une grande dépense de suc gastrique pour le convertir en sucre de raisin, état où il doit être réduit pour pouvoir être absorbé.

Condiments gras. — La graisse, le beurre, l'huile, sont des substances qui entrent, les deux premières surtout, dans la plupart des préparations alimentairs qui exigent la cuisson des aliments. Associées ainsi à ces derniers, elles les pénètrent, les ramollissent en désagrègent les fibres et les rendent plus faciles à digérer. L'huile sert principalement, unie au vinaigre et au sel, à l'assaisonnement de la salade, des viandes froides et de certains végétaux cuits.

Condiments stimulants. — Nous comprenons dans cette classe le poivre, le piment, la moutarde, le raifort sauvage, l'ail, l'oignon, le persil, la ciboule, et enfin la cannelle, le girofle et la noix muscade. Pris en très-petite quantité, ces condiments activent la digestion, mais leur usage un peu abusif cause des irritations et des inflammations plus ou moins intenses de l'estomac. Le poivre surtout, par le principe âcre qu'il contient, exerce une action très-irritante sur cet organe.

Condiments acides. — Il n'est guère que le vinaigre et le suc de citron qui soient employés comme condiments. Ces deux acides facilitent un peu la digestion, quand ils sont associés en petite quantité aux aliments, en excitant la sécrétion de la salive et celle du suc gastrique. Mais leur usage exagéré trouble non seulement la digestion, mais amène des dyspepsies, des gastralgies ou des inflammations de l'estomac qui sont suivies d'un prompt amaigrissement général.

CHAPITRE II.

CONSERVATION DES SUBSTANCES ALIMENTAIRES : VIANDES, LÉGUMES FRAIS, FRUITS, CÉRÉALES.

Des trois agents qui favorisent et déterminent la décom-

position des substances alimentaires, végétales et animales, l'humidité, la chaleur et l'air, ce dernier, du moins
son oxygène, l'azote et l'acide carbonique, n'ayant aucune
action, est l'un des plus actifs; aussi est-ce de l'absence
de l'oxygène que dépend la conservation des denrées dont
il est ici question. Sans ce gaz, la chaleur et l'humidité
sont impuissantes à produire la décomposition, qui, du
reste, pour s'effectuer, a besoin du concours de ces trois
agents réunis.

De tous les procédés imaginés jusqu'à ce jour pour conserver les substances alimentaires, c'est sans contredit
celui découvert, en 1809, par Appert, modeste confiseur
de la rue des Lombards, à Paris, qui est le meilleur. Ce
procédé consiste à renfermer les produits alimentaires
qu'on veut conserver dans des flacons de verre à parois
solides, qu'on a soin de bien boucher, ou dans des boîtes
de fer-blanc dont on soude le couvercle. Ces flacons ou ces
boîtes ainsi disposés, sont placés dans une chaudière contenant de l'eau à 100 degrés, dans laquelle on les laisse
un certain espace de temps, qui varie suivant la nature et
la densité des substances. Celles-ci, après avoir subi un
certain degré de cuisson, dans cette espèce de bain-marie,
peuvent se conserver intactes pendant plusieurs années.

M. Fastier a heureusement modifié le procédé d'Appert,
en ajoutant au bain-marie, pour en élever la température
à 110 degrés, du sel ou un mélange de sel et de sucre, et
en ménageant une petite ouverture à la partie supérieure
des vases. Cette disposition permet à la vapeur qui se forme,
pendant l'ébullition, dans l'intérieur des vases, d'entraîner
presque tout l'air qui y est contenu, en se dégageant au-
dehors. Ceci obtenu, on remplit entièrement les vaisseaux
et on en ferme l'ouverture avec un peu de soudure ; l'expulsion presque complète de l'air qu'on obtient par ce
moyen assure mieux la conservation des substances alimentaires. Quoi qu'il en soit, celle-ci, dans les deux procédés, est toujours due à la combinaison intime, sous l'in-

fluence de la chaleur, de l'oxygène de l'air, avec les matières organiques renfermées dans les vases, combinaison qui enlève à ce gaz la propriété de déterminer la fermentation putride.

Quand on achète des boîtes renfermant des substances alimentaires, on ne doit prendre que celles dont le couvercle est un peu concave, la convexité de celui-ci, produite par l'expansion des gaz, dénotant que le contenu a subi une complète décomposition.

Les viandes que l'on veut conserver par le procédé d'Appert demandent environ une demi-heure d'ébullition ; les légumes, tels que petits pois, haricots, verts et blancs, artichauts, fèves de marais, choux-fleurs, une heure et demie ; les asperges (les pointes), un bouillon seument ; les épinards, l'oseille, la chicorée, un quart d'heure ; les fruits que l'on doit préalablement mélanger au sucre (4 grammes de sucre à peu près pour un flacon de demi-litre) n'ont besoin que d'un bouillon.

On doit à M. Masson, jardinier en chef de la société impériale et centrale d'horticulture, un procédé simple pour la conservation de tous les légumes frais, qui a rendu déjà des services immenses à la marine et à notre armée d'Orient. Ce procédé, modifié avec avantage par M. Chollet, cessionnaire du brevet, ou plutôt par la compagnie Morel-Fatio, qui est devenu son associée, consiste à placer les légumes, épluchés et divisés, lorsqu'ils présentent un certain volume, dans des boîtes fermées, et à les soumettre à une coction préalable, au moyen de la vapeur, à plus de 100 degrés, qu'on fait pénétrer dans ces boîtes. Cette opération terminée, les légumes sont desséchés rapidement à l'aide d'une ventilation artificielle et énergique, dans une étuve chauffée. Après cette seconde opération, ils sont soumis à une forte pression qui en réduit considérablement le volume. On en fait alors des tablettes carrées très-compactes, ayant presque la consistance et la densité du bois. Ces tablettes, après avoir été enveloppées de papier, sont mises dans des caisses de fer-blanc pour être transportées. Une simple tablette représente une quantité considérable de légumes frais. D'après M. Figuier, « une caisse de bois ayant à l'extérieur 66 centimètres de long sur 25 de large et 35 de profondeur, contient 1,796 rations. On peut en mettre 25,000 dans une boîte de fer-blanc de la capacité d'un mètre cube. Chacune de ces rations renferme 25 grammes de légumes secs, qui, trempés dans l'eau pendant quelques heures, représentent 200 grammes de légumes frais, et constituent un excellent potage à la julienne. Un fourgon d'artillerie, qui cube ordinairement 4 mètres, peut donc contenir la ration de 100,000 hommes. Un seul fourgon transportant les légumes destinés au repas de 100,000 hommes! ce résultat est des plus remarquables. »

Les légumes préparés primitivement par M. Chollet exigeaient, avant d'être soumis à la cuisson, une immersion préalable dans l'eau de 4 heures au moins; ils perdaient en outre de leur saveur, et présentaient parfois une odeur de foin un peu âcre.

Lait. — On n'avait pu réussir jusqu'à présent à conserver le lait dans son état naturel par le procédé d'Appert, et tous les essais que l'on avait faits pour obtenir ce résultat, soit par cette méthode, soit par tout autre moyen, avaient été infructueux. Dans ces dernières années, M. de Lignac a eu l'avantage de pouvoir résoudre ce problème difficile. Le procédé qu'il met en usage consiste à placer le lait, auquel on ajoute préalablement environ 60 grammes de sucre par litre, dans des chaudières plates, où il ne doit former qu'une couche d'un centimètre de hauteur. On le laisse ensuite réduire par l'évaporation au cinquième de son poids, en ayant soin de l'agiter continuellement. Ce lait ainsi réduit est enfermé dans des bouteilles cylindriques de fer-blanc, que l'on met pendant une demi-heure dans de la vapeur d'eau élevée à une température de 110 degrés au moyen d'un mélange de sel et de sucre ajouté à l'eau du bain-marie. Après cela on ferme avec du plomb la petite ouverture pratiquée aux bouteilles pour laisser dégager l'air et la vapeur fournie par l'eau contenue dans le lait. Pour se servir du lait conservé par ce procédé, on le délaye dans quatre ou cinq fois son volume d'eau.

M. Mabru est parvenu, par la méthode d'Appert, qu'il a perfectionnée, à conserver le lait dans son état naturel. C'est au moyen de bouteilles de fer-blanc, parfaitement closes, mais dont l'air a été préalablement expulsé, que la conservation de ce liquide est obtenue.

Œufs. — Deux causes contribuent à faire gâter les œufs, l'eau qui s'évapore de leur intérieur à travers les pores de leur coque, et qui y opère ainsi un vide ; et l'oxygène de l'air qui pénètre dans leur intérieur par les mêmes ouvertures.

On conserve les œufs en les plongeant dans de l'eau de chaux. Cette solution, en bouchant les pores, s'oppose à l'évaporation de l'eau et à l'absorption de l'oxygène. On obtient le même résultat en enduisant les œufs à plusieurs reprises d'huile d'olive avec la barbe d'une plume, et en les plaçant ensuite, entre deux lits de cendres ou de son, dans des vases ou boîtes qui ferment bien.

Beurre. — Le beurre peut être conservé, sans perdre de ses qualités, par le procédé d'Appert, qui consiste à mettre, par petits morceaux, cette substance préalablement bien lavée et essuyée, dans des bouteilles, où on la tasse. Ces bouteilles, qui ne doivent pas être tout à fait pleines et qu'on a soin de bien boucher, sont soumises au bain-marie, où on les laisse un instant seulement, un simple bouillon devant suffire. Ceci obtenu, on éteint le feu et on retire la bouteille lorsque l'eau est refroidie.

On conserve encore le beurre en le faisant fondre au bain-marie. Pendant cette opération, le caséum et le sérum, qui favorisent l'altération du beurre, s'en séparent et surnagent sous forme d'écume, qu'il faut avoir soin d'enlever. Le beurre, ainsi épuré, est placé dans des pots que l'on couvre avec du papier. Par ce procédé, le beurre se conserve assez bien, mais perd sa saveur et son odeur agréables.

La salaison est un excellent moyen pour conserver le beurre avec toute sa saveur. Pour incorporer le sel dans le beurre, on étend ce dernier, préalablement bien lavé, sur une table au moyen d'un rouleau, comme on ferait pour de la pâte, et on y répand du sel blanc en poudre dans une proportion de 4 à 8 pour 100 de beurre, puis on le plie et étend alternativement un certain nombre de fois, jusqu'à ce qu'il soit bien mêlé avec le sel.

M. Bréon est parvenu à conserver le beurre, placé et bien foulé dans des pots, en en couvrant la surface avec de l'eau légèrement acidulée, soit au moyen d'un mélange qui consiste en six grammes d'acide tartrique et six grammes de bicarbonate de soude par litre, soit avec trois grammes environ d'acide acétique ou tartrique (M. Payen).

CONSERVATION DES CÉRÉALES.

Le blé est sujet à des altérations qui diminuent considérablement les ressources alimentaires des nations et font augmenter le prix des céréales.

Les causes de l'altération des grains sont les mêmes que celles des autres substances alimentaires, et c'est encore l'eau ou l'humidité, la chaleur et l'air qui sont les agents actifs de cette altération. Sous l'influence de ces diverses causes, mais surtout par suite de l'absorption de l'oxygène par les grains humides, ou il s'établit simplement, d'après M. Doyère, une fermentation alcoolique qui a pour résultat le remplacement de l'oxygène de l'air par de l'acide carbonique, ou bien il survient, suivant le même auteur, une décomposition particulière, désignée sous le nom de fermentation lactique, butyrique ou caséeuse, parce que les produits qui en résultent donnent

au blé un goût et une odeur analogues à ceux des produits de la fermentation du lait dans le fromage. Cette
dernière décomposition entraîne la transformation de
l'amidon en glucose et du gluten en une matière soluble
sans propriétés nutritives. Ajoutons que le blé est sujet à
être attaqué par les charançons, et que ces insectes, en détruisant la partie centrale du grain, occasionnent de grands
dégâts.

On a employé, jusqu'à ce jour, un grand nombre de
moyens pour soustraire les grains aux influences qui
amènent leur détérioration et leur altération. C'est ainsi
qu'on a eu recours à l'aérage, au pelletage, à la dessication, etc., sans résultats bien satisfaisants, et cela se conçoit, car dans toutes ces opérations, qui avaient principa-
palement pour objet l'expulsion de l'humidité afin de
neutraliser l'action des deux autres agents, la chaleur et
l'air, qui concourent puissamment à produire la fermentation, le but n'était que temporairement atteint. En effet,
les grains, en vertu de leur propriété hydroscopique,
peuvent absorber assez promptement, au contact d'un air
chargé de vapeurs aqueuses, autant d'humidité qui leur
en a été enlevé, et se trouver de nouveau dans des conditions défavorables à leur conservation.

Les blés, suivant les pays où ils sont récoltés, contiennent plus ou moins d'eau. D'après M. Doyère, ceux d'Espagne en renferment de 9 à 12 pour 100, ceux de l'Algérie, de 14 à 15. Dans les blés de France, excepté ceux
du midi, il en a trouvé rarement moins de 16 pour 100.
Les blés provenant du Calvados lui en ont donné de 17,
18, 19,3, à 23 pour 100.

M. Doyère, par de nombreuses recherches, observations
et expériences, faites en Algérie, dans le Maroc, en Espagne et dans d'autres pays, où il a pu étudier les procédés mis en usage pour la conservation des céréales, et
examiner les silos servant à cet effet, a prouvé dans un savant mémoire adressé à l'Académie des sciences, que

obtenir sûrement la conservation des grains, il fallait ceux-ci continssent moins de seize pour cent d'eau, qu'ils ne fussent pas exposés à une température de plus de degrés, et qu'ils fussent enfin renfermés dans des endroits où l'air et l'humidité ne puissent pénétrer. La difficulté de pouvoir obtenir ces deux dernières conditions avec les moyens actuellement employés, l'impossibilité de construire des silos, comme ceux des Romains qui étaient parfaitement à l'abri de l'humidité et de l'air, ont engagé M. Doyère à construire de vastes flacons en tôle, préservés intérieurement contre l'oxydation par un revêtement inaltérable et enveloppé par une forte maçonnerie de béton qui porte toute la charge. Ces vases étant remplis de blé, dont l'eau a été réduite à moins de 15 pour cent, soit en faisant sécher le grain au soleil, soit au moyen de la chaleur artificielle, sont fermés hermétiquement et déposés au fond des silos où la température ne peut jamais dépasser quinze degrés. Le blé ainsi disposé, non seulement se maintient dans un état parfait de conservation pendant plusieurs années, mais il n'est plus susceptible d'être attaqué par les charançons; ceux de ces insectes qui pouvaient exister dans les grains avant l'ensilage, meurent promptement dans les flacons, par suite d'une privation absolue d'air. Le procédé de M. Doyère, l'un des meilleurs, et qui du reste a été mis en pratique avec beaucoup de succès par son auteur, est appelé à rendre d'immenses services ; par ce procédé, les blés qui ont subi même un commencement d'altération, peuvent, après avoir été préalablement desséchés, se conserver longtemps sans éprouver de détérioration ultérieure.

Le grenier mobile, inventé par M. Vallery, et qui consiste dans un vaste cylindre creux, divisé en plusieurs compartiments, tournant sur son axe, et pouvant contenir jusqu'à onze cents hectolitres de blé, est un moyen propre aussi à conserver les grains, mais il est loin de valoir le précédent.

PRODUCTION DES CÉRÉALES.

D'après la statistique, en France, la production des céréales, malgré la diminution de la surface cultivée, qui a été en croissant de 1788 à 1840, a augmenté néanmoins, par suite de l'amélioration des procédés de culture ; il y avait, en 1788, par habitant, 60 ares affectés à la culture du froment ; en 1813, 56 ares, et en 1840, 41 ares seulement. En 1788 et 1813, le rendement par hectare était de 8 hectolitres, et en 1840, de 13 hectolitres 1/4.

La récolte a donné, en 1815, 132 millions d'hectolitres de blé ; en 1835, 204 millions, et en 1840, 182 millions. Ce dernier chiffre est celui de la production moyenne annuelle de la France. La consommation est actuellement, par habitant, de 173 litres ; elle n'était, sous Louis XIV, que de 100 litres. Cette consommation est très-inégalement distribuée par département. Ainsi, dans le Nord, elle est de 199 litres par habitant, et dans le Midi de la France de 164. Il est des départements qui sont bien moins favorisés.

CHAPITRE III.

RÉGIME. — RATION ALIMENTAIRE.

Du Régime.

On entend par régime l'usage raisonné et méthodique des aliments, soit dans l'état de santé, soit dans l'état de maladie.

Le régime doit être considéré, tant sous le rapport de la quantité et de la qualité des aliments, que sous celui des modifications qui peuvent survenir sous son influence, chez l'homme bien portant comme chez celui qui est malade.

La quantité d'aliments que doit consommer l'homme par jour n'a rien de fixe ; elle est subordonnée à l'âge, au tempérament, à la constitution des individus, ainsi qu'aux fatigues qu'ils ont a supporter.

ABSTINENCE.

L'abstinence un peu prolongée des aliments, hors l'état de maladie, est incompatible avec la vie. Les personnes, de même que les animaux qui sont privés de toute nourriture succombent, après avoir éprouvé de nombreuses modifications organiques, dans un espace de temps, qui, pour les premières , ne dépasse pas huit jours. Généralement, ce sont les malades, les personnes âgées et celles qui sont grasses qui supportent mieux et plus longtemps la diète absolue.

Voici les principales modifications que détermine l'abstinence : la sécrétion de la muqueuse des voies digestives se réduit beaucoup, et la soif devient bientôt excessive : l'estomac et l'intestin, dont les fibres musculaires se raccourcissent, et dont la membrane muqueuse se plisse, se resserrent, diminuent par conséquent de calibre , et restent dans un état d'inertie. La plupart des organes abdominaux, principalement la rate et le foie, subissent également une diminution de volume plus ou moins notable. La circulation ainsi que la respiration se ralentit beaucoup ; la résorption, ou plutôt la désassimilation est très-active; voit-on aussi la graisse promptement disparaître, les muscles, ceux du cœur même, se décolorer, s'amincir et perdre ainsi considérablement de leur poids. Cette prompte usure s'explique par la quantité de principes organiques que fournissent ces deux tissus à la combustion, qui s'opère dans les poumons pendant l'acte respiratoire, et qui ne peut plus être entretenue qu'au détriment de nos propres organes. Les divers liquides de l'économie sont assez rapidement résorbés, et le sang, dont la masse et les globules diminuent insensiblement, se consume peu à peu. Ces modifications profondes, que subit l'organisme, ont pour résultat la diminution progressive du poids du corps, celle de la chaleur, et enfin la mort, qui a lieu généralement chez l'homme du quatrième au huitième jour, et qui paraît être plus particulièrement déterminée par une gastro-entérite sur-aiguë avec délire intense.

L'abstinence, peu prolongée, convient aux personnes sanguines et d'une constitution robuste, et à celles surtout qui sont obèses; elle est essentielle dans les maladies aiguës dont elle aide puissamment la guérison.

RÉGIME DIÉTÉTIQUE.

Le régime diététique, dont les applications se bornent presque aux maladies aiguës et chroniques, et à la convalescence, est d'un puissant secours pour la thérapeutique. Dans les affections aiguës et surtout dans celles qui sont accompagnées de fièvre intense, la diète absolue est indispensable ; elle ne l'est pas moins dans les maladies inflammatoires, à la résolution desquelles elle contribue puissamment, en amenant assez promptement la diminution de proportion des globules du sang. Dans la convalescence, ce régime, borné d'abord au bouillon ou au lait, mais qui, progressivement, se compose d'aliments plus nourrissants, permet à l'organisme d'acquérir peu à peu les forces qui lui sont nécessaires pour revenir à son état normal.

RÉGIME INSUFFISANT.

L'alimentation insuffisante, c'est-à-dire celle qui ne peut suffire complétement à l'entretien de la vie, produit,

à peu près, si elle est prolongée, mais d'une manière plus
lente et moins intense, les mêmes effets que l'abstinence.
Sous l'influence d'un tel régime, le corps maigrit beaucoup, perd par conséquent de son poids, et éprouve un affaiblissement général assez considérable ; le sang subit
une altération qui consiste, suivant M. Becquerel, dans la
diminution de proportion des globules, de l'albumine, du
sérum et quelquefois de la fibrine, altération qui se traduit par l'anémie, l'anasarque ou le scorbut. L'insuffisance
de la nourriture prédispose en outre aux maladies les plus
graves et concourt puissamment, lorsque certaines influences agissent en même temps sur l'organisme, au développement de la fièvre typhoïde, du typhus, des scrofules, des tubercules, du scorbut, etc.; enfin l'alimentation
insuffisante, lorsqu'elle est supportée par des populations
entières, diminue le nombre des naissances et augmente
celui des décès. D'après M. Benoiston de Châteauneuf, la
mortalité dans la classe pauvre, qui n'a qu'une alimentation tout à fait insuffisante, serait de plus du double de
celle de la classe aisée et riche, qui se nourrit bien.

RÉGIME ANIMAL.

Le régime animal, dont la viande forme la base, produit
sur l'estomac une certaine stimulation , active l'action
digestive en faisant affluer le sang dans les vaisseaux gas-
triques, augmente la sécrétion du suc gastrique, et communique à l'organisme une excitation générale , qui se
traduit par l'accélération du pouls, la coloration de la face
et par un accroissement de chaleur à la peau.

Les aliments de nature animale laissent peu de résidu,
aussi les fèces sont-elles peu copieuses, mais ils fournissent les matériaux les plus réparateurs. Le sang qui les
transporte dans tous nos tissus acquiert plus de plasti-

cité, le nombre des globules de ce liquide augmentant sous l'influence de ce régime.

Le régime animal, lors même qu'il n'est pas trop prolongé, prédispose aux phlegmasies. C'est surtout dans les pays chauds ou tempérés qu'il amène promptement ce résultat. Il ne convient guère qu'aux habitants des régions froides, ou humides et froides, aux personnes lymphatiques, à celles qui sont affaiblies par de longues maladies ou qui sont atteintes d'anémie ; faut-il encore, dans ces derniers cas, qu'il soit peu prolongé, et combiné de manière à ce qu'il entre dans sa composition quelques aliments d'origine végétale. Ce régime prédispose aussi à la gravelle ; cette prédisposition est due à la présence dans le sang et dans l'organisme de l'acide urique, qui remplace l'urée et qui provient de la combustion incomplète des tissus organiques désassimilés.

RÉGIME VÉGÉTAL.

Le régime entièrement végétal ne peut faire la base d'une bonne alimentation : les végétaux contenant peu de matières azotées ne peuvent, en effet, fournir à l'organisme tous les matériaux réparateurs dont il a besoin pour compenser les pertes qu'il fait en principes de cette nature. Pour trouver dans une alimentation exclusivement végétale la quantité nécessaire de ces matières azotées, il faudrait faire usage d'une masse d'aliments que l'estomac supporterait difficilement et qui amènerait indubitablement dans peu de temps des accidents plus ou moins graves.

Le régime végétal un peu prolongé fatigue l'estomac, en ralentit les fonctions, rend la digestion pénible et lente, détermine souvent la diarrhée, affaiblit l'organisme, diminue la chaleur du corps et les forces, et amène la diminution de l'albumine, de la fibrine et des globules du sang. Par suite de l'appauvrissement de ce liquide, l'anémie et les accidents qui en sont la conséquence se manifestent. Ce régime prédispose en outre à la gastralgie, à la diarrhée, à la fièvre typhoïde, etc.

L'alimentation végétale convient aux personnes d'un tempérament sanguin et aux habitants des pays chauds.

RÉGIME MIXTE.

Il résulte de l'étude des divers aliments que ceux-ci pris isolément nourrissent mal et déterminent des accidents qu'on peut éviter au moyen d'une alimentation complexe, c'est-à-dire composée dans certaines proportions de viande et de végétaux. C'est donc le régime mixte, approprié au tempérament et à l'âge des individus, qui convient le mieux à l'homme et qui est le plus favorable à sa santé.

RATION NORMALE.

Il est éliminé du corps, dans l'espace de vingt-quatre heures, par différentes voies, une quantité d'azote et de carbone égale à peu près à celle des mêmes principes qui est introduite dans l'économie par l'alimentation, dans le même laps de temps.

Les fluides excrémentitiels, qui rejettent au dehors les matières azotées, sont : les larmes, le liquide sécrété par la conjonctive, le mucus nasal, la bile, les mucosités qui sont mêlées aux excréments, et l'urine surtout. Les exhalations pulmonaire et cutanée fournissent aussi une faible proportion de matières organiques.

Les principales voies d'élimination du carbone sont les

transpirations pulmonaire et cutanée, mais c'est la première qui dégage la majeure partie de ce principe.

De la totalité de l'azote expulsé de l'organisme, l'urine en élimine 15 à 16 grammes dans les vingt-quatre heures (M. Dumas) et les excréments solides, les mucus divers et les exhalations pulmonaire et cutanée, 5 gr. 5 (M. Payen).

De la totalité du carbone rejeté en vingt-quatre heures hors de l'organisme, il s'en dégage des poumons, suivant MM. Andral et Gavarret, chez l'homme de vingt-cinq à trente ans, 288 grammes. D'après M. Payen, l'urine en contiendrait 45 grammes; les excréments, les divers mucus, et les exhalations pulmonaire et cutanée en fourniraient 15 grammes.

M. Payen résume les pertes qui se font en azote et en carbone, en vingt-quatre heures, ainsi qu'il suit:

	Azote.	—	Matières azotées.	Carbone.
Urine, en moyenne (24 heures) 1450 gr.	14,5	=	94,25	45
Excréments solides, 160 grammes. . . . / Mucus divers, exhalations cutanées, etc.	5,5	=	35,75	15
	20	=	130	60

Carbone (ou son équivalent)	expiration. . , . . .	250	310 gr.
	excrétions.	60	
Substances azotées (contenant 20 d'azote).			130

Comme il sort de l'organisme à peu près autant de substances qu'il y en entre, ainsi que le prouvent les expériences de M. Boussingault, que nous allons rapporter, on a conclu, non sans raison, qu'il fallait, pour composer la ration alimentaire, donner une quantité d'aliments renfermant les équivalents de l'azote et du carbone qui sont éliminés journellement du corps.

ALIMENTS consommés par le cheval en 24 heures. — AVOINE ET REGAIN.	PRODUITS RENDUS PAR LE CHEVAL EN 24 HEURES.		
	Urine et excréments.	Eau, acide carbonique et azote de l'exhalation pulmonaire et cutanée.	Rapport entre les pertes sensibles et les pertes insensibles.
Poids 25 kil. 770	15 kil. 580	10 kil. 190	1 : 0,65
	25 kil. 770		

ALIMENTS consommés par l'homme en 24 heures. — NOURRITURE MIXTE.	PRODUITS PERDUS PAR L'HOMME EN 24 HEURES.		
	Urine et excréments.	Exhalation cutanée et pulmonaire.	Rapport entre les pertes sensibles et les pertes insensibles.
Poids 2 kil. 924	1 kil. 639	1 kil. 247	1 : 0,76
	2 kil. 886		

Dans le premier tableau, la consommation et les pertes se balancent ; dans le second tableau, il y a une différence de 38 grammes en faveur de la consommation, mais cette différence peut s'expliquer par la rétention pendant l'expérience d'une certaine proportion de matières fécales.

Comme il y a donc à peu près égalité entre les principes qui sont introduits par l'alimentation dans l'organisme, et ceux qui en sortent, il serait facile, en prenant pour base l'azote et le carbone éliminés, de fixer la ration alimentaire, si on connaissait d'avance la richesse des aliments en azote et en carbone. On doit à M. Payen des analyses qui ne laissent rien à désirer à cet égard, et qui se trouvent consignées dans un tableau de son excellent et savant ouvrage sur les substances alimentaires. En consultant ce tableau que nous donnons plus loin, et en se basant sur les données citées plus haut de M. Payen, qui fixe à 20 grammes la perte que fait le corps en azote et à 310 grammes celle qu'il fait en carbone, on arrive très-facilement à composer la ration alimentaire.

Les analyses de ce savant démontrent que l'alimentation exclusive, soit avec la viande, soit avec les végétaux, non seulement n'est guère possible, mais qu'elle entraînerait de graves accidents si elle était suivie. C'est donc, comme nous l'avons déjà dit, au régime mixte qu'on doit avoir recours quand il s'agit d'établir la ration alimentaire pour des individus vivant en commun, comme les militaires et les marins.

Un homme qui se nourrirait exclusivement avec du pain, devrait en consommer, pour trouver les 20 grammes d'azote qui doivent entrer dans sa nourriture, 1 kil. 857 gr.; il y aurait alors un excès de carbone représenté par 824 grammes, 1 kil. 33 grammes suffisant pour fournir les 310 grammes de carbone nécessaire.

Celui qui se nourrirait exclusivement avec de la viande, devrait en consommer, pour trouver les 310 grammes de carbone, 2 kil. 828 grammes, tandis que 619 grammes, représentant 20 grammes d'azote, suffiraient; c'est donc un excédant de viande, relativement à l'azote, de 2 kil. 199 gr. qu'il faut consommer pour obtenir les 310 gr. de carbone que la ration alimentaire doit contenir.

Comme on le voit, une quantité aussi considérable de pain ou de viande ne pourrait être introduite impunément dans l'estomac. De là, la nécessité de recourir à une alimentation complexe, dans laquelle on doit faire entrer, dans certaines proportions, des substances végétales et animales.

Tableau des quantités d'azote, de carbone, de matière grasse et d'eau, dans 100 parties de différentes substances alimentaires (M. Payen).

	Azote (1).	Carbone.	Graisse.	Eau.
Viande de boucherie (sans os) (2)	3	11	2 (3)	78
Raie (4)	3,85	12,25	0,47	75,49
Anguille de mer (congre). .	3,95	10	5,02	79,91
Morue salée.	5,02	16	0,58	47,02
Harengs salés	3,11	23	12,72	49
— frais (5)	1,83	18	7,10	70
Merlan	2,41	8	0,38	82,95
Maquereau	3,74	18,76	6,76	68,28
Sole	1,91	7,25	0,25	86,14
Limande.	2,89	11	2,05	79,41
Saumon. . . . . . , . .	2,09	14	4,85	75,70
Brochet	3,25	11,50	0,60	77,53
Carpe	3,49	12,10	1,09	76,97
Barbillon.	1,57	5	0,21	89,35
Goujons	2,77	13	2,67	76,89
Anguille.	2,00	33	23,86	62,07
Ablettes	2,79	17	8,03	72,89
OEufs (blanc et jaune ensemble)	1,90	12,50	7	80
Lait de vaches.	0,66	7	3,70	85,50

(1) Les nombres de cette colonne multipliés par 6,5, donnent le poids de la substance azotée.

(2) Les os, formant un cinquième du poids total, il faut compter 125 de viande avec les os pour 100 de viande désossée.

(3) La quantité de graisse varie de 2 à 20 pour 100.

(4) La raie avait été débarrassée des arêtes, des intestins, de la tête ; c'est donc de la chair nette, comestible, dont la composition est indiquée ici ; il en est de même pour les différents poissons suivants. Le carbone a été calculé d'après la chair sèche et la matière grasse ; ce n'est qu'une approximation.

(5) La composition a été déduite par le calcul de celle trouvée pour les harengs salés ; elle ne doit donc être considérée que comme approximative, jusqu'à l'époque où la saison nous permettra de la vérifier par une analyse plus directe.

	Azote.	Carbone.	Graisse.	Eau.
Lait de chèvres.	0,69	7,60	4,10	83,60
Fromage de brie	2,25	24,60	5,56	58
Fromage de gruyère	5	36	24	40
Chocolat	1,52	48	26	08
Fèves (1).	4,40	40	2,10	15
Haricots	3,88	41	2,80	12
Lentilles.	3,75	40	2,65	12
Pois.	3,50	41	2,10	10
Blé dur du midi	3	40	2,10	12
Blé tendre	1,81	39	1,75	14
Farine blanche de Paris. . .	1,64	39	1,80	14
Farine de seigle	1,75	41	2,25	15
Orge d'hiver (escourgeon) . .	1,90	40	2,20	15
Maïs	1,70	44	8,80	12
Sarrasin.	1,95	40	2	12
Riz	1,08	43	0,80	15
Gruau d'avoine	1,95	41	6,10	15
Couscouss des Arabes . . .	5	40	2	12
Pain blanc de Paris. . . .	1,08	29,50	1,20	36
Pain de munition ancien . .	1,07	28	1,50	41
— — nouveau. .	1,20	30	1,50	55
Pain de farine de blé dur (2) .	2,20	51	1,70	37
Châtaignes ordinaires . . .	0,64	35	4,10	26
— sèches.	1,04	48	6	10
Pommes de terre	0,24	10	0,10	74
Batates	0,18	8	0,09	80
Carottes	0,31	5,50	0,15	88
Groseilles à maquereau. . .	0,14	7,79	1	81,3
Figues fraîches	0,41	15,50	1	66
— sèches	0,92	34	1	25
Pruneaux	0,73	28	1	26

(1) La composition des graines, des légumineuses, des céréales ainsi que des tubercules, varie suivant les terrains, les expositions, les saisons et les engrais ; mais les nombres moyens que nous donnons ici suffiront en général pour former la base des calculs, toujours approximative, de la détermination des rations alimentaires.

(2) En comparant entre elles les qualités nutritives des différents grains, on voit que, sous le rapport des matières azotées grasses, le pain de farine de blé dur est plus riche de 33 pour 100 environ que le pain de blé tendre ; le premier exigerait donc moins de viande pour compléter la ration alimentaire. On voit encore que le nouveau pain de munition est plus nutritif que l'ancien dans la proportion de 120 à 107.

	Azote.	Carbone.	Graisse.	Eau.
Café (quantité dans une infusion de 100 grammes).	1,10	22	1,50	»
Lard	1,18	71,14	71	20
Beurre ordinaire, frais	0,64	83	82	14
Huile d'olives	traces	98	96	2
Bière forte	0,08	4,50	»	90
Alcool pur (à 100 de l'alcoomètre).	0	52	»	»
Eau-de-vie commune	0	27	»	49
Vin	0,015	4	»	90

La ration alimentaire du cavalier français, dont la composition est considérée dans la plupart des ouvrages d'hygiène comme supérieure à celle des autres troupes, n'en diffère nullement. Il n'y a en France qu'une seule ration qui est la même pour tous les corps.

Composition de la ration alimentaire du soldat français, sur le pied de paix.

		Azote.	Carbone.
Pain bluté à 20 pour 100.	250 gr.	12 gr.	300 gr.
Pain de soupe.	250		
Viande non désossée	250	6	22
Légumes frais, pommes de terre, carottes, choux, environ 100 grammes (1), et quelquefois légumes secs, en hiver principalement, dans une proportion de 30 grammes environ.		1	7
		19	329

Il manque à cette ration un gramme d'azote qu'on trouverait dans un supplément de viande de 30 à 40 grammes.

La ration sur le pied de guerre, d'après le règlement

(1) La proportion des légumes n'a rien de fixe, elle est subordonnée aux ressources de l'ordinaire, mais elle ne dépasse pas celle que nous donnons.

du 1er septembre 1827 sur les subsistances, se compose
ainsi qu'il suit :

Pain.	750 grammes.
Biscuit.	550
Riz.	60
Légumes secs.	60
Sel.	16
Viande fraîche.	250
Bœuf salé.	250
Lard salé.	250

	Litres.
Vin.	0,25
Bière.	0,50
Cidre.	0,50
Eau-de-vie.	0,06
Vinaigre.	0,05

En Afrique, la ration du soldat se compose, d'après
M. Boudin, de :

	En station.	En marche.
Pain.	750 grammes.	» » gr.
Biscuit.	» »	643
Viande.	250	300
Riz.	60	60
Sel.	15	15
Sucre.	» »	12
Café.	» »	12
Vin 1/4 de litre.		

Sous Louis XIV, la ration du soldat en marche était
bien supérieure à celle d'aujourd'hui, comme le prouve
une ordonnance de ce roi, du 14 juin 1702, qui en réglait
ainsi la composition :

Art. 2. La ration de vivres pour la nourriture des fantassins sera composée de 24 onces de pain cuit et rassis, entre bis et blanc, d'une pinte de vin, mesure de Paris, et du cru du lieu, ou d'un pot de cidre ou de bière, et d'une livre de viande de bœuf, veau ou mouton, au choix de l'étapier.

Art. 4. La ration de vivres, pour un cavalier, sera composée de 36 onces de pain, d'une pinte et demie de vin, ou d'un pot et demi de cidre ou de bière, et de deux livres de viande.

Aujourd'hui le soldat, en marche, n'a ni vin, ni supplément de vivres; il reçoit seulement dix centimes par jour en sus de sa solde ordinaire. Avec cette faible indemnité, les militaires, ne pouvant vivre tout à fait en commun, comme en garnison, n'ayant plus d'ailleurs leurs fournisseurs ordinaires, qui leur font payer moins cher les denrées que les marchands des pays où ils passent, et étant obligés en outre de déjeûner en route, sont moins bien nourris en voyage qu'en station.

La nourriture, devant être proportionnée à la constitution, à la stature de l'homme, et surtout aux fatigues que celui-ci a à supporter, il serait à désirer que la ration de vivres variât, suivant l'arme, c'est-à-dire qu'elle fût plus forte dans les corps dits spéciaux et dans la cavalerie que dans l'infanterie, où la taille des hommes est moins élevée et la constitution moins robuste. Cette ration devrait être augmentée en route. Si la nécessité de cette mesure avait besoin d'être expliquée, nous dirions que le corps d'un homme de haute stature demande une ration d'entretien plus considérable que le corps d'un individu de petite taille, parce qu'il contient évidemment plus de matériaux organiques; que l'homme qui fatigue a besoin d'une nourriture plus abondante et plus réparatrice que celui qui ne se livre à aucun travail, parce qu'il fait de plus grandes pertes en particules organiques.

Dans la cavalerie, on a reconnu la nécessité de proportionner la ration alimentaire des chevaux, à leur force et à leur taille. De telle sorte que les chevaux de la cavalerie de réserve, du train du génie et des équipages, ont, en station et en route, une ration plus forte que celle fixée pour les chevaux des autres corps. L'adoption d'une mesure semblable pour les hommes ne pourrait être que favorable à l'armée.

CHAPITRE IV.

DES BOISSONS.

Les boissons dont l'homme fait usage sont l'eau, les boissons fermentées, les boissons spiritueuses ou distillées, les boissons aromatiques et les boissons acides.

BOISSONS AQUEUSES.

Eau.

L'eau est un liquide transparent, incolore, sous un petit volume, sans odeur ni saveur, susceptible de dissoudre une foule de corps ; elle est composée de 88,91 parties d'oxygène et de 11,09 d'hydrogène en poids, ou de deux volumes d'hydrogène et d'un volume d'oxygène. L'eau contient en outre un certain volume d'air, où l'oxygène se trouve dans une proportion de 31 à 35 parties pour 100 d'azote, un peu d'acide carbonique et différents sels. Elle existe dans la nature sous trois formes : à l'état liquide, gazeux et solide. Elle fait partie de tous nos tissus, de toutes nos humeurs, de tous les aliments dont nous faisons usage ; enfin, elle est indispensable à l'alimentation de l'homme, des animaux et des plantes. L'eau la plus pure est celle qui provient de la pluie. Viennent ensuite les eaux de rivière, de source et de puits.

Eau de pluie. — Cette eau est la plus pure; elle ne contient, en effet, en dissolution ou en suspension, aucune substance lorsqu'elle est recueillie directement dans des vases. Elle renferme cependant parfois, mais seulement pendant les orages, un peu d'acide nitrique et d'ammoniaque. La formation de ces deux corps est due à la combinaison, sous l'influence des étincelles électriques, qui sillonnent l'atmosphère, de l'oxygène de l'eau avec l'azote de l'air, d'où résulte l'acide nitrique, et à celle de l'hydrogène de l'eau avec l'azote de l'air, d'où résulte l'ammoniaque. Les eaux pluviales, qui contiennent ces principes, sont considérées avec raison par les agriculteurs comme fertilisantes. L'eau de pluie suffisamment aérée est un peu fade, mais n'est pas indigeste comme on l'a dit. Des expériences récentes prouvent que non seulement elle est très-digestible, mais qu'elle est plus salubre que l'eau des fleuves et des rivières. En Angleterre, depuis quelques années, un grand nombre de villes sont alimentées par l'eau de pluie, qu'on recueille dans les bassins naturels où elle s'accumule, et qu'on amène au moyen du drainage dans les localités qui en ont besoin. Cette eau est considérée dans ce pays comme étant plus douce, plus légère, plus salubre, et facilitant mieux la digestion que l'eau la plus pure de rivière ou de source. L'eau de pluie conservée dans des citernes bien construites, où on ne la laisse pas séjourner trop longtemps, est très-potable. Dans les places fortes assiégées, elle est d'une immense ressource pour la troupe.

Eau de neige et de glace. — L'eau de neige est privée d'air, de même que celle qui provient de la glace, mais renferme parfois des substances étrangères et présente une certaine odeur qu'on ne rencontre pas dans la dernière. Ces eaux étant battues, afin d'y faire dissoudre l'air qui y manque, deviennent alors potables.

Eaux de source et de rivière. — Les eaux de source, qui forment pourtant par leur réunion les rivières et les fleuves, contiennent ordinairement plus de sels que celles de ces derniers. Cela tient à ce que, dans leur trajet, les grands cours d'eau laissent déposer une partie de ces sels sur le terrain sur lequel ils coulent.

Eaux de puits. — L'eau de puits est très-séléniteuse ; elle contient principalement du sulfate de chaux en assez grande quantité, quelques matières organiques et moins d'air que les précédentes. L'usage de cette eau est défavorable à la santé. Le résidu salin et calcaire s'élève en général, par litre, de 50 centigrammes à 90 centigrammes et même à deux grammes (M. Payen). Le sulfate de soude, que ces eaux contiennent en assez forte quantité, a une action irritante sur l'estomac et l'intestin, qui est suivie souvent de diarrhée ou de dyssenterie.

Eaux des étangs et des marais. — Ces eaux, contenant des matières animales en décomposition provenant de myriades d'animalcules infusoires morts, de matières végétales également décomposées, et enfin des gaz délétères qui se forment pendant la fermentation putride, exerceraient indubitablement, si on en buvait, une action toxique sur l'organisme. On doit donc en rejeter entièrement l'usage.

CARACTÈRES DES EAUX POTABLES.

L'eau, pour être potable, doit être limpide, fraîche en été, légèrement chaude en hiver, incolore, sans odeur, ne présenter aucune saveur fade ni salée, ni acide, être aérée, dissoudre le savon sans former de grumeaux et cuire parfaitement les légumes secs. Le défaut de ces deux dernières conditions sert à faire reconnaître avec quelque certitude les eaux séléniteuses et par conséquent non potables.

Les eaux courantes les plus salubres sont celles des rivières et des fleuves ; elles contiennent principalement du carbonate de chaux, qui y est tenu en dissolution par l'acide carbonique en excès. Ce sel introduit dans l'estomac avec l'eau où il se trouve dissous, ne produit aucun effet nuisible sur cet organe ni sur l'économie : il paraît destiné à fournir la substance calcaire des os.

Les eaux très-séléniteuses prédisposent, d'après les observations de M. Ormo-Dudfield, vétérinaire, les chevaux qui en boivent aux exostoses. Un grand nombre de ces animaux appartenant au haras de Cheltenham, ayant été atteints d'exostoses, ce vétérinaire en attribua la cause à l'eau dont il était fait usage. Cette opinion fut bientôt confirmée par l'analyse, qui démontra la présence d'une assez grande quantité de carbonate et de sulfate de chaux dans cette eau. Celle-ci ayant été supprimée, il ne survint plus chez les chevaux alimentés, dès lors, soit avec de l'eau de pluie, soit avec l'eau douce provenant d'une petite hauteur, aucun nouveau cas de tumeur osseuse. (*Recueil de Médecine vétérinaire.*)

Les eaux très-chargées de sels de chaux ou de soude exercent une action très-irritante sur le tube intestinal. D'après M. Boudin, les diarrhées fréquentes que l'on observe à Oran, et qui sont plus intenses dans cette localité que dans les autres villes de l'Algérie, sont dues à l'eau qui, suivant l'analyse faite par M. Deletre, contient huit et vingt fois plus de sels de chaux, de magnésie, de soude que l'eau de Seine.

Le goître et le crétinisme sont attribués par un grand nombre de médecins à l'usage des eaux calcaires. Ces deux affections reconnaîtraient pour cause, suivant M. Boussingault, le défaut d'oxygène dans les eaux, et selon M. Chatain, l'absence de l'iode.

Les proportions et la composition des matières minérales contenues dans les eaux potables sont assez variables. En général, les substances qu'on y rencontre le plus souvent sont : les sulfates et les carbonates de chaux, de magnésie, de soude et de potasse, le chlorure de soude, et, suivant M. Chatain, un peu d'iode. Voici, d'après M. Deville, la quantité de sels que contiennent pour cent litres les eaux des rivières et fleuves suivants : Garonne, 13 gr. 67; Seine, 25,44 ; Rhin, 23,17; Loire, 13,16; Rhône, 18,20; Doubs, 23,02; Marne, 51,10.

FILTRATION, CLARIFICATION ET PURIFICATION DES EAUX.

Les eaux des rivières et des fleuves à la suite des grandes pluies se chargent de substances terreuses qui en troublent la transparence et les rendent impropres à l'alimentation. On remédie à cet inconvénient à l'aide de pierres poreuses placées dans les fontaines usuelles, et à travers lesquelles on fait passer ces eaux, ou au moyen de filtres, soit en sable fin, soit en charbon pulvérisé, soit en laine tontisse seulement, et soit enfin en sable et laine. Ce dernier procédé, dû à M. Fonvielle, est employé en grand à Marseille. Les substances filtrantes ont la propriété de retenir non seulement les matières terreuses dont l'eau est chargée, mais encore celles de nature animale qui peuvent s'y trouver en suspension.

Pour hâter la clarification des eaux, on s'est servi de l'alun à la dose de 250 grammes pour mille livres d'eau trouble : sous l'influence de cette substance, le carbonate de chaux se décompose, et il se forme du sulfate de chaux ainsi que du sous-sulfate d'alumine et de potasse, qui se précipite en entraînant les particules argileuses et siliceuses en suspension. Mais comme, par cet échange de base, la filtration subséquente n'enlève pas tout le sulfate de chaux, l'eau en retenant une certaine proportion, ce procédé laisse à désirer (M. Payen).

Purification de l'eau. — M. Clarke a fait connaître un procédé employé à Woolwich pour purifier les eaux chargées de carbonate calcaire. Voici ce procédé que rapporte le *Moniteur des Hôpitaux* en ces termes : « On les traite (les eaux) par un lait de chaux qui, s'emparant de l'acide carbonique à l'aide duquel le carbonate se trouvait dissous, précipite immédiatement et le sel qui était déjà formé avant l'opération et celui auquel l'opération a donné lieu. Les eaux calcaires non purifiées, quand elles restent exposées pendant quelques jours à l'air et au soleil, se recouvrent bientôt de conferves, puis se remplissent d'une myriade d'animalcules et enfin se corrompent : les eaux calcaires purifiées n'offrent aucun de ces phénomènes ; seraient-ils dus, dans le premier cas, à la présence de l'acide carbonique ? M. Clarke est porté à le croire. »

« Le procédé dont il est ici fait mention a été expérimenté depuis longtemps par un chimiste français, M. Cotoreau fils, mort il y a deux ans. Ce procédé a été appliqué sur des chemins de fer. » (*Journal de Chimie médicale.*)

On peut employer, pour purifier l'eau qui a éprouvé un commencement d'altération, comme l'eau croupie, le charbon en poudre. Cette substance agit en retenant les matières organiques décomposées et en détruisant les miasmes putrides. Par ce procédé, qu'on ne peut guère mettre en usage que dans des circonstances particulières où l'eau pure manque, on obtient une eau, sinon très-potable, du moins plus salubre.

DE L'ACTION DES BOISSONS AQUEUSES SUR L'ORGANISME.

L'eau, qui est indispensable à l'entretien de la vie de l'homme et des animaux, produit sur l'organisme des effets locaux et généraux qui sont subordonnés à la température qu'elle possède au moment où on en fait usage et à la quantité qu'on en consomme.

Prise modérément et à la température ordinaire, l'eau humecte les membranes muqueuses avec lesquelles elle se trouve en contact, calme et fait cesser la soif par le seul fait de sa présence dans l'estomac. Absorbée par les veines de cet organe, elle va humecter nos divers tissus, diluer nos humeurs, réparer les pertes aqueuses que les exhalations pulmonaire et cutanée, la sécrétion urinaire et les excrétions en général font éprouver à l'organisme, opérer la dissolution d'une foule de principes, soit organiques, soit inorganiques, dont elle favorise ainsi l'assimilation ou la désassimilation.

Quantité. — La quantité d'eau nécessaire, par jour, à l'homme n'a rien de fixe ; on peut néanmoins évaluer, à peu près, à un litre et demi ou deux litres l'eau qui est ingérée en vingt-quatre heures dans l'estomac, soit pure, soit mélangée aux aliments.

Introduite dans l'estomac en grande quantité, l'eau distend et fatigue cet organe, et cause des pesanteurs à l'épigastre ; si c'est pendant les repas qu'elle est prise, elle trouble la digestion, en empêchant les parois de l'estomac trop dilatées de réagir sur les aliments, et en étendant trop le suc gastrique qui perd ainsi de ses propriétés dissolvantes. Cette eau, par la distension et la gêne qu'elle cause, détermine parfois la contraction anti-péristaltique de l'estomac qui est suivie du redressement de cet organe et de l'expulsion des matières solides et liquides contenues dans sa cavité. Une grande quantité d'eau ingérée subitement, lors même que la cavité gastrique est dans un état de vacuité, produit les mêmes effets, et elle est également rejetée par les vomissements. Dans quelques cas, cependant, elle passe dans l'intestin d'où elle est éliminée par les selles, après avoir produit la diarrhée.

L'usage habituel de l'eau, quand il est exagéré, amène l'atonie de l'estomac et l'affaiblissement du système musculaire.

Eau chaude. — L'eau chaude fait affluer le sang vers la membrane muqueuse de l'estomac dont elle stimule les fonctions ; après son absorption, elle active la circulation et produit une excitation générale, qui a pour résultat final une transpiration plus ou moins abondante. Il est des personnes qui prennent, en ayant contracté l'habitude, les boissons à une température assez élevée, à 50 et 80 degrés, sans en éprouver d'effet nuisible. Mais généralement l'usage abusif des boissons chaudes, dont la température depasse celle du corps (37 degrés), finit par affaiblir, user même la sensibilité de l'estomac, et par amener des inflammations gastro-intestinales très-intenses. L'eau, lors-même qu'elle n'est pas bouillante, irritant vivement la peau, on doit penser qu'elle n'a pas moins d'action sur la membrane gastrique.

Eau tiède. — L'eau tiède émousse la sensibilité des organes digestifs, en ralentit les fonctions et trouble la digestion; elle cause des vomissements et parfois de la diarrhée; elle ramollit en outre les tissus, affaiblit l'inner-vation, et produit, en définitive, un relâchement général qui peut déterminer dans l'organisme des troubles et des accidents nombreux.

Eau froide.—L'eau froide, c'est-à-dire celle qui est à 8 ou 15 degrés au-dessus de zéro, a pour effet, suivant son de-gré de température, de produire plus ou moins instanta-nément la diminution du calibre des vaisseaux des sur-faces avec lesquelles elle se trouve en contact, d'en faire refluer le sang dans les parties voisines, et de ralentir la circulation capillaire. L'eau un peu froide, glacée même, prise en petite quantité, si on a surtout la précaution de la laisser quelques instants dans la bouche, afin qu'elle puisse s'échauffer un peu avant d'arriver dans l'estomac, calme promptement la soif, stimule l'estomac, lui donne un peu de ton et augmente sa puissance digestive. Ingérée sans modération et à une basse température, elle détermine, en soustrayant une quantité notable de calorique à l'esto-mac, une sensation de froid à la région épigastrique qui se communique bientôt à tout l'organisme, et qui est sui-vie du refoulement du sang vers le thorax, la tête, l'abdo-men, et conséquemment de la congestion des organes de ces cavités. Cette congestion, si le corps est échauffé et sur-tout en sueur, et si l'eau ingérée est glacée ou simplement très-froide, peut être assez intense pour déterminer subitement la mort, comme une foule d'exemples le prouvent, ou des maladies très-graves, telles que pneumonies, pleurésies, péritonites, ascites, et diarrhée accompagnée de vomissements, de crampes et de symptômes qui se rapprochent parfois de ceux du choléra. En général, l'ingestion des liquides froids ou glacés est d'autant plus dangereuse que le corps est plus échauffé, l'estomac dans un état de vacuité plus complet, que les boissons sont plus froides, plus copieuses et prises plus promptement.

Les militaires, malgré les recommandations qu'on leur fait sans cesse, soit par insouciance, soit parce qu'ils en ignorent les conséquences fâcheuses, font, pendant les fortes chaleurs et surtout après les exercices, un usage immodéré d'eau fraîche, usage qui est la source d'une foule de maladies graves.

Règles hygiéniques. — Quand on a chaud, l'eau ne doit être prise qu'avec beaucoup de modération, et on doit la laisser, si elle est à une basse température, un moment dans la bouche avant de l'avaler, afin qu'elle puisse s'échauffer un peu et ne produise pas un effet fâcheux sur l'estomac en y arrivant. Si le corps est en sueur, s'abstenir de toute boisson aqueuse fraîche, jusqu'à ce qu'il soit refroidi, et humecter en attendant, pour rendre la soif plus supportable, la cavité buccale avec un peu d'eau. Généralement, pendant les fortes chaleurs, on doit éviter de boire de grandes quantités d'eau, surtout aux repas; ce liquide pris avec exagération, augmentant la transpiration, et déterminant l'affaiblissement des fonctions digestives, du système musculaire et de tout l'organisme. Un peu d'eau-de-vie ou de vin, mélangé à l'eau avec du sucre, rend ce liquide plus supportable et moins débilitant. Les boissons froides ou glacées doivent être prises avec les précautions que nous avons indiquées plus haut; les accidents qu'elles peuvent amener cèdent parfois d'une manière assez prompte aux infusions chaudes, comme celle de thé dans laquelle on fait entrer une faible quantité de rhum ou d'eau-de-vie.

Les boissons très-chaudes, stimulant trop l'estomac et le prédisposant aux inflammations en y faisant affluer le sang, on devra s'en abstenir.

BOISSONS FERMENTÉES.

Vin.

Le vin est le produit de la fermentation du jus de raisin : il contient de l'alcool dont la proportion varie, suivant la latitude du pays où le vin est récolté, l'exposition du terrain et la nature du cépage. Ainsi, les vins des contrées chaudes sont plus alcooliques que ceux des climats froids; dans une même localité, les terrains exposés au midi fournissent un vin plus spiritueux que ceux qui ont toute autre exposition. Sous le rapport du cépage, le vin provenant de raisins blancs est généralement plus alcoolique que celui qui provient de raisins noirs.

Outre l'alcool, le vin contient les substances ou principes suivants : de l'eau, du sucre, de la gomme, de l'acide acétique, de l'extractif, de la matière colorante, du tartrate de potasse, des tartrates de chaux, de fer, d'alumine, des pectates de chaux, de potasse, de soude, des chlorures de potassium et de sodium, des matières grasses, de l'éther œnanthique, ou principe aromatique qui distingue les vins des meilleurs crus et qui leur communique un goût particulier désigné sous le nom de bouquet.

Vins sucrés. — Tous les vins sucrés sont spiritueux, et cela tient à ce qu'une grande partie du sucre que les raisins contenaient en forte quantité, s'est transformée en alcool. Ces vins exercent une action stimulante sur l'estomac; mais pris en petite quantité, après l'ingestion des aliments, ils en facilitent la digestion. L'usage continu en est nuisible, il détermine une irritation de l'estomac qui peut être suivie plus tard d'une inflammation plus ou moins intense de cet organe. Les vins sucrés, pris modérément, tels que madère, xérès, malaga, etc., conviennent, étendus d'eau, aux tempéraments lymphatiques, aux personnes atteintes de débilité générale et à celles qui sont convalescentes et qui ont besoin, pour se rétablir, d'aliments un peu toniques et légèrement excitants. Ces vins contiennent de 17 à 23 pour 100 d'alcool.

Vins légèrement astringents. — Ces vins, parmi lesquels doivent être compris ceux de Bourgogne, du Rhône, du Languedoc, de Bordeaux, etc., sont les plus convenables pour l'usage ordinaire ; ils aident et facilitent la digestion en augmentant l'activité de l'estomac et en produisant dans l'organisme une légère excitation générale qui rend les organes plus aptes à remplir leurs fontions.

Les vins de Bordeaux, que leur arôme fait partout rechercher, contenant une proportion moindre d'alcool que les vins précédents, et surtout moins d'acide libre et moins de tartrates, ont une action stimulante très-faible et en même temps un peu tonique ; ils conviennent aux convalescents et aux personnes atteintes de dyspepsie ou de gastralgie.

M. Fauré, qui a trouvé à l'analyse une certaine proportion de tartrate de fer dans le vin de Bordeaux, pense que la présence de ce sel pourrait expliquer la propriété légèrement tonique qu'on reconnaît aux vins de la Gironde.

Vins acides. — Les vins acides, comme ceux des environs de Paris et d'autres contrées de la France, troublent, par leur acidité, les fonctions digestives, irritent l'estomac, donnent des aigreurs, causent des coliques, la diarrhée et prédisposent aux gastralgies. L'usage de ces vins doit être restreint.

Vins mousseux. — Les vins mousseux de Champagne contiennent de 11 à 12 pour 100 d'alcool ; ils doivent, comme ceux des autres crus, la propriété qu'ils ont de mousser à l'acide carbonique qui y est dissous. C'est en mettant le vin en bouteille avant que sa fermentation soit terminée qu'on obtient la dissolution de ce gaz, qui continue à se former, et dont on hâte la production en introduisant dans les bouteilles une petite quantité de sucre candi.

Les vins mousseux sont un peu stimulants; ils excitent le système nerveux et le cerveau, mais leur action est de courte durée et bénigne. Ils portent à la gaîté et ont des propriétés diurétiques.

La production du vin en France est de 40 millions d'hectolitres.

Les analyses des chimistes ne concordant pas entre elles quant à la quantité d'alcool contenue dans les diverses sortes de vins, nous en rapportons plusieurs afin de mieux faire ressortir les différences qu'elles présentent dans l'évaluation de ce principe.

Les vins ci-après désignés contiennent, d'après M. Bouchardat, sur 100 parties, la quantité d'alcool suivante :

Moyenne des vins de Tonnerre.	10,70
Moyenne des vins du Lot, terrain calcaire. .	11,36
— terrain argileux. .	10,00
Vin de Bagnols.	15,16
Moyenne des vins rouges de la Gironde. . .	9,21
Moyenne des vins blancs de la Gironde.. . .	11,57
Vin de Saint-Emilion.	9,18
Vin de Château-Laffitte..	8,70
Vin de Château-Margaux.	8,75
Vin blanc de Sauterne..	15,00

D'après les analyses de Gay-Lussac, les vins qui suivent contiennent en alcool :

Ermitage rouge et Côte-Rôtie. . . .	11,3
Volnay, Chambertin, Richebourg, Nuits, Beaune.	11 à 11,5
Mâcon Beaujolais.	10,0
Saint-Estève, Grave, Larose (Gironde).	9,7 à 9,8

Léoville (Gironde), Tokai (Hongrie). .   9,1
Château-Haut-Brion.   9,0
Vins de Seine-et-Oise, de Verrières. .   6,2
Madère et Grenache.   16,0
Chypre et Malaga.   15,1
Frontignan.   11,8

Suivant Brandes, la proportion d'alcool des vins suivants serait de :

Ermitage blanc. . . .   16,14
Roussillon.   15,96
Bourgogne.   12,32
Bordeaux rouge. . . .   12 à 15,11
Vin du Rhin.   13,31
Tokai.   10,46
Vin de Porto. . . . .   19,82 à 24,95
Madère. . . . .   18 à 22,61
Constance.   18,29
Xérès. . . . .   17 à 18,37
Madère du Cap. . . .   16,77
Malaga.   15,98
Frontignan.   11,84

Les quantités d'alcool attribuées par Brandes aux différentes sortes de vins dont il a fait l'analyse, paraissent très-exagérées, surtout lorsqu'on les compare à celles plus récentes que nous rapportons ici.

Les analyses de MM. Chevallier et Maillard, que nous donnons ci-après, comparées aux précédentes, réduisent sensiblement les proportions d'alcool (*Journal de pharmacie*, 1842) :

Bourgogne rouge.   7,66
Mâcon rouge.   7,66
Mâcon blanc.   8,11
Blois rouge.   7,33
Rouvray blanc.   9,66
De Pouilly.   9,00

De Bergerac blanc.. . . . . . 　13,65
De Tavel, pelure d'oignon. . . 　14,00
De Chablis. . . . . 　7,33
D'Entre-Deux-Mers, blanc. . . 　9,00
Du Cher, rouge. . . . . . . 　8,00
De Saint-Macaire (Gironde). . . 　8,33
De Jouy, rouge. . . . . . . 　8,00
D'Anjou, blanc. . . . . . . 　10,00
De Picardan, blanc. . . . . . 　10,00
De Saint-Aignan, rouge. . . . 　6,66
De Tonnerre, rouge. . . . . . 　7,33
De Blaye, rouge.. . . . . . . 　8,33
De Gaillac (Tarn), rouge. . . . 　10,66
De Chinon, rouge. . . . . . . 　8,33
D'Orléans, rouge. . . . . . . 　7,00
De Sancerre, rouge. . . . . . 　8,33
De Sologne, blanc. . . . . . 　8,66
De Christol, rouge. . . . . . 　11,00
De la Côte-Châlonnaise, rouge. 　9,00

BIÈRE.

La bière se fabrique avec de l'eau, du houblon, de l'orge germée et un peu torréfiée. Ces substances, mélangées dans certaines proportions, sont ensuite soumises à la fermentation, et c'est le produit de celle-ci qui constitue la bière.

Suivant son mode de fabrication, la bière contient plus ou moins d'alcool; ainsi, l'ale d'Édimbourg en renferme 5,7 pour 100; de Burton, 8,2; le porter de Londres, de 3,9 à 4,5; la bière de Strasbourg, de 2,5 à 4,5; celle de Lille, de 2,9 à 3,5; de Paris (double bière), de 2,5 à 3; petite bière de 1 à 1,1.

La bière est une boisson salubre qui, prise aux repas, agit sur l'estomac en l'excitant légèrement; le houblon qu'elle contient ou plutôt le principe actif renfermé dans les cônes de cette plante (la lupuline), exerce une action un peu tonique sur l'organisme; la matière azotée (le gluten) que l'orge contient, lui donne quelques propriétés nutritives. La bière, prise en quantité notable, augmente les sécrétions urinaire, intestinale, vaginale, uréthrale, et l'exhalation cutanée. Pendant les fortes chaleurs, elle se trouble et devient acide, par suite d'un mouvement de fermentation qui s'y opère; cette altération la rend irritante, laxative, et est cause du développement de diarrhées, parfois intenses.

On falsifie la bière en remplaçant le houblon par le buis ou la gentiane.

La quantité de bière qu'on fabrique par an, en France, s'élève à 3,885,000 hectolitres.

CIDRE ET POIRÉ.

Le cidre est fait avec des pommes qu'on écrase préalablement sous la meule et dont on exprime le jus au moyen du pressoir. Ce jus, mis dans des cuves où on le laisse fermenter, constitue le cidre. Cette boisson, lorsqu'elle est nouvelle, trouble la digestion, et est une cause fréquente de diarrhée. Le cidre, quelque temps après sa fermentation complète, contenant moins d'acide et plus d'alcool, est bien plus salubre et ne cause que rarement alors les accidents précités; cependant cette boisson, qui du reste est rafraîchissante et assez agréable à boire, ne réussit pas à tous les estomacs. Les personnes atteintes de gastralgie et celles chez lesquelles les digestions sont difficiles doivent s'en abstenir.

Le poiré, comme son nom l'indique, est fait avec le suc de la poire obtenu par les mêmes moyens que celui de la pomme. Le poiré est plus alcoolique que le cidre et par conséquent meilleur; il contient en outre, en dissolution, une certaine quantité d'acide carbonique, qui le rend mousseux et plus favorable à l'action digestive.

On falsifie le cidre aigri avec la litharge dans le but de neutraliser son acidité. Cette falsification est facile à reconnaître à l'aide de l'acide sulfhydrique qui produit dans le liquide un précipité brun ou noir.

La production du cidre est, en France, de 10,881,000 hectolitres.

EAU-DE-VIE ET ALCOOL.

L'eau-de-vie, de même que l'alcool, est le produit de la distillation du vin ou d'autres liquides fermentés, ou bien de substances susceptibles de fermentation, telles que le marc de raisin, les graines des céréales, la pomme de terre, le jus de canne, de betterave, etc. De là, le nom d'eau-de-vie de vin, de cidre, de grains, de pommes de terre, de fécule, de mélasse, de betterave, de cerises, etc.

L'alcool de toutes ces substances est identique, mais il conserve une odeur et un goût particuliers provenant d'une huile essentielle qui existe dans les différents fruits ou plantes d'où il est extrait. Ce goût et cette odeur, qui sont parfois très-désagréables, servent, avec un peu d'habitude, à faire reconnaître les substances d'où l'eau-de-vie a été retirée. Le vin, le jus de cerises (kirsch), de canne (rhum), fournissent l'eau-de-vie la plus agréable au goût et à l'odorat.

On détermine la quantité d'alcool contenue dans les liquides spiritueux au moyen de l'aréomètre de Cartier ou de Gay-Lussac. Ce dernier, le plus employé, indique par centième le volume d'alcool, celui-ci étant à une température de $+$ 15 degrés. Ainsi, on trouve, à l'aide de cet instrument, que l'eau-de-vie, dite double cognac, marque 52,5 degrés; l'eau-de-vie ordinaire 49,12; le rhum 49,38, etc.; et l'esprit de vin de 60 à 90 degrés.

Il se fabrique, en France, 1,088,000 hectolitres d'eau-de-vie.

ACTION DES BOISSONS FERMENTÉES ET ALCOOLIQUES
SUR L'HOMME.

Le vin, comme nous l'avons dit, ingéré dans l'estomac y produit une légère stimulation qui favorise la digestion ; secondement, par suite de son absorption, il détermine une excitation générale plus ou moins prononcée, suivant la quantité de liquide ingérée, qui facilite l'accomplissement de la plupart des fonctions, et imprime à l'organisme une espèce de tonicité qui semble destinée à réparer un peu la déperdition que fait en forces l'homme, en se livrant au travail. Cependant le vin ne contenant qu'une proportion très-minime, et dont on ne peut tenir compte, de matières azotées ne possède presque aucun pouvoir nutritif. C'est un aliment purement respiratoire ; mais il soutient sans nourrir. Cet effet, dû à la propriété qu'ont généralement les liquides fermentés de ralentir la désassimilation de nos matériaux organiques, a fait penser au public (les individus qui font excès de spiritueux mangeant ordinairement peu) que le vin était nourrissant. Il n'en est pas ainsi ; la seule vertu que possède ce liquide, c'est de retarder la décomposition et conséquemment la déperdition des forces vitales, ce qui permet aux personnes qui font un usage abusif de boissons alcooliques de pouvoir se passer pendant un certain laps de temps d'aliments réparateurs, et d'en consommer de faibles quantités. Le vin pris modérément excite les désirs vénériens, et les éteint lorsqu'on en fait abus.

Eau-de-vie. — L'eau-de-vie produit des effets analogues à ceux du vin, mais plus prompts et plus intenses ; prise en petite quantité lors des repas, elle a également à peu près la même action que ce liquide sur l'estomac et la digestion. A jeun, l'eau-de-vie irrite la muqueuse gastrique et peut y déterminer, surtout quand on en fait un usage fréquent, des inflammations chroniques qui dégénèrent plus tard en squirrhe ou cancer. Les militaires ont malheureusement cette mauvaise habitude contre laquelle nous ne saurions trop nous élever. Ils ne devraient jamais faire usage de ce liquide que pendant ou après les repas, ou tout au moins qu'après avoir introduit quelques aliments dans l'estomac. La présence de ces derniers dans cet organe détermine une sécrétion abondante de suc gastrique qui, en étendant l'eau-de-vie, neutralise un peu son action irritante sur la muqueuse.

L'usage abusif du vin et des liqueurs spiritueuses en général produit les effets les plus fâcheux sur la santé ; il détermine, outre les maladies locales précitées, une foule d'affections graves dont il sera bientôt question. Ces boissons, absorbées par les veines du tube digestif et portées dans le torrent de la circulation, se trouvant en contact avec les principes constituants du sang, déterminent par la combinaison de leur carbone et de leur hydrogène avec l'oxygène du sang, la formation d'un double produit, c'est-à-dire de l'acide carbonique et de l'eau. Il résulte de cette prompte combinaison une augmentation de température dans l'organisme, indépendante de celle qui est produite dans les poumons par la combinaison de l'oxygène de l'air avec le carbone et l'hydrogène du sang veineux, et secondairement une stimulation des systèmes nerveux et sanguin, stimulation qui a pour résultat l'accélération de la circulation.

Les boisssons fermentées et les liqueurs spiritueuses conviennent peu aux habitants des pays chauds ; l'usage en est au contraire favorable aux peuples des climats froids. Ces boissons, en fournissant une foule d'éléments à la combustion qui s'opère dans les poumons, contribuent à maintenir la chaleur humaine que le froid tend sans cesse à faire baisser.

Sous l'influence de l'alcool, le sang est moins oxygéné, il devient aussi plus épais, plus poisseux et plus coagulable. L'alcool ayant la propriété de dissoudre les matières grasses et de coaguler l'albumine, on s'explique qu'il puisse produire par sa présence dans le sang les modifications précédentes.

L'abus des liqueurs alcooliques donne naissance à une foule de maladies. Ces boissons, en activant constamment la circulation et en stimulant le système nerveux, finissent par déterminer des affections, telles que hypertrophie du cœur, anévrismes des gros vaisseaux, dilatation des vaisseaux capillaires de la peau et principalement de ceux de la face et du nez, tremblement nerveux, affaissement ou abolition des facultés intellectuelles, congestions et apoplexies cérébrales, épilepsie, folie, phthisie pulmonaire, etc. L'alcool introduit dans le sang une grande quantité de carbone qui y est brûlée plus ou moins complétement, mais qui empêche la combustion des principes organiques détruits par la désassimilation de s'effectuer. De ce défaut de combustion résulte un résidu qui passe dans les urines, mais qui, au lieu d'être de l'urée, produit qui se forme lorsque tous les tissus organiques détruits ont été complétement brûlés, n'est plus que de l'acide urique, produit moins complétement brûlé. La présence de ce principe immédiat dans le système sanguin et au sein de l'organisme, produit la diathèse urique qui se traduit par la gravelle et la goutte (M. Becquerel). Enfin, à la suite des nombreuses modifications que l'alcool fait éprouver au sang, il survient encore des maladies, telles que phlegmasies des reins, albuminerie, hydropisies ; ces dernières affections peuvent s'expliquer, suivant Royer-Collard, par l'action de l'alcool sur l'albumine, action qui a pour effet de séparer cette substance du sang en la précipitant ; l'albumine ainsi modifiée est ensuite éliminée par les urines.

Il avait été généralement admis, dans ces derniers temps, que la combustion humaine pouvait avoir lieu au moyen du contact d'un corps en ignition chez les personnes qui font un usage immodéré de liqueurs spiritueuses et qui en sont pour ainsi dire saturées ; les opinions sont aujourd'hui partagées à ce sujet, et il est des médecins en assez grand nombre qui doutent que la combustion humaine puisse s'effectuer dans de semblables conditions. Personne ne croit plus actuellement que la combustion humaine spontanée soit possible chez les individus adonnés à l'ivrognerie et surchargés de graisse.

Absinthe. — Cette liqueur, dont l'usage est aujourd'hui très-répandu en France, mais principalement en Algérie, doit à une huile essentielle très-excitante qu'elle contient, et dont l'action se porte sur le système nerveux, de produire des effets très-fâcheux sur l'organisme. On voit effectivement, surtout lorsqu'elle est prise d'une manière abusive, se déclarer bientôt, sous son influence, des maladies excessivement graves, telles que méningites, encéphalites, ramollissement cérébral, affaissement ou abolition des facultés intellectuelles, tremblements nerveux, folie, apoplexie cérébrale, etc. Pour éviter ces accidents, qui ont toujours une terminaison fatale, on doit s'abstenir de cette boisson pernicieuse.

Par deux décisions ministérielles, du 27 septembre 1845 et du 11 octobre de la même année, l'usage de l'absinthe a été interdit aux troupes en Algérie, et la vente en a été prohibée dans les camps, les cantines et autres endroits fréquentés par les militaires.

Les excès en boissons alcooliques produisent l'ivresse, et exposent aux effets fâcheux qui en sont la conséquence.

FALSIFICATIONS DES VINS ET LIQUEURS ALCOOLIQUES.

Vins. — Les falsifications des vins sont nombreuses, et l'appât du gain fait qu'elles s'exercent parfois sur une vaste échelle. On falsifie les vins avec la litharge pour en masquer l'acidité; cette fraude se reconnaît au moyen de quelques gouttes d'acide sulfhydrique, qu'on ajoute au vin préalablement filtré et décoloré à l'aide du charbon animal. Il se produit un précipité brun ou noir qui décèle la présence de la litharge; on mélange l'alun au vin pour lui donner plus de montant et augmenter l'éclat de sa couleur. D'après les expériences récentes de M. Lassaigne, les vins dans lesquels cette substance a été introduite, même en très-petite quantité, soumis à l'évaporation deviennent promptement troubles, ce qui n'arriverait pas s'ils étaient purs et par conséquent exempts d'alun ; du reste on peut, en analysant le résidu de l'évaporation, reconnaître facilement la présence de ce sel double qui, dissous dans l'eau, est précipité sous forme de gelée par la potasse et par l'ammoniaque , et dissous de nouveau dans un excès de l'une ou de l'autre de ces bases.

La fraude, qui consiste à étendre les vins d'une certaine quantité d'eau ou à fabriquer, au moyen d'un mélange d'eau, d'alcool et de vin très-coloré, un liquide qui a l'apparence du vin, ne peut guère être reconnue que par la dégustation. Cependant, d'après M. Payen, l'analyse des résidus provenant de l'évaporation de ces sortes de vin, démontrerait que les principes immédiats du vin pur ne s'y trouvent pas dans les proportions voulues, tandis que l'on y rencontrerait des sels calcaires et autres provenant de l'eau qu'on y a introduite, sels qui n'entrent pas dans la composition du vin non falsifié.

Les vins falsifiés qu'on colore avec des sucs de fruits, tels que ceux de sureau, de l'hièble, du mûrier, ou avec une décoction de bois de campêche, conservent leur couleur, lorsqu'après y avoir ajouté une certaine quantité de tannin, on les colle plusieurs fois avec de la gélatine, tandis que les vins naturels se décolorent en grande partie. Ce moyen indiqué par M. Fauré suffit pour faire reconnaître ce genre de fraude.

Eau-de-vie. — Les falsifications des liqueurs alcooliques consistent dans l'introduction dans ces liquides de substances, telles que poivre, piment et acide sulfurique, dans le but de donner plus de montant à l'eau-de-vie et de masquer l'eau dont elle est étendue. Le moyen le plus simple de reconnaître cette fraude, c'est de faire évaporer l'eau-de-vie à une douce chaleur. Sous l'influence du calorique, l'alcool se dégageant plus promptement que l'eau, cette dernière, après s'être évaporée en grande partie, laissera des résidus dont, par la dégustation, on pourra reconnaître la nature. Lorsque c'est l'acide sulfurique seul qui a servi à la falsification, l'acidité de la liqueur qu'on a fait évaporer en partie dénoterait la présence de cet acide, et, si ce n'était pas suffisant, les sels solubles de baryte par lesquels on devrait la traiter enlèveraient toute espèce de doute, en y produisant un précipité blanc plus ou moins abondant et insoluble dans les acides.

IVRESSE ET IVROGNERIE.

L'intensité de l'ivresse, de même que celle des symptômes par lesquels elle se manifeste, est subordonnée à la quantité de vin ou d'alcool qui a été prise. De là plusieurs degrés d'ivresse, qui présentent chacun des caractères particuliers.

Dans le premier degré, la chaleur du corps est un peu augmentée, la circulation accélérée ; la face présente une certaine coloration, les yeux deviennent brillants, la force musculaire est plus développée, les fonctions, en général, s'accomplissent avec plus d'énergie ; le courage semble s'accroître ; la langue est plus déliée, l'intelligence plus active ; les saillies succèdent aux bons mots, et les démonstrations affectueuses à la gaîté. Cet état, caractérisé par une excitation générale intense, n'entraîne d'autres accidents, si l'ingestion des boissons n'est pas poussée plus loin qu'une céphalalgie plus ou moins violente, un affaissement général et une soif vive, suite de l'irritation de l'estomac.

Dans le second degré, la circulation devient plus active, la vue se trouble, les yeux sont fixes, la figure est pâle, n'a pas d'expression, ou bien elle prend parfois un aspect farouche; la faiblesse musculaire est excessive, et la station et la marche deviennent incertaines et bientôt impossibles; la parole est difficile, la voix rauque; les idées n'ont plus de suite et l'intelligence est obtuse. Le caractère de l'individu change parfois complétement : ainsi, celui qui, dans l'état naturel, était doux et paisible, devient violent, emporté, furieux, et capable, dans sa fureur, comme cela malheureusement s'est vu, d'attenter à la vie des personnes qui l'entourent. Tel autre d'un caractère irascible, méchant dans l'état normal, est calme, gai et tout à fait inoffensif.

Le troisième degré de l'ivresse est caractérisé par l'abolition presque complète de l'intelligence, du mouvement et du sentiment. A cet état viennent se joindre la stupeur, le coma, le carus, la résolution des membres, l'insensibilité générale, les mouvements convulsifs des muscles de la face et du corps, la gêne excessive de la respiration, le râle stertoreux, enfin la congestion des poumons et celle du cerveau, symptômes qui peuvent être suivis d'une prompte mort.

Tel est l'état dégradant, et en même temps dangereux pour la vie, dans lequel se mettent les individus qui font un usage abusif et habituel de liqueurs alcooliques. Objet de dégoût et de mépris pour la société, l'homme qui se livre à l'ivrognerie, et qui n'a pas assez de force de caractère pour surmonter cette détestable passion, tout en devenant inférieur à la brute, se prépare une existence misérable, qui sera accompagnée de nombreuses infirmités, dont sa progéniture pourra hériter. Le penchant aux excès alcooliques peut se transmettre aussi aux enfants, comme beaucoup d'exemples le prouvent. On évalue à sept mille le nombre des personnes qui périssent chaque année, en Angleterre, par suite d'accidents causés par l'ivrognerie.

L'alcool produit plus promptement l'ivresse que les

boissons fermentées, en augmente plus la durée, et en même temps la rend plus difficile à dissiper et plus dangereuse.

TRAITEMENT DE L'IVRESSE.

Les désordres qu'entraîne l'ivresse dans l'organisme sont parfois assez graves pour réclamer des soins prompts et assidus. Quoique l'état produit par cette funeste et dégradante habitude n'inspire pas grand intérêt, l'humanité veut cependant qu'avant de punir sévèrement les militaires qui se sont enivrés, on leur donne les secours que leur position exige.

Lorsque l'ivresse est peu intense, une infusion de thé ou de l'eau pure, à laquelle on ajoute six à dix gouttes d'ammoniaque, suffit ordinairement pour dissiper en peu de temps tous les symptômes.

Quand l'ivresse a un certain degré d'intensité, on doit d'abord placer le malade de manière à ce que sa tête se trouve un peu élevée, ou bien le faire coucher s'il ne peut se soutenir. On applique ensuite des compresses d'eau froide ou d'eau vinaigrée sur la tête, tout en évitant que le corps, qui a une grande tendance à se refroidir, ne perde pas trop son calorique. On devra enlever la cravate ou le col, ainsi que les vêtements qui pourraient gêner la circulation et contribuer à augmenter la congestion des organes internes. Afin de dégager ces derniers et en même temps de combattre le refroidissement qui, porté à un certain degré, pourrait, en refoulant le sang vers l'intérieur, déterminer l'apoplexie, on appliquera, soit des linges chauds, soit des sinapismes sur les membres pelviens. Lorsque l'ingestion des liquides a été considérable, si l'estomac en contient encore une assez grande quantité, ainsi que des aliments, il sera nécessaire de provoquer le vomissement à l'aide de l'eau tiède, ou au moyen de l'émétique à la dose de 5 à 10 centig,

Si la congestion cérébrale est intense, on aura recours à la saignée du bras plutôt qu'à une application de sangsues (M. Lévy). Pour mieux dégager le cerveau et rendre l'effet de l'émission sanguine plus salutaire, on fera mettre des sinapismes aux pieds et de la glace sur la tête ou des compresses d'eau froide. Si l'ivresse est furieuse ou convulsive, on devra employer la camisole de forcé afin de pouvoir se rendre maître du malade.

NÉCESSITÉ D'UNE BOISSON FERMENTÉE POUR LES TROUPES.

Pendant les fortes chaleurs de l'été seulement, les militaires ont droit individuellement, et par jour, à une ration d'eau-de-vie de 1/16e de litre. Cette eau-de-vie, qui doit être mélangée à l'eau dans la proportion suivante : une mesure d'eau-de-vie pour onze mesures égales d'eau, est consommée aux repas. Cette boisson ainsi prise produit un bon effet ; elle stimule légèrement l'estomac et favorise la digestion ; mais dans l'été, et surtout après les exercices, les soldats boivent des quantités d'eau parfois considérables, qui fatiguent l'estomac, affaiblissent l'organisme, et qui non seulement prédisposent à la diarrhée et à la dyssenterie, mais les déterminent très-souvent. Il est à regretter que, dans ces circonstances, il ne soit pas possible de donner aux troupes une boisson économique assez abondante pour satisfaire leur soif et les mettre à l'abri en même temps, par sa composition, des accidents que l'eau ordinaire usuelle produit. En 1855, à l'époque où le choléra sévissait avec assez d'intensité à Lunéville, les régiments en garnison dans cette ville ont été autorisés, sur l'avis des médecins, par M. le général comte de Goyon, à faire usage d'une boisson dont ils se sont bien trouvés, et dans laquelle il entrait par litre la ration ordinaire d'eau-de-vie (1/16 de litre), et 1 à 2 grammes d'extrait noir de réglisse. Cette boisson, mise dans des tonneaux, était distribuée par un brigadier ou un sous-officier aux hommes qui se présentaient dans la journée pour en boire.

L'usage du vin ou de toute autre boisson fermentée pour l'armée serait une mesure des plus salutaires. Outre les bons effets que ces boissons produisent sur l'organisme, lorsqu'elles sont prises en petite quantité, elles ont, dans certaines constitutions atmosphériques et dans certaines épidémies, quand on les emploie conjointement avec une nourriture saine et un peu substantielle, la propriété d'augmenter la somme de résistance à opposer aux influences morbifiques, et par conséquent de rendre le nombre des malades moins considérable.

En route, comme après les exercices prolongés, enfin dans toutes les circonstances où l'homme fatigue beaucoup plus que d'habitude, une ration de vin serait nécessaire pour réparer les forces épuisées par le travail. On ne peut se dissimuler que l'adoption de l'usage, pour l'armée, d'une boisson fermentée entraînerait des dépenses considérables; mais on aurait aussi, d'un autre côté, sensiblement amélioré le bien-être du soldat et rendu sa santé plus ferme. Les dépenses seraient bien atténuées plus tard par la diminution qui surviendrait dans le chiffre des malades et conséquemment dans celui des journées d'hôpital. Sous Louis XIV, on avait reconnu nécessaire de donner aux troupes en marche une ration de vin, qui était d'une pinte par jour pour l'infanterie et d'une pinte et demie pour la cavalerie (ordonnance du 14 juin 1702). Les mêmes besoins existant aujourd'hui, l'adoption d'une mesure semblable ne pourrait produire que de bons effets.

BIÈRE ÉCONOMIQUE.

M. Marchand, pharmacien à Dieppe, a fait connaître une bière économique qui, si elle pouvait être fabriquée dans les casernes, constituerait pour la troupe une boisson fermentée salubre, d'un prix peu élevé. Voici la formule de cette bière, avec le prix des substances qui entrent dans sa composition :

Houblon.	250 grammmes. . .	0 fr. 75 c.
Mélasse des colonies.	3 kilogrammes . .	2 — 10
Levure de bière. . .	150 grammes. . . .	0 — 25
Eau. . . . . 100 à 120 litres.		» — »
		3 fr. 10 c.

On fait infuser le houblon une demi-heure dans 10 litres environ d'eau bouillante; on passe ensuite la liqueur à travers un linge ou un tamis et l'on y délaye la mélasse. On fait de nouveau infuser le houblon dans une nouvelle quantité d'eau égale à celle précédemment employée. On passe encore cette infusion et on la réunit à la première; on l'introduit alors dans un tonneau, qu'on achève de remplir avec de l'eau, où l'on délaye, dans les dernières parties qui restent à mettre, la levure de bière. La fermentation s'établit en trois ou quatre jours en été et en quinze ou vingt en hiver. Dans cette dernière saison, on peut activer la fermentation en délayant la levure dans l'infusion encore chaude de houblon, ou en ajoutant tous les jours au tonneau plein à moitié un seau d'eau chauffée à 50 degrés. Dans ce cas, la fermentation a lieu, comme dans l'été, en cinq ou six jours. Pour avoir une boisson gazeuse, il suffirait de mettre le liquide, tiré à clair, dans des bouteilles avant que sa fermentation soit achevée.

On peut remplacer cette boisson par la bière suivante, qui est presque aussi bonne que la bière ordinaire et qui se conserve aussi longtemps, mais dont le prix est un peu plus élevé :

Houblon.	300 grammes. . .	0 fr. 90 c.
Cassonade blanche. . .	2 kil. 1/2 ou 3 kil.	3 — 50
Levure de bière. . . .	150 grammes. . .	0 — 25
Caramel pour colorer.	75 grammes. . .	0 — 15
Eau. . . . . . 100 à 120 litres.		» — »
		4 fr. 80 c.

La bière fabriquée par ce procédé reviendrait, dans le premier cas, à 4 centimes le litre ; dans le second, à 5 centimes.

BOISSONS AROMATIQUES.

Les boissons aromatiques les plus usitées sont les infusions de café et de thé. Ces deux substances doivent à un principe aromatique qu'elles contiennent la propriété de communiquer à l'eau dans laquelle on les fait infuser une odeur délicieuse qui les fait rechercher.

CAFÉ.

Le café est la graine du fruit du caféier (*coffœa arabica*), arbre originaire de l'Arabie, et qu'on cultive depuis un siècle seulement dans les Antilles, dans la Guyane et à l'île Bourbon.

Le café, d'après M. Payen, est ainsi composé :

Cellulose.	34
Eau hydroscopique.	12
Substances grasses. . . . . de 10 à	13
Glucose, dextrine, acide végétal indéterminé. .	15,5
Légumine, caféine, etc.	10
Chloriginate de potasse et de caféine. . de 3,5 à	5
Organisme azoté.	3
Caféine libre.	0,8
Huile essentielle concrète insoluble.	0,004
Essence aromatique suave.	0,002
Substances minérales, potasse, magnésie, chaux, acides phosphorique, silicique et sulfurique, chlore.	6,697
	100

Les graines de café sont soumises, avant qu'on en fasse usage, à une torréfaction légère qui leur donne une teinte blonde ou rousse marron et en double presque le volume. Cette opération a pour but de faire dégager une huile pyrogénée d'une odeur désagréable et de développer en même temps l'arôme suave qu'on trouve dans l'infusion du café récemment moulu. Pour que le café possède toutes ses qualités, il faut qu'il soit réduit en poudre peu avant de le faire infuser et pris chaud immédiatement après qu'il a été préparé. Le café, comme le démontre l'analyse précédente, contenant une quantité très-notable de principes azotés, doit avoir des propriétés nutritives assez puissantes. En effet, on admet généralement aujourd'hui que cette substance est nourrissante. Ainsi, d'après M. Payen, un demi-litre d'infusion de café mélangé à une égale quantité de lait et à 75 grammes de sucre, représenterait six fois plus de substance solide et trois fois plus de matière azotée que le bouillon. Suivant les observations de M. de Gasparin, non seulement le café est nourrissant, mais il a la propriété, pris à faible dose et en quantité telle que son action nutritive est presque nulle, de faire supporter le régime insuffisant auquel sont soumis certains ouvriers, comme ceux qui sont employés aux mines de Charleroi. Il agirait, dans ce cas, à la manière des alcooliques qui soutiennent sans nourrir, en retardant la désassimilation et en rendant ainsi moins fréquent le besoin d'aliments réparateurs.

ACTION DU CAFÉ SUR L'ORGANISME.

L'usage du café est répandu dans presque toutes les parties du monde; aussi se fait-il une consommation énorme de cette substance. Elle a été, en moyenne, en France, de 1832 à 1833, de 9,900,000 kilogrammes.

Le café, suivant que l'infusion qui renferme ses principes actifs est froide et sans sucre, ou chaude et sucrée, qu'elle est plus ou moins concentrée et prise en plus ou moins grande quantité, agit d'une manière différente sur l'organisme. Pris froid et sans sucre, il est moins stimulant, et ses effets se rapprochent un peu de ceux que produisent les toniques. Pris chaud et en quantité modérée, il agit peu sur l'estomac; son action étant générale, ce n'est qu'indirectement qu'il stimule cet organe. Parvenu dans le torrent de la circulation, il fait éprouver un certain bien-être et produit une excitation générale, sous l'influence de laquelle la fréquence du pouls et de la respiration augmente, la chaleur du corps s'accroît et les facultés intellectuelles deviennent plus actives. Il en est de même de la digestion, de la transpiration et des sécrétions en général. Enfin, le café neutralise un peu l'action des boissons alcooliques; mais il cause l'insomnie chez les personnes irritables, ainsi que chez celles qui en prennent le soir ou qui n'en font pas usage habituellement. Pris avec excès, il produit un effet soporifique. L'eau-de-vie, qu'on y ajoute parfois, accroît sa puissance excitante. La propriété qu'a cette substance d'augmenter la température humaine permet à l'homme de lutter avec plus d'avantage contre les vicissitudes atmosphériques, et de mieux résister au froid et à l'humidité.

Règles hygiéniques. — Le café, pris à jeun, est nuisible; il fatigue et irrite l'estomac. Son action, qui se porte principalement sur le système nerveux, a pour effet (lorsque l'usage en est habituel) de déterminer une surexcitation nerveuse, qui se traduit par des maladies souvent graves de cet appareil. Cette boisson ne doit être prise qu'après les repas; elle favorise alors la digestion et produit moins d'excitation. L'usage du café convient aux personnes lymphatiques, aux habitants des contrées froides et humides et à ceux des pays chauds. Il rend les premiers plus aptes à résister à la rigueur du froid en augmentant la température du corps, et il agit chez les derniers en réveillant les systèmes nerveux et musculaire, affaiblis par la chaleur excessive du climat, et en imprimant à l'économie, dont les fonctions languissent, un certain degré de vigueur.

C'est surtout dans les pays marécageux que le café est utile et produit d'excellents effets, soit que par son action excitante il active les fonctions de la peau, soit que par son principe amer il produise un effet tonique et fébrifuge, soit enfin qu'il ait une propriété inconnue qui atténue l'influence des effluves marécageux. Quoi qu'il en soit, il est constant que l'usage de cette substance rend l'homme moins sensible à l'action paludéenne. On sait combien il est favorable aux troupes qui occupent l'Algérie.

Les personnes très-nerveuses ou bilieuses, et celles dont la circulation est très-active, ainsi que les individus atteints soit de dyspepsie, de gastralgie ou d'inflammations chroniques du tube digestif, doivent s'abstenir de café. L'abus de cette substance finissant par déterminer des maladies souvent graves, on ne doit qu'en faire un usage très-modéré.

THÉ.

Le thé est un arbuste de la famille des aurantiacées, originaire de la Chine, et c'est la feuille de cette plante, à laquelle on a fait subir préalablement quelques préparations, qui constitue le thé dont nous faisons usage.

On connaît dans le commerce plusieurs variétés de thé, mais les principales, et celles qu'on emploie le plus, sont, parmi les thés noirs, le thé *pekoe* ou *pak-ho*, le plus aromatique de tous, et, parmi les thés verts, le thé *hyson* et le thé poudre à canon ou impérial.

L'usage du thé, établi depuis les temps les plus reculés en Chine et au Japon, s'est répandu successivement de ces contrées dans l'Inde, la Tartarie, l'Arabie, etc.; il n'a été connu en Europe que vers le milieu du dix-septième siècle. Il est des pays, comme la Hollande et surtout l'Angleterre, qui font une consommation énorme de thé : on en consomme dans ce dernier royaume, annuellement, 25 millions de kilogrammes au moins, ce qui exige l'emploi de 60 millions de kilogrammes de sucre (M. Payen); en France, la consommation ne s'élève qu'à 252,000 kilogrammes.

Le thé, d'après l'analyse de M. Mulder, se compose de :

	Thé vert.	Thé noir.
Huile essentielle.	0,79	0,60
Chlorophylle (matière verte). . . .	2,22	1,84
Résine.	2,22	3,64
Cire.	0,28	»
Gomme.	8,56	7,28
Tanin.	17,80	12,28
Théine (ou caféine).	0,43	0,46
Matière extractive.	22,80	21,36
Substance colorante particulière. .	23,60	19,12
Albumine.	3,00	2,80
Fibres (cellulose).	17,08	28,32
Cendres, matières minérales. . . .	5,58	5,24

Le thé, comme cette analyse le démontre, contenant une certaine proportion de principes azotés analogues à ceux du café, a, comme ce dernier, des propriétés nutritives.

La quantité de théine ou caféine renfermée dans le thé serait beaucoup plus considérable que celle trouvée par Mulder. Ainsi, M. Stenhouse en a obtenu de 1 à 1,27, et M. Peligot de 2,34 à 3.

ACTION DU THÉ SUR L'ORGANISME.

Le thé noir est moins excitant que le thé vert et par conséquent mieux supporté par l'estomac. Quoi qu'il en soit, le thé, pris en infusion chaude et sucrée, est nourrissant; il accélère la circulation, augmente la chaleur du corps, rend, par l'excitation générale qu'il produit, les fonctions plus actives et surtout favorise et hâte la digestion. On y ajoute souvent, pour ce dernier usage, un peu de lait. Pris à haute dose, il irrite beaucoup l'estomac. L'action du thé sur l'organisme a quelque analogie avec celle du café; elle est cependant moins intense, mieux supportée, et détermine moins d'accidents.

On attribue au thé la propriété d'augmenter la résistance aux effluves paludéens. Cette opinion, que vient appuyer l'observation, doit engager à prescrire l'usage du thé aux habitants des pays marécageux de même qu'à ceux des contrées froides et humides.

BOISSONS ACIDES.

Les boissons acides dont on fait le plus d'usage sont la limonade, et le suc étendu d'eau de certains fruits, tels que orange, groseille, etc. Ces boissons, que l'on prend ordinairement pendant les fortes chaleurs de l'été, rafraîchissent et ne produisent pas d'effet nuisible, lorsqu'on en fait un usage modéré. Prises en quantité un peu considérable, elles irritent l'estomac et peuvent déterminer la diarrhée ou la dyssenterie. Une boisson acidulée dont l'usage est aujourd'hui assez répandu, l'eau de Seltz, n'a pas l'inconvénient des boissons précédentes. Elle doit à l'acide carbonique dont elle est chargée la propriété de favoriser la digestion en stimulant légèrement l'estomac.

CHAPITRE Ier.

Excreta, excrétions.

DES EXCRÉTIONS.

Les excrétions sont principalement destinées à opérer la dépuration du sang, c'est-à-dire à éliminer de ce liquide les matériaux usés fournis par la décomposition ou désas-

similation qui ne doivent plus faire partie de l'organisme ;
à maintenir l'équilibre entre ce qui entre dans le corps
(aliments et boissons) et ce qui en sort. Elles servent en
outre à faciliter le jeu de nos organes à l'aide du fluide
qu'elles y répandent, à augmenter ainsi l'activité fonc-
tionnelle de ces mêmes organes et à les protéger contre
l'action de certains modificateurs. Elles servent encore à
modérer la température humaine en débarrassant l'organisme du calorique qui peut s'y trouver en excès.

Les matières qui sont éliminées de l'organisme par les
diverses voies d'excrétion et celles qui y entrent en vingt-
quatre heures sont évaluées par M. Boussingault ainsi qu'il
suit :

RECETTES ou ENTRÉE.	DÉPENSES ou SORTIE.		
ALIMENTS ET BOISSONS.	URINE ET EXCRÉMENTS.	EXHALATIONS PULMO-NAIRE ET CUTANÉE.	TOTAL.
2 kil. 924	1 kil. 639	1 kil. 247	2 kil. 886

Il y a, dans ce tableau, une différence de 38 grammes
entre les recettes et les dépenses, mais l'excédant en faveur
des recettes peut s'expliquer par la rétention, pendant
l'expérience, d'une certaine proportion de matières fécales.

Excrétion oculaire. — Les glandes lacrymales et la
conjonctive sécrètent un liquide qui lubrifie l'œil, protège
cet organe contre l'influence fâcheuse de l'air, et qui en
même temps sert à l'élimination d'une certaine quantité
de principes azotés provenant de la décomposition qui
s'opère incessamment dans l'organisme.

Excrétion nasale. — Le fluide qui constitue cette excrétion joue le même rôle à l'égard de l'appareil olfactif que
le liquide précédent à l'égard de l'organe de la vision. Le
mucus nasal contient de l'eau, de la mucosine, principe
auquel il doit sa viscosité, une substance animale et des
sels d'origine minérale.

Excrétions buccales. — Il est sécrété dans la bouche

deux sortes de fluides, l'un est fourni par les cryptes ou follicules de la membrane muqueuse, c'est le mucus, l'autre est élaborée par les glandes salivaires, c'est la salive. Cette dernière n'est pas un liquide proprement dit d'excrétion, puisqu'elle n'est rejetée par expuition qu'en faible quantité, et alors seulement qu'elle est sécrétée en trop grande abondance, mais bien un fluide destiné à lubrifier la bouche et à favoriser surtout l'acte de la digestion. En effet, la salive pénètre, ramollit les aliments et en facilite la déglutition ; elle a en outre la propriété de convertir en dextrine, à l'aide de la diastase qui entre dans sa composition, les matières amylacées. La salive est alcaline chez les individus qui se portent bien, et généralement acide chez ceux dont la digestion est pénible, difficile, ou qui ont les voies digestives dans un état d'irritation, ou qui sont atteints de dyspepsie ou de gastralgie.

HYGIÈNE DE LA BOUCHE.

Plusieurs causes, soit directement, soit indirectement, exercent une influence nuisible sur les dents et les gencives. Ainsi, une nourriture trop abondante et excitante, les excès en tout genre, l'abus des boissons alcooliques et des boissons acides, l'usage du tabac à fumer ou à chiquer, l'ingestion de liquides dont la température est trop froide ou trop chaude, les variations atmosphériques et surtout l'humidité froide, non seulement prédisposent aux maladies, telles que stomatites, gingivites, ramollissement de l'émail, carie dentaire, etc., mais peuvent les déterminer. On a attribué et on attribue encore à l'usage des eaux séléniteuses la carie des dents. Tout en reconnaissant que les sels calcaires dont ces eaux sont chargées exercent une action irritante sur l'estomac, et conséquemment une influence sur l'altération dont il est question, nous pensons cependant que cette maladie est le plus souvent due à l'action de l'air froid et humide. En effet, on observe que les personnes qui perdent leurs dents de bonne heure ou qui en ont beaucoup de cariées, habitent ordinairement des contrées froides et humides, tandis que celles qui se font remarquer par une belle, excellente et blanche denture appartiennent à des pays secs et chauds.

La salive et le mucus contiennent des sels terreux qui se déposent sur les dents et principalement vers leur collet où, en se solidifiant, ils forment une matière dure que l'on nomme tartre. Cette matière par son contact irrite les gencives en agissant comme corps étranger, et finit souvent par déterminer de ces gingivites saignantes, ulcéreuses et parfois gangreneuses (comme nous en avons observé des cas chez des militaires) qui donnent à l'haleine une odeur fétide et repoussante. Nous avons vu quelquefois ces maladies se transmettre par les vases où avaient bu les malades.

Pour mieux conserver les gencives et les dents dans un état normal, on doit suivre un régime doux et régulier, éviter tout excès, ne faire usage qu'avec modération de liqueurs spiritueuses, s'abstenir de boissons acides, et de celles qui sont trop froides ou trop chaudes, se priver enfin de tous les aliments ou boissons qui pourraient troubler la digestion, abandonner ou restreindre l'usage du tabac à fumer ou à chiquer et chercher à s'exposer le moins possible à l'action de l'humidité froide.

Les soins locaux que réclame la bouche sont les suivants: Tous les matins, afin d'enlever le tartre et les mucosités, on passera sur les dents une brosse douce préalablement trempée dans de l'eau tiède, et ces frictions seront faites de haut en bas pour les dents de la mâchoire supérieure, et de bas en haut pour celles de la mâchoire inférieure. On promènera ensuite transversalement la brosse à l'intérieur et à l'extérieur des arcades dentaires, et sur la surface plane et libre de ces dernières. Après les repas, il est nécessaire de se laver la bouche avec de l'eau tiède, afin d'en expulser les débris alimentaires qui y sont renfermés.

Il est également important d'extraire avec soin à l'aide d'un cure-dent en plume ou en bois tendre, les parcelles d'aliments qui ont pu s'introduire entre les dents. Il faut éviter surtout, pour opérer cette extraction, de se servir d'épingles, d'aiguilles, et de tout instrument métallique acéré. Ces corps font éclater l'émail, ce qui amène plus tard la carie dentaire. Afin de mieux enlever le tartre, on charge la brosse de certaines poudres : celles qu'on doit préférer sont les poudres porphyrisées de charbon, de corail, d'os de sèche, ou de magnésie calcinée, qu'on aromatise avec quelque essence, et auxquelles on mêle parfois, pour enlever la fétidité de l'haleine, un peu de chlorure de chaux ou de soude à la dose d'un gramme environ pour 30 grammes de poudre. Les acides même très-étendus d'eau ne doivent jamais être employés pour l'entretien de la propreté des dents ; ils ne nettoyent et ne blanchissent ces dernières qu'en ramollissant et détruisant l'émail et le tissu dentaire.

L'emploi de la poudre de quinquina convient lorsque les gencives manquent de ton, sont pâles, décolorées, ou bien saignantes et ulcérées. Dans le cas d'inflammation aiguë des gencives, on doit se borner aux gargarismes émollients, auxquels on ajoute, si la douleur est vive, soit du pavot, soit quelques gouttes de laudanum.

Le défaut de propreté et de soins relatifs à la bouche entraîne chez les militaires des stomatites et des gingivites souvent graves qui se propagent parfois et atteignent un grand nombre d'individus. Ces accidents seraient évités en partie, si les moyens simples qu'exige l'entretien des dents et des gencives étaient mis en usage. Comme le soldat n'a pas de brosse à sa disposition, nous pensons qu'il pourrait sans inconvénient se nettoyer les dents en les frottant avec le coin du mouchoir préalablement mouillé et enduit d'un peu de savon ; il devrait ensuite se laver la bouche avec de l'eau conservée dans les chambres ; toujours moins froide que celle que l'on va puiser à la fontaine au moment où l'on en a besoin.

Excrétion pulmonaire. — La muqueuse pulmonaire est une voie d'élimination par laquelle il se dégage sous forme de vapeur une certaine quantité d'eau, qui contient en suspension une matière organique, et qui est évaluée à 400 ou 500 grammes, par vingt-quatre heures. Il s'exhale en outre de la surface de cette membrane de l'acide carbonique, provenant de la combinaison de l'oxygène de l'air avec le carbone du sang et dont le volume est évalué, pour le même espace de temps, à 250 grammes, en moyenne. Tels sont les produits de l'exhalation pulmonaire, voie par laquelle est éliminée la majeure partie du carbone qui doit être rejeté hors de l'organisme, ainsi qu'une portion du calorique en excès dans le corps.

Excrétion alvine. — Les excréments qui proviennent, comme on le sait, des parties des aliments réfractaires à l'action digestive ou non alibiles, après avoir séjourné dans l'instestin un espace de temps qui varie, suivant le tempérament de l'individu et la nature des aliments consommés, en sont expulsés par la contraction de certains muscles de l'abdomen et de la région anale. Les matières fécales que rend par jour un homme adulte sont évaluées à 130 ou 150 grammes. La consistance des excréments est subordonnée au tempérament, à l'âge et au régime que l'on suit, ainsi qu'au genre de travail auquel on se livre. Chez l'enfant, ils sont semi-liquides bien liés et d'une couleur plus ou moins jaune. Chez l'adulte, ils ont de la consistance sans être durs ; ils sont moulés, et d'un jaune brun. Chez les vieillards, les matières fécales séjournant parfois plusieurs jours dans l'intestin par suite de l'inertie de ce dernier, et des muscles de l'abdomen et du rectum, sont dures, sèches et d'une couleur brune foncée. Chez les personnes qui restent longtemps couchées, de même que chez celles qui se livrent aux travaux de l'esprit ou qui font peu d'exercice, les selles sont difficiles, et présentent les mêmes caractères que les précédentes. Les fatigues excessives, l'abus des boissons spiritueuses, le tempérament sanguin, et le tempérament nerveux ou bilieux prédisposent aussi à la constipation. Les individus lymphatiques sont au contraire sujets à la diarrhée.

La nature des aliments, de même que la proportion dans laquelle ils sont pris, a une influence et sur la consistance et sur la quantité des excréments. Ainsi les individus dont la nourriture se compose de végétaux et de fruits, ont des selles plus abondantes et moins consistantes que ceux dont l'alimentation est substantielle et échauffante.

Constipation. — La défécation est une fonction importante, qui finit, lorsqu'elle ne s'accomplit pas régulièrement, par amener des désordres graves. Les matières fécales en séjournant dans l'intestin y subissent une certaine altération, augmentent insensiblement de consistance par suite de l'absorption des liquides dont elles sont pénétrées, et occasionnent alors par leur présence une irritation locale qui peut être suivie, si leur rétention se prolonge, d'une inflammation aiguë de l'intestin plus ou moins intense, et parfois d'une fièvre typhoïde grave.

Pour éviter les accidents fâcheux que la constipation prolongée peut produire, on devra la combattre avec persévérance par les moyens les plus efficaces. Quand elle est habituelle et liée pour ainsi dire à la constitution, on doit chercher à la détruire (la défécation se soumettant à l'empire de l'habitude) en se présentant tous les jours à la selle à la même heure ; les lavements tièdes répétés, loin de produire de bons résultats, amènent à la longue l'inertie de l'intestin, et rendent par conséquent la constipation plus opiniâtre. Les demi-lavements presque froids n'ont pas cet inconvénient ; leur usage est généralement suivi d'un bon effet. Les purgatifs salins ne doivent être employés qu'avec modération et à de longs intervalles ;

pris d'une manière abusive, ils amènent le même résultat que les lavements tièdes.

Si la constipation est occasionnée soit par un excès de travail intellectuel ou corporel, soit par un régime trop irritant ou par le défaut d'exercice, etc., ce n'est que par l'éloignement ou la suppression de ces causes productrices qu'on parviendra à la dissiper.

En général, un régime doux et rafraîchissant, les bains tièdes prolongés, l'exercice modéré, les demi-lavements presque froids et les purgatifs salins ou les laxatifs, pris comme il vient d'être dit, sont des moyens qui agissent avec succès contre la constipation.

Les personnes sujettes à la diarrhée se trouveront bien de l'usage d'un régime doux, mais un peu substantiel, de bains peu prolongés, de tisanes émollientes et de lavements émollients et amylacés. Pour se préserver du froid et de l'humidité, dont l'action amène promptement le flux intestinal, elles devront porter des gilets et des ceintures de flanelle.

Excrétion urinaire. — Cette excrétion a pour principal objet d'expulser de l'organisme la majeure partie des substances azotées, en même temps que d'autres produits. L'urine, suivant M. Lecanu, contient sur mille parties : eau, 973^{gr},975; urée, 13^{gr},074; acide urique, 0^{gr},410; sels fixes et indécomposés au feu, 103^{gr},067. De tous ces produits, c'est l'urée qui renferme presque toutes les matières azotées. L'urine sécrétée dans les vingt-quatre heures est évaluée à 1,400 ou 1,500 grammes, et la proportion d'azote que représente l'urée, élaborée dans le même espace de temps, est estimée à 13 ou 14 grammes. Du reste, la proportion des principes qui composent l'urine, de même que le volume de cette dernière, sont subordonnés à la quantité d'eau qui est ingérée dans la journée. M. Becquerel fils a démontré que l'ingestion d'une grande quantité d'eau augmente la proportion des éléments chimiques. M. Liebig a constaté qu'elle accroît la proportion des sels.

L'alimentation, le régime, la nature des boissons ingérées ont une influence sur la composition de l'urine. Un régime surabondant, l'abus des boissons alcooliques, déterminent la formation d'une certaine quantité d'acide urique qui remplace l'urée. La présence de cet acide dans le sang et au sein de l'organisme prédispose singulièrement à la gravelle et à la goutte. On doit éviter de laisser trop accumuler l'urine dans son réservoir naturel, et surtout d'en retarder l'émission, lorsque son volume est considérable. La présence d'une grande quantité d'urine dans la vessie distend et irrite cet organe, qui, si la rétention se prolonge, peut être frappé de paralysie ou être le siége de désordres graves.

Excrétion cutanée. — La peau a des fonctions multiples : elle est l'organe du tact et de la sensibilité générale, et elle est aussi une surface absorbante et exhalante. Cette dernière fonction seule doit nous occuper ici.

La peau sécrète un fluide vaporeux, que les conduits sudorifères dont elle est comme criblée dégagent à sa surface. Ce fluide, qui constitue la transpiration dite insensible, passe à l'état liquide, lorsqu'il est abondamment sécrété, l'air ne pouvant le dissoudre assez promptement; il forme alors la sueur. Celle-ci est parfois si abondante chez certains individus, surtout chez ceux qui sont surchargés de graisse, qu'elle baigne, pour ainsi dire, le corps. La moindre fatigue ou le moindre exercice, pendant les chaleurs, suffit pour amener ce résultat. La sueur diffère de la transpiration insensible en ce qu'elle est liquide et contient une substance huileuse, qui n'est autre chose que la matière sébacée fournie par les follicules de la peau. La sueur est composée, d'après les analyses de Fabre, ainsi qu'il suit :

Pour 10,000 grammes.	Sueur.
Eau.	9955,73
Sudorates alcalins.	15,62
Chlorure de sodium.	22,30
Lactates alcalins.	3,17
Chlorure de potassium.	2,44
Urée.	0,43
Matières grasses.	0,14
Autres sels divers (sulfates, phosphates alcalins et terreux).	0,17

La quantité de vapeur aqueuse fournie par l'exhalation
cutanée en vingt-quatre heures est évaluée, en moyenne,
à 1,000 grammes. Cette proportion est, du reste, très-
variable ; elle est subordonnée à la température de l'atmosphère, au régime, à l'exercice ou au travail auquel on
se livre, à l'état de santé, à celui de maladie, et enfin à
certaines dispositions individuelles. Parmi les produits de
la transpiration, il en est un, de nature animale, très-
susceptible de décomposition putride, qui exerce sur l'organisme, lorsqu'il est absorbé par la muqueuse pulmonaire, une influence très-fâcheuse : c'est à cette matière
organique que l'air confiné doit en partie ses propriétés
délétères. Il se dégage, en outre, de la peau une faible
quantité d'acide carbonique. Ajoutons encore que l'épiderme, qui se renouvelle sans cesse et qui forme parfois
des couches très-épaisses chez certains individus, est une
excrétion dont la peau est le siége.

Quoi qu'il en soit, l'exhalation cutanée est une des excrétions les plus importantes ; elle constitue pour l'organisme
un vaste appareil de dépuration, en même temps qu'elle
sert à modérer la chaleur humaine, en éliminant prompte-
tement du corps le calorique qui peut s'y trouver en excès.
On attache avec raison une grande importance à la régularité des fonctions de la peau, c'est qu'en effet le
moindre trouble qui survient dans leur accomplissement

retentit d'une manière fâcheuse dans l'organisme, et on peut dire avec assurance que de toutes les causes susceptibles de déterminer des maladies, il n'en est pas de plus actives et de plus puissantes que l'arrêt momentané ou la suppression plus ou moins complète de la transpiration. Les animaux chez lesquels on supprime les fonctions de la peau en couvrant celle-ci d'un enduit résineux, meurent au bout de quelques heures. Comme le défaut d'activité de l'exhalation cutanée est la source d'une foule de maladies graves, on devra, afin de maintenir cette fonction dans un état normal, entretenir la peau dans un état continuel de propreté au moyen de bains et d'ablutions et éviter autant que possible de s'exposer au froid, à l'humidité, aux courants d'air surtout, et enfin à la pluie.

La peau est encore le siége d'une sécrétion particulière, élaborée par les follicules sébacés, logés dans son épaisseur et s'ouvrant à sa surface par un petit canal excréteur. La matière fournie par ces sortes de petites glandes est grasse, huileuse, et contient, d'après Esenbeck, de la stéarine, de l'osmazome, des traces d'élaïne, de matière salivaire, de l'albumine, de la matière caséuse et divers sels minéraux; le fluide sébacé, appelé aussi smegma, est abondamment sécrété dans certaines parties du corps où les follicules se trouvent réunis en grand nombre, telles que le cuir chevelu, les organes génitaux des deux sexes et les pieds, où il forme, si on n'a pas soin de l'enlever par des bains fréquents, une couche noirâtre, épaisse et consistante, qui peut déterminer pendant les marches, chez les militaires, des excoriations plus ou moins étendues. C'est ce fluide qui, mélangé à la sueur, graisse le linge.

CHAPITRE Ier.

Percepta, sensations.

DES SENS EXTERNES.

Les organes des sens sont destinés à nous faire connaître les diverses qualités des corps qui nous environnent, telles que couleur, forme, consistance, température, odeur, saveur, propriétés vibratiles, etc. ; mais pour que nous puissions avoir la conscience de ces diverses qualités, il faut trois choses : 1° l'impression, qui ne peut être produite qu'au moyen d'un excitant ; ce sont les agents extérieurs qui, par leur action sur les organes des sens, remplissent ce rôle ; 2° la transmission de cette impression, à l'aide du système nerveux, au cerveau ; 3° et enfin la perception de cette même impression par le cerveau ; c'est alors seulement qu'il y a sensation, c'est-à-dire que nous pouvons connaître l'existence des corps et les qualités qui les caractérisent. Il va sans dire qu'il faut, pour que ces phénomènes puissent avoir lieu, que les organes ou appareils qui sont chargés de les remplir soient dans un état parfait d'intégrité. Les sens sont au nombre de cinq, le toucher, le goût, l'odorat, la vue et l'ouïe.

DU TACT ET DU TOUCHER.

Le tact est le sens qui nous fait apprécier la température, la forme et la consistance des corps ambiants ; il a son siége dans la peau, et c'est par l'intermédiaire du réseau nerveux situé au-dessous de l'épiderme, qu'il s'exerce ; toute la surface cutanée possède des propriétés tactiles, mais c'est la main qu'on doit considérer comme le véritable organe du tact ; en effet, par sa configuration et par la grande quantité de houppes nerveuses dont elle est pourvue, surtout aux extrémités digitales, elle est de toutes les parties périphériques du corps, la plus apte à recevoir les impressions des excitants. Le tact est modifié par l'état de l'épiderme : quand ce dernier est souple, peu épais, la sensibilité tactile est très-subtile ; elle est au contraire obtuse lorsqu'il est sec et qu'il forme des couches d'une certaine épaisseur : le sexe et l'âge ont également une influence sur le sens du tact. Ainsi, les femmes et les enfants, dont la peau est fine, douce, souple, ont le toucher très-délicat ; chez les vieillards, ce sens s'émousse par suite du racornissement et de la sécheresse de la peau. Certains travaux manuels rendant la peau calleuse, les individus qui s'y livrent ont le tact très-obtus, presque nul.

L'habitude fait acquérir au tact une grande délicatesse; les aveugles-nés voient, pour ainsi dire, avec les doigts, tant ce sens est développé chez eux. On sait que le célèbre Saunderson reconnaissait au toucher des médailles contrefaites qui avaient trompé l'œil de connaisseurs exercés.

Règles hygiéniques. — Entretenir la peau dans un état de propreté, et y favoriser la circulation capillaire par des lotions et des bains fréquents. Éviter le contact des corps qui, par leur frottement répété, peuvent déterminer l'épaississement de l'épiderme. Éviter également d'exposer les mains à un froid rigoureux ou à une chaleur intense, l'action de ces deux agents émoussant la sensibilité tactile. Le meilleur moyen de neutraliser un peu cette influence consiste dans l'usage de gants fourrés, en hiver, et de gants de fil, en été; les soins que réclame l'enveloppe cutanée ne doivent pas pourtant être exagérés, car une trop grande ténuité de l'épiderme rend non seulement la sensibilité de la peau excessive, mais a pour résultat le développement de vives douleurs au moindre contact des corps.

DU GOUT.

Le sens du goût a son siège dans la cavité de la bouche. La langue, mais seulement sa partie moyenne et supé-

rieure, serait, suivant M. Longet, l'organe principal de ce
sens; d'après MM. Panniza et Valentin, la sensibilité gustative aurait son siége à la base de la langue et à la partie
supérieure du pharynx.

Quoi qu'il en soit, c'est par l'intermédiaire du nerf glosso-
pharyngien et le rameau lingual du trijumeau que, d'à-
près M. Longet, l'impression est transmise au cerveau.
Pour que le sens du goût puisse s'exercer, il est nécessaire
que les parois de la bouche soient bien humectées par les
fluides que sécrètent les follicules muqueux et les glandes
salivaires, et que tout l'appareil de la gustation soit dans
un état parfait d'intégrité. La sécheresse de la bouche,
l'altération de ses tissus, rendraient ce sens nul ou obtus.

L'usage du tabac à chiquer et à fumer, l'abus des boissons alcooliques, des acides, des condiments âcres, des
mets recherchés, etc., dépravent la sensibilité gustative,
l'affaiblissent ou en amènent l'abolition.

Les saveurs variant suivant chaque espèce de substance,
font nécessairement éprouver au goût des modifications
nombreuses, qui sont parfois diversement appréciées. Telle
saveur qui paraît agréable à l'un, est désagréable pour un
autre.

Le sens du goût acquiert, par l'habitude et une sorte
d'éducation, une grande délicatesse, et c'est ce qui permet
aux dégustateurs de reconnaître les vins des différents
crus, et aux gastronomes de distinguer, dans les mets, des
saveurs inappréciables pour d'autres personnes.

Le goût, peu développé chez l'enfant, se perfectionne à
mesure qu'on avance en âge; mais il s'affaiblit et s'é-
mousse, comme tous les autres sens, dans la vieillesse. Ce
sens, sans être un guide parfait pourtant, sert à nous faire
reconnaître les substances qui peuvent nous être favorables ou nuisibles. En général, dans l'état de santé, ses
désirs ou ses répugances indiquent assez bien à l'estomac,
avec lequel il a des connexions intimes, les aliments qui
peuvent lui convenir et ceux qu'il doit rejeter.

Dans certaines maladies, le goût se déprave : ainsi, dans la chlorose, on voit des jeunes filles manger des substances tout à fait inertes, telles que charbon, craie, papier, ou faire usage des aliments les plus grossiers et les plus indigestes, ou bien rechercher les liquides acides, le vinaigre principalement. Cette dépravation gustative s'observe aussi parfois chez les femmes enceintes. Dans les affections aiguës, le goût éprouve également des modifications profondes, qui finissent par en amener l'abolition momentanée.

DE L'ODORAT.

L'appareil de l'olfaction est situé dans les fosses nasales, et la partie qui en est l'organe essentiel est la membrane muqueuse. Celle-ci, parcourue par de nombreux vaisseaux déliés, par une multitude de filets nerveux, humectée par le fluide que sécrètent les follicules muqueux (le mucus), en contact avec l'air qui sert de véhicule aux particules odorantes que laissent dégager les corps, en reçoit l'impression, laquelle est transmise au cerveau par le nerf olfactif. Les parties de la pituitaire qui paraissent plus spécialement affectées à la sensibilité sont celles qui tapissent la voûte des fosses nasales, les cornets et les méats supérieurs et moyens.

Le mucus qui humecte la muqueuse nasale est nécessaire à la production des phénomènes qui constituent l'olfaction : il retient les molécules odorantes qui doivent impressionner, par leur contact, le nerf qui préside spécialement à la sensibilité olfactive. La diminution du mucus, sa suppression ou son altération entraînent la perte momentanée de l'odorat. L'inflammation de la pituitaire (coryza ou rhume de cerveau), qui se traduit d'abord par la sécheresse de cette membrane, et puis par un écoulement, à la surface de cette dernière, d'un fluide abondant muco-séreux, affaiblit l'odorat, le rend presque nul et finit, lorsqu'elle recidive fréquemment, par en déterminer l'abolition.

Le sens de l'odorat nous fait connaître les qualités soit nuisibles, soit favorables de l'air et des aliments. Les odeurs intenses stimulent, fatiguent et irritent le cerveau, et la stimulation trop active de cet organe a pour effet de produire une réaction sur tout l'organisme. Il n'est pas rare effectivement de rencontrer des personnes, des femmes surtout, dont l'odorat est si délicat, que la moindre odeur suffit souvent pour déterminer chez elles des spasmes, des convulsions, ou bien des nausées, des vomissements. L'habitude d'inspirer des odeurs fortes, l'usage abusif du tabac à priser émoussent la sensibilité olfactive. Le tabac produit en outre d'autres effets sur l'appareil de l'olfaction, que nous avons fait connaître ailleurs. (Voir *Mauvaises habitudes, Tabac.*)

Règles hygiéniques. — Éviter l'inspiration des odeurs intenses, s'abstenir de poudres sternutatoires et de celles qui peuvent irriter la membrane muqueuse. Le camphre en poudre, que nombre de personnes emploient à tort aujourd'hui pour combattre le corysa ou rhume de cerveau, est de ce nombre. Cette substance serait avantageusement remplacée par de la gomme pulvérisée ou toute autre matière émolliente; enfin, les individus sujets *aux rhumes de cerveau* devront, autant que possible, ne pas s'exposer aux courants d'air, au froid, à l'humidité, et garantir les pieds au moyen de bas de laine et de chaussures imperméables à l'eau, du froid humide qui, en amenant le refroidissement de ces parties, est souvent la cause déterminante de la maladie dont il est question.

DE L'OUIE.

L'appareil de l'ouïe comprend l'oreille externe, destinée à recueillir les ondes sonores, le conduit auditif, ou oreille moyenne qui, de la conque, s'étend à la membrane du tympan, et où viennent se concentrer les sons, et enfin l'oreille interne, nommée aussi caisse du tympan, qui est le véritable siége du sens de l'ouïe. Ce sont les extrémités du nerf auditif qui se distribuent dans cette petite cavité qui reçoivent l'impression des ondes sonores et la transmettent au cerveau.

Le son est le résultat d'un mouvement vibratoire excité dans les corps sonores par une cause quelconque et communiqué aux couches d'air environnantes qui le transmettent à l'oreille. Les ondes sonores que l'air, en vertu de son élasticité, propage, agissent sur la membrane du tympan en y déterminant des vibrations dont l'impression est ressentie par le nerf auditif et transmise par lui au cerveau. Dans le vide, le son ne se transmet pas. On distingue l'intensité, le ton et le timbre des sons. L'intensité tient à l'amplitude des mouvements vibratoires, le ton dépend du nombre des vibrations qui ont lieu dans un temps donné; le timbre est subordonné à la nature et à la forme du corps sonore. Le son parcourt par seconde, dans l'air, à la température de + 16 degrés, 130 mètres environ. L'intensité du son augmente ou diminue suivant la densité ou la raréfaction de l'air. Saussure rapporte qu'un coup de pistolet tiré au sommet du Mont-Blanc, ne fait pas plus de bruit qu'un coup de fouet dans la plaine.

Les sons très-intenses ont une influence fâcheuse sur l'organisme ; par l'ébranlement qu'ils y produisent, ils peuvent occasionner des étourdissements, un peu de stupeur, des douleurs articulaires ou des hémorrhagies nasales ou bronchiques, et être une cause déterminante d'accidents graves dans l'organe de l'ouïe, tels que inflammation ou hémorrhagie du conduit auditif, rupture du tympan. Ce dernier accident a fréquemment pour résultat la surdité. Cependant, lorsque la rupture de la membrane tympanique est peu considérable, l'altération de l'ouïe n'est guère sensible, et souvent même ce sens conserve toute sa délicatesse ; c'est lorsque la cicatrisation de la rupture s'opère entièrement. Quoi qu'il en soit, les sons intenses affaiblissent et diminuent, chez les personnes qui s'exposent souvent à leur influence, la sensibilité auditive, et finissent même par amener la surdité.

L'habitude des sons faibles et la privation prolongée de tout son, donnent à l'ouïe une finesse excessive qui lui permet de saisir les sons les plus légers, mais qui lui rend insupportables ceux qui ont quelque intensité. L'ouïe, par l'exercice et l'application, peut acquérir une justesse et une précision remarquables.

La musique, qui n'est qu'une combinaison méthodique des sons entre eux, a une influence incontestable sur le moral; elle dissipe la tristesse, développe de dobles sentiments, excite le courage et fait mieux affronter le danger. On sait que nos soldats, qui n'ont pas besoin, du reste, de cet excitant pour aborder sans crainte l'ennemi, marchent au combat aux sons des instruments. Enfin, elle facilite la marche et la rend moins pénible. Dans certaines maladies, on a obtenu de bons resultats de l'usage de la musique comme moyen curatif; elle a été employée avec quelque succès dans l'aliénation mentale, et Dodart rapporte qu'un musicien fut guéri d'une fièvre violente par le plaisir que lui causa un concert qu'on lui donna dans sa chambre. Bourdais de la Mothe a soigné une dame qui, par suite d'une maladie aiguë très-grave, était sur le point d'expirer. Ce médecin ayant aperçu une harpe dans la chambre de la malade eut l'idée d'essayer si la musique ne produirait pas quelque effet. On fit venir une habile harpiste, qui joua plusieurs morceaux. Au bout de quarante minutes, sous l'influence des sons harmonieux de cet instrument, la respiration commença à devenir sensible, bientôt le pouls s'accéléra, des profonds soupirs s'échappèrent de la poitrine; et enfin, après une hémorrhagie nasale abondante, la malade reprit la parole. Peu de jours après, elle entrait en convalescence.

Règles hygiéniques. — L'oreille exige des soins dont

l'inobservation peut troubler l'accomplissement des fonctions de l'appareil auditif, et être cause d'accidents parfois assez graves. Le cérumen, que sécrètent les follicules du conduit auditif, devra en être fréquemment extrait. Cette matière, en s'accumulant au fond de ce conduit, empêche les ondes sonores de frapper directement la membrane du tympan, et rend ainsi l'ouïe plus ou moins obtuse. Parfois le cérumen se solidifie, et, dans ce cas, il nuit non seulement à l'audition, mais il détermine souvent, par sa présence, l'inflammation du conduit auditif, inflammation qui peut amener consécutivement la perforation du tympan, et par conséquent la perte de l'ouïe.

Les personnes sujettes aux otalgies, aux otites, doivent éviter de s'exposer aux courants d'air et aux variations brusques de l'atmosphère. M. Lévy attribue les névralgies, les inflammations et les écoulements otiques qui surviennent fréquemment dans l'armée, à la protection inopportune dont les jugulaires du schako et les bonnets à poil couvrent les oreilles. Quoi qu'il en soit, nous pensons que les militaires qui sont prédisposés aux affections précédentes ou qui en sont atteints se trouveront bien, lorsqu'ils voyageront par des temps froids et humides, de placer des tampons de coton dans les oreilles, et d'abriter celles-ci le mieux possible.

Les artilleurs, pour éviter que l'ébranlement général produit par de fortes détonations n'agisse d'une manière fâcheuse sur l'appareil auditif, auront soin de placer un tampon de coton ou d'étoupe, imbibé préalablement d'eau, ou mieux d'huile, dans le conduit auditif. Quelques canonniers ont l'habitude de mettre et de serrer entre les dents un coin de leur mouchoir. Cette pratique, qui a sans doute pour but d'empêcher la transmission des vibrations par les os maxillaires au crâne, ne peut être blâmée. Les fortes détonations non seulement produisent un grand ébranlement chez les individus faibles, maigres ou nerveux, mais peuvent déterminer chez eux des accidents,

tels que commotion cérébrale, hémoptysie, rupture du
tympan, etc. C'est donc avec juste raison qu'on choisit
pour l'arme de l'artillerie des hommes forts et bien constitués.

Dans l'état de maladie ou de convalescence, les sons un
peu intenses peuvent déterminer des accidents cérébraux
graves; aussi est-il essentiel de soustraire les personnes
qui se trouvent dans l'une de ces positions à toute espèce
de bruit. Le silence est également indispensable au sommeil, à moins qu'on ait contracté l'habitude de dormir au
milieu des bruits les plus divers, comme le meunier qui
s'endort au tic-tac de son moulin et se réveille quand il
s'arrête, et comme l'artilleur qui dort au bruit du canon
et se réveille quand le feu cesse.

Les personnes chez lesquelles l'âge ou toute autre cause
a émoussé ou a rendu l'ouïe dure, peuvent remédier à cet
inconvénient par l'usage du cornet acoustique.

DE LA VUE.

L'organe de la vision, l'œil, est destiné par l'intermédiaire de la lumière qui en est le modificateur naturel, à
nous mettre en rapport avec les corps qui nous environnent, et à nous en faire connaître la forme, la couleur, le
volume, etc.

La lumière, selon son intensité et sa direction, et suivant
qu'elle émane du soleil ou qu'elle provient de la combustion de substances, soit solides, soit liquides ou gazeuses,
c'est-à-dire qu'elle est naturelle ou artificielle, agit sur
l'œil d'une manière différente. Dans tous les cas, la partie
de cet organe qui en reçoit l'impression pour la transmettre au cerveau, est la rétine, épanouissement du nerf
optique.

La lumière artificielle irrite beaucoup plus l'œil que la
lumière solaire, et produit des effets d'autant plus nuisibles que les rayons qu'elle projette sur la rétine sont

plus intenses et plus directs. Dans ce dernier cas, elle finit par déterminer, chez les personnes qui en supportent longtemps l'action, des conjonctivites, des iritis ou des inflammations des membranes internes de l'œil, affections toujours graves et qui se traduisent par un affaiblissement plus ou moins considérable de la vue. Le meilleur moyen de modifier l'intensité et la direction de cette lumière, c'est de munir les lampes de verres dépolis ou d'un abat-jour. Quand on écrit ou qu'on se livre à la lecture, on doit se placer hors du champ des rayons réfléchis.

La lumière, soit solaire, soit artificielle, lorsqu'elle est très-intense et surtout d'une teinte blanche, comme celle du gaz, stimule trop énergiquement la rétine. Aussi voit-on, pour soustraire cette dernière à une action si pernicieuse, les pupilles se resserrer, et les paupières et les cils s'abaisser. Souvent cette stimulation ne cause qu'un trouble momentané dans les fonctions visuelles, mais parfois, lorsque la lumière est très-éclatante, elle peut déterminer l'amaurose ou la cécité. Les exemples d'individus qui ont perdu la vue pour avoir fixé quelques instants le soleil, ou pour s'être exposés à une lumière éblouissante, comme celle des éclairs, ne sont pas rares.

Les ouvriers qui sont obligés par leur profession d'exécuter des travaux à une vive lumière, comme les fondeurs de métaux, les forgerons, sont sujets, de même que les horlogers, les bijoutiers, les graveurs qui travaillent la nuit sur des objets brillants et de petite dimension, aux inflammations de la conjonctive, de la rétine, de l'iris, maladies qui peuvent amener plus tard l'amaurose et les effets qui en sont la suite.

La lumière réfléchie produit des effets semblables aux précédents. On sait que le sable et la neige qui ont la propriété d'opérer la réflexion de la lumière, peuvent par leur réverbération occasionner des ophtalmies intenses, et la perte plus ou moins complète de la vue.

La lumière trop faible, ainsi que sa privation plus ou

moins absolue, modifie la sensibilité visuelle, c'est-à-dire que, sous cette influence, non seulement la vue perd de sa portée, mais l'œil ne peut être frappé par le moindre rayon lumineux sans en éprouver une vive irritation. Cependant il est des personnes chez lesquelles la sensibilité est si délicate, qu'elles finissent, quoique plongées dans une obscurité profonde, par distinguer au bout de quelque temps les objets qui les environnent.

La coloration des objets a une influence marquée sur la vue : ainsi, les couleurs vertes ou bleues la reposent agréablement, tandis que le rouge et le violet la fatiguent, l'irritent, et finissent, lorsque leur action est prolongée, par amener des accidents cérébraux, tels que céphalalgie, étourdissements.

L'œil peut être le siége de plusieurs vices de conformation qui peuvent plus ou moins altérer la vue; mais il n'en est que deux constituant la myopie et la presbytie qui doivent nous occuper ici.

Myopie. — La myopie est due à la convexité exagérée de la cornée ou du cristallin, disposition qui a pour effet d'augmenter la réfringence des milieux transparents de l'œil, l'étendue du diamètre antéro-postérieur de cet organe, et de rapprocher le foyer de la vision. Il résulte de ceci que les objets, pour être vus distinctement, doivent être très-rapprochés des yeux. On remédie à ce vice de la vision à l'aide de lunettes à verres concaves dont la courbure est en rapport avec le degré de myopie. Les myopes éprouvent en regardant les objets un clignotement que les simulateurs conservent avant et après l'épreuve qu'on leur fait subir au conseil de révision, en les faisant lire avec les verres nº 3. Les conscrits atteints de myopie doivent, pour pouvoir être exemptés du service, lire couramment à 30 ou 35 centimètres de distance du nez avec les nᵒˢ 3 et 4, et distinguer nettement les objets éloignés avec le nº 5.

Presbytie. — La presbytie dépend très-souvent de l'aplatissement de la cornée ou du cristallin, d'où résulte la diminution du diamètre antéro-postérieur de l'œil, et celle de la convergence des rayons lumineux, qui arrivent par cela même à la rétine avant de se réunir. On remédie à cet état anormal par l'usage de verres convexes appropriés à la vue du presbyte.

Règles hygiéniques. — Les myopes et les presbytes ne doivent faire usage au début de leur affection que de verres d'un faible numéro, et ne jamais s'en servir d'une manière permanente; ils auront soin de retirer les lunettes toutes les fois qu'elles ne leur seront plus utiles pour leurs travaux habituels et s'exerceront à lire ou à regarder les objets de loin ou de près, suivant que leur vue est de courte ou de longue portée. L'habitude d'employer, dans le cas de myopie, des verres concaves de même numéro pour lire et écrire et pour voir en même temps de loin est mauvaise; elle oblige le myope à recourir bientôt à des verres plus forts, ce qui a pour résultat de diminuer encore la portée de la vue. Dans le cas de presbytie, l'usage habituel des mêmes verres pour voir les objets éloignés et ceux qui sont plus rapprochés, entraîne des inconvénients non moins fâcheux, et non seulement la vue perd de sa portée, mais on finit par ne plus voir distinctement à l'œil nu, ni de près ni de loin. Ce raccourcissement de la portée visuelle peut produire plus tard une véritable amaurose à peu près incurable (M. Tavignot). Enfin, l'abus des verres à foyer ou leur emploi malentendu est cause de nombreux troubles dans les fonctions visuelles. Le monocle ou lorgnon, en ne servant qu'à un seul œil, tandis que l'autre reste inactif, amène nécessairement une différence de portée dans les deux yeux qui peut avoir de fâcheux résultats. Le binocle n'a pas le même inconvénient, mais comme la main qui le tient finit par vaciller, il ne permet pas, au bout d'un certain temps, de distinguer nettement les objets. Le pince-nez est commode et n'a aucun des inconvénients des appareils précédents. M. Tavignot préfère, avec juste raison, les lunettes-binocles qui se portent au cou comme les binocles ordinaires et qui réunissent toutes les qualités des lunettes à branches sans en avoir les défauts.

Les personnes qui par leur profession sont obligées d'exécuter des travaux le soir devront éviter de travailler à une lumière faible ou vacillante et avoir soin de modifier celle qui est intense au moyen d'un abat-jour. Pour écrire et pour lire on se placera hors du champ des rayons réfléchis. Lorsqu'on voyage dans des pays où le sol est sablonneux ou crayeux, ou bien couvert de neige, il est nécessaire, pour se garantir des effets de la réverbération, de porter des lunettes à verres verts ou bleus; l'usage des conserves ayant cette couleur convient encore aux personnes qui ont une prédisposition aux inflammations de l'œil et surtout à celles qui sont atteintes de ces maladies: c'est le meilleur moyen de mettre les yeux à l'abri de l'action irritante de la lumière, soit directe, soit réfléchie, et de les préserver en même temps de la poussière.

Éviter le passage subit de la lumière à l'obscurité et de l'obscurité à la lumière. Dans le midi de la France, où l'on a grand soin, pendant les fortes chaleurs, de tenir les contrevents fermés afin de rendre les appartements plus frais, ce qui expose nécessairement les personnes de passer fréquemment de la clarté à l'obscurité et réciproquement, on rencontre nombre d'individus atteints d'affaiblissement de la vue.

Faire tous les jours des lotions sur les yeux, soit avec de l'eau fraîche, soit avec de l'eau tiède, suivant la saison, afin de les débarrasser des mucosités qui peuvent s'y être déposées et leur donner un peu de ton.

S'abstenir de liqueurs alcooliques, leur abus amenant la congestion et l'inflammation des conjonctives.

La lumière même peu intense étant pour les malades, et surtout pour ceux qui sont atteints d'affections aiguës graves, une cause d'excitation cérébrale, on devra n'en-

tretenir dans leur chambre qu'un demi-jour et avoir soin
en même temps de les mettre à l'abri du bruit.

CHAPITRE Ier.

Gesta, mouvements, exercices.

EXERCICES-MOUVEMENTS.

L'exercice n'est que le résultat d'une série ou d'un ensemble de mouvements volontaires déterminés par la
contraction et le relâchement alternatifs des muscles.

La contractibilité musculaire a besoin pour être mise en
jeu, d'un excitant; cet excitant est la volonté, qui, par l'intermédiaire des nerfs moteurs, qui en sont les véritables
conducteurs, produit la contraction des fibres muscu-
culaires. Tout mouvement, pour pouvoir être accompli,
exige donc un acte cérébral d'où résulte la manifestation
de la volonté et l'intégrité des nerfs qui doivent transmettre celle-ci aux muscles. La contraction a pour effet le
raccourcissement de la fibre musculaire et l'endurcisse-
ment momentané de son tissu; ce raccourcissement,
d'après les expériences de MM. Valentin, Gerber, Prévost
et Dumas est du quart ou du tiers de la longueur du muscle.
La contraction des muscles est suivie de la compression
des vaisseaux qui s'y distribuent, de celle des organes
sous-jacents et conséquemment de l'accélération de la circulation sanguine, d'où résulte une augmentation de
température : MM. Becquerel et Breschet ont prouvé qu'un
muscle, pendant sa contraction, augmentait d'un demi-
degré de température.

L'exercice produit sur l'organisme des effets qu'on peut
résumer ainsi qu'il suit : Accélération du cours du san g

dans les vaisseaux capillaires, dans les veines, et dans tout
le système circulatoire ; accroissement de la température
du corps ; fréquence plus grande de la respiration ; dégagement plus considérable d'acide carbonique par la muqueuse pulmonaire ; activité plus intense des sécrétions
et des excrétions ; surcroît de dépense en forces nerveuse et
musculaire, et élimination d'une quantité plus considérable d'azote, par suite de la désassimilation plus active
des tissus organiques, sous l'influence des exercices. Il
résulte de cette perte en azote et en carbone le besoin
pour l'organisme d'une plus forte proportion d'aliments
reparateurs et respiratoires.

DE L'EFFORT.

L'effort consiste dans une contraction musculaire plus
ou moins forte, qui a pour objet, soit de faire surmonter
la résistance que présentent les corps pesants à l'homme
qui veut les soulever, les attirer, déplacer ou transporter,
soit de faciliter certaines actions, telles que celles de sauter, de chanter, de tousser, de vomir, de crier, etc., soit
enfin de favoriser l'accomplissement d'une fonction naturelle devenue accidentellement laborieuse, telle que la
défécation, ou tout acte qui demande un déploiement de
forces assez considérable.

Pour que l'effort puisse s'accomplir, il est nécessaire
que le thorax soit fixé, afin que les muscles du tronc et
des membres supérieurs qui s'y attachent y trouvent un
point d'appui. Dans ce but il se fait une grande inspiration qui dilate le thorax ; les muscles expirateurs se contractent aussitôt pour expulser l'air introduit dans les poumons ; mais la glotte se ferme et empêche l'expulsion
d'avoir lieu. La cage thoracique pressée de dedans en dehors par le fluide élastique qu'elle contient, et dehors en
dedans par les muscles expirateurs dont la puissance est
contrebalancée par les muscles constricteurs qui tiennent

la glotte fermée, est alors maintenue immobile et dilatée, et fournit un point d'appui solide aux muscles qui s'y insèrent, et qui doivent en se contractant surmonter la résistance.

L'effort a pour effet primitif la suspension momentanée de la respiration, et pour effet secondaire la distension des poumons, la compression des gros vaisseaux, des nerfs thoraciques et le reflux du sang veineux dans les cavités droites du cœur et dans les veines. Ces derniers phénomènes, dus à l'action de l'air renfermé dans les cellules pulmonaires, peuvent être suivis, lorsque l'effort est intense et prolongé d'accidents très-graves. Ainsi, les viscères abdominaux, refoulés de haut en bas par le diaphragme fortement contracté et abaissé, comprimés par les muscles périphériques du ventre, peuvent s'échapper soit par le canal inguinal ou crural, soit à travers les parois abdominales dont ils ont surmonté la résistance et par conséquent déterminé la rupture. Telle est la cause déterminante de la plupart des hernies. Il peut résulter du refoulement du sang vers le cerveau, des congestions et des hémorrhagies cérébrales. La distension que l'air fait éprouver aux poumons peut amener la rupture des cellules et déterminer ainsi l'emphysème pulmonaire. Enfin, parfois la compression que l'air exerce sur les organes de la cavité thoracique occasionne la rupture du cœur ou des gros vaisseaux. Ces accidents, assez rares du reste, ne surviennent guère que dans les cas où ces organes sont déjà le siége de quelque affection.

DE LA MARCHE.

La marche est un mode de progression qui se compose de mouvements successifs par lesquels chaque membre inférieur est alternativement porté en avant de celui du côté opposé; un de ces mouvements isolés constitue le pas; l'espace laissé entre le membre porté en avant et celui resté en arrière, mesure l'étendue du pas. Dans la marche, le poids du corps est supporté tour à tour par la jambe placée en avant jusqu'au moment où celle située en arrière vient, par un mouvement qui la dirige, dans le même sens poser sur le sol. Le mouvement qu'exécute ce membre pour se porter en avant soulève le bassin et le tronc dans une direction oblique de bas en haut et d'arrière en avant, et un peu de droite à gauche ou de gauche à droite, suivant que c'est le membre droit ou gauche qui se déplace, et leur fait éprouver ainsi un mouvement de rotation plus ou moins prononcé, en même temps qu'il porte le centre de gravité en avant et en haut. Mais cette direction change et l'équilibre se rétablit à l'instant où le pied situé en arrière quitte le sol, et cela par suite du redressement du membre placé en avant, qui se trouve alors dans la perpendiculaire, et par la base duquel passe le centre de gravité. Le pied situé en arrière ne pouvant se détacher du sol que par une extension assez considérable qui est facilitée par la flexion simultanée de la jambe et de la cuisse, il s'ensuit qu'au moment où il quitte le sol, le membre tout entier manquant d'appui, ce membre oscille dans l'articulation coxo-fémorale sans le secours d'aucun muscle, et à la manière d'un pendule. On peut s'assurer que cette oscillation s'accomplit en dehors de toute action musculaire au moyen d'une expérience que nous avons vu faire, et qui prouve que c'est par la pression seule de l'air que le membre est maintenu pendant son oscillation dans la cavité cotyloïde. Voici cette expérience : Un cadavre étant placé sur une table, et ayant les jambes pendantes, si on coupe circulairement au niveau de l'articulation coxo-fémorale toutes les parties molles jusqu'au fémur, et puis la capsule articulaire, le membre ne s'allonge ni ne bouge, et reste suspendu ; mais si l'on pratique un petit trou dans le fond de la cavité cotyloïde par l'intérieur du bassin, la tête du fémur sort de la cavité cotyloïde aussitôt que l'air y pénètre, et le membre n'est plus retenu que par le ligament rond. Le petit trou étant bouché avec le doigt, et la tête du fémur replacée dans la cavité cotyloïde, elle y adhère de nouveau et le membre reste suspendu comme précédemment. Les choses étant ainsi, si on enlève le doigt qui bouche le trou, le membre retombe à l'instant. Pour rendre l'expérience plus concluante, on coupe le ligament rond et on détache entièrement le membre du bassin, puis on replace la tête du fémur dans la cavité cotyloïde, après avoir préalablement bouché le trou pratiqué d'avance. Dans ce cas même, la tête de l'os en question adhère à la cavité cotyloïde et le membre reste suspendu ; mais il se détache et tombe à l'instant, si on laisse pénétrer l'air dans l'articulation, en cessant de tenir la petite ouverture fermée. Cette découverte, due à MM. Weber frères, rend compte de la fatigue et de la lassitude que l'on éprouve dans les ascensions aux hautes montagnes. A une certaine élévation, en effet, l'air étant trop raréfié et la compression atmosphérique par conséquent insuffisante pour maintenir la tête du fémur dans la cavité cotyloïde, il s'ensuit que les muscles des cuisses doivent, pour suppléer à ce défaut de pression, et empêcher la sortie de cette extrémité osseuse de sa cavité, entrer en jeu et faire une dépense de forces qui se traduit par une fatigue plus ou moins générale, mais qui se fait ressentir principalement dans les membres inférieurs.

Dans la marche, les bras, qui servent comme de balancier, en exécutant des mouvements en sens inverse des membres pelviens, contribuent à maintenir l'équilibre du corps. Dans la marche ascendante, l'homme étant obligé de fléchir davantage le membre placé en avant, et de faire un plus grand effort pour détacher du sol le pied fortement tendu qui est en arrière, de même que pour amener le corps en avant avec le concours des muscles fléchisseurs antérieurs du cou et du rachis, éprouve beaucoup plus de fatigue que dans la progression horizontale. C'est plus particulièrement dans les genoux et les mollets que cette fatigue se fait ressentir. Dans la marche descendante, le membre qui sert d'appui est en forte extension, mais ce sont principalement les muscles du tronc qui agissent et qui maintiennent en arrière le corps, qui a une tendance à se porter en avant. Aussi la fatigue se fait-elle plus particulièrement ressentir à la région lombaire.

Pas. — La longueur du pas est mesurée par l'écartement que laissent entre eux les membres pelviens après un mouvement de progression. La durée du pas dépend du temps que met le membre qui sert d'appui à se détacher du sol et du temps qu'il faut pour s'accomplir à la demi-oscillation que ce membre effectue après avoir quitté le sol. La durée de l'oscillation étant en raison inverse de la longueur du membre (le membre oscillant se comportant, dans ce cas, comme un véritable pendule), il s'ensuit qu'elle doit un peu varier suivant les individus. Plus le membre est long, plus la durée des oscillations se prolonge; plus il est court, plus il oscille vite. La vitesse de la marche dépend plus de la promptitude que l'on met à détacher le pied du sol, c'est-à-dire à opérer l'extension du membre qui doit se porter en avant, que de la longueur du pas. La durée de l'oscillation dépendant d'un phénomène tout physique, est toujours la même chez la même personne et n'a aucune influence sur la vitesse du déplacement. La vitesse est, du reste, subordonnée à l'état du plan sur lequel la marche s'exécute, au poids dont l'homme est chargé et au propre poids de son corps. Ainsi la marche, suivant les conditions du plan où elle s'effectue, est plus ou moins prompte, plus ou moins facile ou plus ou moins pénible; elle s'exécute avec aisance et facilité sur un terrain horizontal, tandis que, lorsque celui-ci est ascendant, elle est excessivement pénible, fatigante et lente; elle est encore difficile et cause de la lassitude et de la fatigue lorsque le plan est descendant ou le terrain mouvant, mais elle est cependant moins pénible que dans le cas précédent.

Nous empruntons à M. Lévy le tableau suivant, qui fait connaître la vitesse de l'infanterie en marche.

VITESSE DE L'INFANTERIE EN MARCHE.

Désignation des pas.	Nombre dans une minute.	Espace parcouru dans 1 minute.	Espace parcouru dans 1 heure.
Pas ordinaire (de 66 cent).	76	49,^{m}40	3 kil.
Pas de route	100	65,00	4
Pas accéléré	110	71,50	4,290
Pas accéléré	120	78,00	4,680
Pas de charge.	128	83,20	4,992
Pas maximum	153	100,00	6,009

Il résulte de ce tableau que le soldat français qui voyage par étapes, transportant tous ses bagages et ses armes, dont le poids peut être évalué, en temps de guerre, à trente kilogrammes, parcourt environ une lieue de poste par heure. Or, la moyenne des étapes étant de 7 lieues de poste au moins, ou 28 kilomètres, la durée de la marche, sans y comprendre les haltes, est de 7 heures. La dépense de forces faite par l'homme ou la quantité d'action produite dans cet espace de temps, sans tenir compte de la déclivité que peut présenter le sol et du poids du corps, s'exprime par le poids transporté (30 kilogrammes) multiplié par le nombre de mètres parcourus (28,000 mètres), soit 2,840,000 unités dynamiques ou kilogrammètres.

La durée du travail journalier de l'homme est fixée par l'expérience à dix heures. Toute espèce de travail peut être représenté par un poids élevé à une certaine hauteur. Le produit du poids ou de la force qui lui fait équilibre par le chemin que parcourt le mobile, se nomme *quantité d'action*. On prend pour unité dynamique ou kilogrammètre, un poids d'un kilogramme élevé ou transporté à un mètre. Ce poids, multiplié par la distance qu'il a parcourue, donne l'unité dans le tableau suivant, emprunté à M. Laisné, et qui se trouve inséré dans son Aide-Mémoire de l'officier du génie. On a pris pour unité un kilogramme transporté à un mètre et l'on n'a tenu compte que des effets utiles.

NATURE DU TRAVAIL.	Poids transportés ou effets exercés.	Vitesse par seconde.	Durée du travail journalier	Quantité d'action journalière.
	kil.	mèt.	heures	kil. m.
1° _Transport horizontal_.				
Un homme marchand sur un plan horizontal, sans fardeau, son travail consistant à transporter son propre poids	65	1,50	10	5,510,000
Un homme transportant des matériaux dans un camion à deux roues et revenant à vide.	100	0,50	10	1,800,000
Idem dans une brouette et revenant à vide.	60	0,50	10	1,080,000
Un voyageur porte-balle.	40	0,75	7	0,756,000
Un manœuvre chargé sur le dos et revenant à vide	65	0,50	6	702,000
2° _Elévation verticale du poids_.				
Un homme élevant des poids en les soulevant avec la main.	20	0,17	6	73,440
Idem montant une rampe douce ou un escalier sans charge.	65	0,15	8	280,800
Idem élevant des poids sur le dos et revenant à vide	65	0,04	6	56,160
Idem élevant des poids avec une corde et une poulie, et faisant descendre la corde à vide. . . .	18	0,20	6	77,760
Un homme élevant des poids avec une brouette, sur une rampe au 1/12 et revenant à vide.	60	0,02	10	43,200
Idem élevant des terres à la pelle à la hauteur moyenne de 1^m 60. .	27	0,40	10	38,880
3° _Action sur les machines_.				
Un manœuvre agissant sur une roue à cheville ou à tambour au niveau de l'axe de la roue. . . .	60	0,15	8	239,200
Idem vers la base de la roue, . . .	12	0,70	8	251,120
Idem agissant sur une manivelle. .	8	0,75	8	172,800

INFLUENCE, SUR L'ORGANISME, DES EXERCICES, DES MANŒUVRES, DE LA ROUTE ET DES REVUES.

Les exercices, de même que les manœuvres, lorsqu'ils

sont faits avec précaution et discernement, à des heures convenables et aux époques de l'année où la température est le plus propice, produisent, s'ils sont peu prolongés, un effet salutaire sur l'organisme. Ainsi, ils favorisent le développpement des muscles, en augmentent la force, la consistance et la coloration; ils facilitent la digestion, excitent l'appétit, rendent plus régulière la défécation, activent les fonctions de la peau et celles d'un grand nombre d'organes; ils accélèrent en outre la respiration et la circulation, élèvent la température générale du corps et donnent de la souplesse à l'homme; pour pouvoir produire ces bons effets, l'exercice ne doit pas être continu; au bout d'un certain espace de temps et avant que la fatigue se fasse trop ressentir, il est indispensable de le faire suivre d'un repos plus ou moins prolongé, suivant la nature de l'exercice, et enfin il faut encore que sa durée totale ne dépasse pas certaines limites. L'exercice entraînant une plus grande dépense de force musculaire et de force nerveuse, et une consommation plus considérable de tissus organiques et de principes respiratoires, il est nécessaire que l'alimentation soit proportionnée à ces diverses pertes. Toutes ces conditions étant bien observées, l'exercice a pour effet final de donner plus de vigueur à la constitution et d'imprimer à l'organisme entier une certaine tonicité qui le fait mieux résister aux influences morbifiques.

Autant l'exercice modéré est salutaire, autant l'exercice exagéré ou prolongé est pernicieux. Sous l'influence de ce dernier, en effet, la circulation ne tarde pas à se troubler; les poumons, distendus par l'air qui s'y introduit en plus grande abondance à chaque mouvement qui nécessite un effort, font refluer, par la compression qu'ils exercent sur les vaisseaux thoraciques, le sang artériel dans les cavités gauches du cœur et le sang veineux dans les cavités droites de cet organe et dans les veines, ce qui a pour résultat l'engorgement des vaisseaux capillaires et conséquemment la congestion des organes où ils se distribuent, le gonflement des veines, surtout de celles du cou et du front, l'injection de la face, l'accélération du pouls, l'augmentation de la transpiration cutanée et de la température du corps. Ces effets sont suivis d'une perte considérable de force nerveuse et d'une dépense très-grande de principes azotés et carbonés. Cette dépense, à laquelle l'alimentation seule ne peut suffire, se fait alors au détriment de nos propres tissus, de la graisse et des éléments du sang. Aussi les premiers phénomènes qui se manifestent après des exercices exagérés, consistent-ils d'abord en une courbature plus ou moins intense, dans le ralentissement des fonctions digestives, et puis dans l'amaigrissement de tout le corps, et enfin dans un affaiblissement général, suite de l'épuisement du système nerveux. Le repos et une nourriture substantielle peuvent un peu remédier à ces graves accidents, mais si, avec cet énervation générale on continue à se livrer à des travaux pénibles, ces moyens restent sans effet, l'estomac affaibli ne pouvant d'ailleurs digérer la quantité d'aliments qui serait nécessaire à l'homme pour réparer les pertes qu'il a éprouvées. De même que chez les animaux surmenés, il survient des affections typhiques ou gangréneuses et des altérations du sang, de même l'exercice exagéré, non seulement fait naître chez l'homme une prédisposition aux maladies générales, telles que fièvre typhoïde, typhus, scorbut, fièvres intermittentes, etc., mais il devient cause déterminante d'une foule d'affections dont la plus fréquente est l'anémie.

En campagne, les marches forcées, les manœuvres prolongées, les émotions que cause le combat, le manque parfois de nourriture, et enfin les privations nombreuses qu'entraîne l'état de guerre produisent sur les troupes des résultats analogues aux précédents qui se traduisent par une augmentation considérable de malades ou par le développement de quelque épidémie meurtrière. Les exercices prolongés qui n'ont lieu qu'à un ou deux jours d'intervalle ne produisent jamais des effets aussi sensibles et aussi intenses que ceux qui sont exagérés et fréquemment répétés, mais ils agissent de la même manière sur l'organisme et prédisposent aux maladies précitées, seulement leur action est beaucoup plus lente et moins apparente.

Un léger repas fait une ou deux heures seulement avant les manœuvres et les exercices qui doivent avoir une certaine durée, en atténue beaucoup les effets. A Lunéville, en 1854, à l'époque des grandes manœuvres, les troupes prenaient, quelque temps avant de se rendre sur le terrain, une soupe à l'oignon. Cette mesure, prescrite par M. le général comte Goyon, a produit de bons résultats faciles à concevoir. L'homme réparant par la nourriture les forces qu'il a perdues et en acquérant de nouvelles, oppose plus de résistance à la fatigue et s'affaiblit moins par conséquent que s'il manœuvrait à jeun.

INFLUENCE DE LA MARCHE PAR ÉTAPES.

La marche par étapes, c'est-à-dire la distance que parcourt par jour le soldat d'infanterie chargé de son sac et de ses armes pour se rendre d'un gîte à un autre, peut être considérée, quand elle est surtout d'une longue durée, comme un exercice exagéré, en raison du poids que l'homme transporte, des rampes qu'il a à monter et des efforts constants que le transport de ce poids, le mauvais état parfois des routes ou la déclivité du sol exigent de sa part. En effet, dans le tableau donné plus haut (page 417), on voit (1re observation) qu'un homme marchant sans fardeau sur un plan horizontal pendant dix heures, produit une quantité d'action représentée par 3,510,000 unités dynamiques, tandis que dans la 4e observation, un homme portant sur son dos un poids de 40 kilogrammes, et marchant seulement pendant sept heures, ne fournit qu'une quantité d'action utile égale à 786,000 unités. La différence qui existe entre le premier chiffre et le second exprime la force employée pour le transport de ce fardeau. Dans la 7e observation, un homme montant sans charge pendant huit heures une rampe douce, produit des effets utiles représentés par 280,000 unités dynamiques, et il n'en produit plus (8e observation) que 56,160 lorsqu'il élève sur le dos un poids de 65 kilogrammes, sa durée de travail n'étant que de six heures; comme dans les deux premiers exemples, la différence qu'il y a entre les deux nombres représente la somme des forces employées pour le transport du corps pesant.

Si nous sommes entré dans tous ces détails, c'est afin de mieux faire apprécier l'influence que la marche prolongée peut exercer sur l'organisme.

La marche par étapes, lorsqu'elle est d'une certaine durée, doit être considérée, avons-nous dit, comme un exercice pénible et exagéré. En effet, par la déperdition de forces qu'elle cause, par les efforts continus qu'elle nécessite, par l'usure de nos tissus qu'elle hâte, elle amène promptement l'épuisement, et produit non seulement les mêmes résultats que les exercices poussés trop loin, mais elle détermine, sous l'influence d'une foule de causes qui lui sont inhérentes pour ainsi dire, des accidents d'une autre nature. Ainsi, les militaires qui voyagent étant exposés à toutes les vicissitudes atmosphériques, au vent, à la pluie, au froid, à la chaleur, dont l'action prolongée est si nuisible à l'organisme, peuvent être atteints de maladies plus ou moins graves, telles que pneumonies, pleurites, bronchites, rhumatismes, etc. Arrivé au gîte, le soldat y est très-souvent plus mal logé et plus mal couché qu'à la caserne; dans les petites localités les habitants sont parfois trop pauvres pour pouvoir lui donner une chambre et un lit convenables; nous avons vu nombre de fois des soldats préférer coucher dans l'écurie ou dans la grange que dans le réduit infect qu'on leur destinait. Dans les villes, les militaires sont la plupart du temps envoyés chez des logeurs qui les exploitent, et où ils ne trouvent que des chambres mal aérées, encombrées, malpropres, de vrais bouges enfin, et des lits et des draps sales qui leur communiquent souvent la gale. La ration alimentaire étant la même en route qu'en station, et aucune ration de vin ou de toute autre boisson fermentée n'étant allouée, il en résulte que le soldat ne répare qu'imparfaitement ses forces épuisées. Le faible supplément de solde de 10 c. par jour qui est accordé en route à chaque soldat est insuffisant à améliorer l'ordinaire, par la raison qu'une troupe qui voyage, n'ayant plus ses fournisseurs attitrés, comme lorsqu'elle est en garnison, paye toutes les denrées plus cher, et ne profite pas, vivant plus isolément, des avantages que procure la vie en commun; enfin, ajoutons que les corps de troupes qui changent de garnison sont fréquemment envoyés du midi au nord et du nord au midi, ce qui les expose aux dangers inévitables d'un passage brusque d'un climat à un autre. Toutes ces causes réunies agissent de la manière la plus fâcheuse sur la santé et déterminent une foule de maladies. Voit-on aussi les régiments qui ont de nombreuses étapes à parcourir, surtout dans des saisons où la température est défavorable, semer la route de malades, et en encombrer les hôpitaux.

Règles hygiéniques relatives à la route. — Rendre les mutations de garnison moins fréquentes, et, lorsqu'elles sont nécessaires, fixer à cinquante lieues au plus la distance à parcourir par la troupe pour aller d'une garnison à une autre, et cela afin de ne pas exposer le soldat à des transitions brusques de climat et à de trop grandes fatigues. La nourriture, devant être proportionnée au travail, aurait besoin d'être augmentée en route. On pourrait obtenir ce résultat en portant à 25 centimes le supplément de solde, qui n'est actuellement que de 10 centimes. Lorsque la troupe voyage par une chaleur intense, il est

urgent de lui faire faire de fréquentes haltes, et de permettre aux hommes de déboutonner la tunique ou la capote et d'en dégrafer le collet; il est encore nécessaire de
les autoriser parfois à ôter le col. On devra toujours s'abstenir dans ces circonstances, surtout lorsque le corps est
en sueur, de boire de grandes quantités d'eau fraîche : ce
liquide, pris avec excès, non seulement provoque la sueur,
affaiblit l'organisme, mais produit, en refoulant le sang
vers la poitrine, la tête ou l'abdomen, des congestions plus
ou moins graves, et parfois, quand la température en est
un peu basse, des hémorrhagies pulmonaires ou cérébrales
qui sont suivies d'une prompte mort. On se mettra à l'abri
de ces accidents, et on calmera en même temps la soif,
en ne prenant qu'une faible quantité d'eau à la fois, qu'on
aura soin de laisser quelques instants dans la bouche,
afin qu'elle s'y échauffe avant d'arriver dans l'estomac.
Ne pas se laver, et s'abstenir de plonger la tête, les mains,
les pieds dans l'eau avant que le corps soit un peu refroidi.
Si, en arrivant à l'étape, le linge se trouve mouillé par la
transpiration ou par la pluie, on aura soin d'en changer
le plus promptement possible, afin d'éviter le refroidissement trop subit du corps et les effets qui en sont la suite.
Les pieds seront fréquemment lavés; sans cette précaution, la matière grasse, sécrétée abondamment par les
follicules sébacés de ces parties, s'accumule autour des
orteils et y forme une croûte dure qui, en agissant pendant la marche, comme un corps étranger placé entre la
peau et le soulier, détermine des excoriations plus ou
moins intenses. On ne laissera pas trop pousser les ongles,
et l'on coupera carrément ceux des gros orteils, pour en
empêcher les bords de s'enfoncer dans les chairs. Les soldats ont l'habitude de percer et de traverser les ampoules
qui surviennent aux pieds, sous l'influence de la marche,
avec une aiguille munie d'un fil qu'ils y laissent à demeure. Cette pratique est mauvaise. Le fil, par sa présence, irrite la peau et en détermine l'ulcération et la

suppuration, en agissant à la manière des petits sétons. On doit se borner à percer l'ampoule et à en faire sortir la sérosité, sans enlever l'épiderme. Le meilleur moyen de prévenir ces petits accidents et les excoriations, c'est d'entretenir la chaussure dans un état de souplesse, à l'aide de quelque substance grasse, telle que l'huile de pied de bœuf ou de poisson. Le suif, que les militaires emploient pour guérir ces sortes de plaies n'a guère, en fait de propriété curative, que celle d'assouplir l'empeigne du soulier. Le cérat simple ou saturné est la substance qui convient le mieux. Les individus chez lesquels la peau se ramollit facilement, sous l'influence de la marche, peuvent employer pour la raffermir quelques liquides légèrement astringents, tels que le gros vin et l'alun ou l'extrait de saturne, dissous en faible proportion dans l'eau; mais ceux qui suent habituellement beaucoup des pieds doivent s'abstenir de ces moyens, la suppression subite de cette sueur pouvant produire des accidents graves. Ils n'auront recours pour remédier à cet inconvénient qu'à des soins de propreté souvent répétés.

Si le sommeil est indispensable à l'homme, lors même qu'il reste dans l'inaction; il doit être d'une plus longue durée et d'une nécessité plus absolue pour celui qui se livre à des travaux ou à des exercices pénibles. Or, les militaires qui voyagent se trouvant dans ce cas, ont besoin de se coucher de bonne heure pour pouvoir goûter plus longtemps ce repos réparateur.

Entorse. — L'entorse qui survient assez fréquemment pendant la marche par suite des faux pas qu'entraînent le mauvais état des routes, les ornières, etc., doit être combattue promptement à l'aide des moyens suivants: aussitôt après l'accident on plongera le pied dans de l'eau très-froide où on le laissera un quart d'heure ou une demi-heure; on le recouvrira ensuite de compresses d'eau froide, qui seront souvent renouvelées, ou mieux encore de compresses imbibées d'une liqueur résolutive, telle que l'extrait de saturne mélangé à l'eau froide et à l'eau-de-vie camphrée dans les proportions suivantes : eau, un demi-litre; extrait de saturne, dix grammes; eau-de-vie camphrée, trente grammes. Ces compresses devront être mouillées fréquemment avec ce liquide, c'est-à-dire dès l'instant qu'elles commenceront à devenir un peu chaudes. La glace, si on en avait à sa disposition, appliquée sans interruption pendant un ou deux jours, selon la gravité de l'accident, sur la partie malade, serait préférable aux moyens précédents. M. l'inspecteur médical Baudens a obtenu des succès remarquables de ce mode de traitement. Les irrigations d'eau froide sont aussi un excellent moyen.

Le blessé doit rester couché et avoir le pied malade placé de manière à ce qu'il soit plus élevé que l'autre. Quand le gonflement a sensiblement diminué, on se borne à faire plusieurs frictions par jour avec de l'eau-de-vie camphrée ou de l'huile camphrée. Pour hâter l'engorgement, qui se fait parfois attendre longtemps, nous employons avec assez de succès les frictions répétées avec l'onguent mercuriel.

STATION VERTICALE.

La station verticale est une attitude dans laquelle le corps est maintenu droit et en équilibre sur sa base de sustentation (les pieds et l'espace qui les sépare) par la contraction permanente des muscles extenseurs. Mais, pour que l'équilibre soit possible, il faut que la verticale, passant par le centre de gravité qui correspond au milieu du bassin, vienne tomber sur la base de sustentation. La station verticale est favorisée par la disposition des pièces osseuses qui, superposées les unes sur les autres, constituent un levier du premier genre. Ainsi la tête forme un levier de ce genre, dont le point d'appui est situé dans l'articulation occipito-atloïdienne, dont la puissance correspond aux muscles postérieurs du cou, et dont la résistance est représentée par le poids de la partie inférieure de la face et par celui du crâne lui-même. Les vertèbres, placées les unes sur les autres constituent aussi, de même que la colonne vertébrale qu'elles forment, un levier du premier genre, dont le point d'appui correspond au corps de la vertèbre, et dont la puissance et la résistance sont représentées, la première par les muscles des gouttières vertébrales, la seconde par le poids des viscères renfermés dans les cavités thoracique et abdominale. Le bassin sur lequel repose tout le poids du corps est encore un levier du premier genre, dont le point d'appui est dans l'articulation coxo-fémorale, et dont la puissance et la résistance sont représentées par les muscles qui, de la partie antérieure et de la partie postérieure de la cuisse vont s'attacher au bassin. Par le fémur le poids du corps est transmis au tibia, autre levier du premier genre, ayant son point d'appui dans l'articulation du genou, et dont la puissance et la résistance correspondent, l'une aux muscles extenseurs de la jambe sur la cuisse, et l'autre aux muscles fléchisseurs de la jambe sur la cuisse, ainsi qu'aux ligaments postérieurs et aux ligaments croisés de l'articulation fémoro-tibiale qui s'opposent au renversement en avant de la jambe. Le tibia transmet le poids du corps à l'astragale, celui-ci au pied (autant de leviers du premier genre) qui le transmet enfin au sol.

Il résulte de ceci qu'il faut, pour maintenir le corps dans une position verticale, des forces qui se contrebalancent (résistance et puissance), et qui sont représentées par la contraction permanente des muscles extenseurs et fléchisseurs ; il faut, en outre, que la verticale, tirée du centre de gravité, tombe sur la base de sustentation, c'est-à-dire sur l'espace compris entre les pieds. Lorsque l'homme porte un fardeau soit sur le dos, soit sur la poitrine ou l'abdomen, cette ligne tomberait ou en arrière ou en avant et par conséquent en dehors de la base de sustentation, ce qui amènerait une chute inévitable dans l'une de ces directions si instinctivement, pour contrebalancer le poids dont il est chargé et ramener le centre de gravité dans le sens voulu, l'homme n'inclinait son corps en arrière ou en avant.

La station verticale, par la contraction musculaire et par les efforts constants qu'elle nécessite, est une des attitudes les plus fatigantes; elle épuise promptement les forces, gêne la circulation, et ne tarde pas à produire des accidents si elle est trop prolongée. Aussi, pour en atténuer les effets, fléchit-on presque par instinct alternativement les membres, afin que, pendant que l'un d'eux supporte le poids du corps, l'autre puisse se reposer.

DES REVUES ET DE LEUR INFLUENCE SUR L'ORGANISME.

Les revues dont la durée est un peu prolongée, sont plus fatigantes et produisent des effets plus fâcheux que les exercices qui demandent un assez grand déploiement de force et qui sont même un peu exagérés. En effet, l'immobilité que le soldat est obligé d'observer, immobilité qu'il ne peut obtenir qu'à l'aide de contractions musculaires et d'efforts incessants, que le poids des armes et du sac rendent plus énergiques; la gêne des vêtements qui vient s'ajouter à celle qu'éprouve le cours du sang, par suite de la compression qu'exercent les muscles contractés sur les vaisseaux sanguins; la dépense considérable de forces qu'exige, pour être maintenue, la station verticale rigoureuse, et le prompt épuisement qui en est la conséquence, sont autant de causes qui agissent d'une manière très-nuisible sur l'organisme, la syncope est souvent l'un des premiers accidents qu'elles déterminent. Dans les cas de ce genre, qu'on observe assez fréquemment pendant les revues, le poids du sac ayant porté le centre de gravité en arrière de la base de sustentation, l'homme tombe sur le dos. Vient ensuite la courbature générale, qui peut être suivie de symptômes plus ou moins graves. Dans l'hiver, la station verticale, en ralentissant la circulation, amène le refroidissement général du corps, que la température basse de l'air ambiant vient encore augmenter, refroidissement qui peut avoir pour résultat le développement de maladies, telles que bronchites, pleurésies, pneumonies, etc. Dans l'été, la stase du sang peut produire des congestions graves dans les organes internes, et les sueurs profuses qui viennent hâter l'épuisement des forces déterminent une faiblesse générale qui conduit souvent à l'anémie. On évitera ces accidents en diminuant la fréquence et la durée des revues, et en ne passant ces dernières qu'aux époques de l'année où la température est modérée.

CHAPITRE II.

DES EXERCICES SPÉCIAUX.

Du saut.

Le saut consiste dans une flexion préalable des membres inférieurs et du tronc, suivie d'une subite extension de ces mêmes parties et d'un mouvement brusque par lequel le corps se détache du sol. L'élévation que peut atteindre le corps à la suite du saut, est subordonnée au poids du corps, à l'étendue et à la promptitude de l'extension, et à la longueur des membres inférieurs. On sait que les animaux sauteurs se distinguent par la longueur de leurs membres postérieurs.

Dans le saut, les muscles qui agissent sont nombreux; ce sont les extenseurs des membres inférieurs, les muscles des lombes, du dos, de l'abdomen et du thorax. Ceux qui ressentent le plus de fatigue sont les muscles qui du sternum vont s'attacher au pubis et de l'épaule au dos. L'exer-

cice du saut a pour effet de développer le système musculaire en général, mais plus particulièrement les muscles
qui concourent d'une manière directe à son accomplissement. Cet exercice convient, lorsqu'il est modéré, aux
personnes lymphatiques et aux enfants dont le système
musculaire est faible. Aussi l'exercice qui consiste à sauter à la corde est-il favorable à ces derniers. Il est au
contraire nuisible aux individus d'une constitution débile
ou qui ont une prédisposition aux hernies, et à ceux qui
sont atteints de maladies des organes respiratoires ou
d'affections organiques du cœur.

DE LA COURSE.

La course est un mode de progression tenant de la marche et du saut, et qui consiste à se porter en avant par
une suite de pas et de sauts plus ou moins rapides. La
course diffère de la marche en ce que le moment pendant
lequel les deux jambes posent sur le sol, dans cette dernière, est remplacé, dans la course, par un moment pendant lequel aucune des jambes ne touche la terre. La
vitesse et la durée de la course sont en raison inverse
du poids du corps, en raison directe du pouvoir respiratoire, et, suivant M. Massiat, en raison inverse de
la longueur des membres inférieurs. La vitesse du pas
de course gymnastique ou cadencé est de 200 mouvements par minute. A ce pas, qui a un mètre de long,
on parcourt quatre kilomètres en 20 minutes et 12 kilo-
tres en une heure ou trois lieues de poste. Dans la course,
le centre de gravité se portant rapidement d'un pied à
un autre, il en résulte que le corps, qui est très-incliné
en avant, reste, par instant, comme suspendu, ce qui
rend l'équilibre instable et les chutes plus fréquentes que
dans la marche ordinaire. La course exigeant des efforts
continus qui ne peuvent s'accomplir sans que la poitrine
soit fixée, c'est-à-dire tenue presque immobile, afin qu'elle

puisse fournir un point d'appui solide aux muscles qui s'y attachent, il s'ensuit qu'elle est accompagnée de dyspnée, de l'accélération du pouls, de battements de cœur, phénomènes qui sont le résultat de la suspension momentanée de la respiration, amenée par l'immobilité du thorax. Mais là ne se bornent pas toujours les effets de la course. Lorsque celle-ci est rapide et prolongée, il peut survenir surtout chez les individus faibles et chez ceux qui sont atteints d'obésité ou d'affections du cœur ou du poumon, des maladies, telles que emphysème pulmonaire, congestion de la rate, congestion du cerveau, apoplexie cérébrale, et enfin rupture du cœur ou des gros vaisseaux. L'un des effets les plus constants de la course, c'est de déteminer promptement l'amaigrissement général du corps, amaigrissement qui s'explique par la grande quantité de carbone brûlé pendant cet exercice. La source qui fournit ce principe, s'épuisant à la suite d'une combustion trop rapide, celle-ci est alors entretenue au détriment du carbone du tissu graisseux, qui diminue d'autant plus vite que la course est plus prolongée et plus souvent répétée.

La course présente peu d'applications hygiéniques ; lorsqu'elle est modérée, elle agit favorablement sur les enfants en fortifiant leur constitution. Mais c'est surtout chez les militaires qu'elle produit de bons effets. Elle favorise chez eux l'ampliation du thorax et le développement des muscles des membres inférieurs ; elle donne de la vigueur à l'organisme et fait acquérir au soldat cette souplesse et cette agilité remarquables dont il sait si bien tirer parti devant l'ennemi. Cet exercice est excellent pour nos troupes lorsqu'il n'est pas prolongée, et qu'on le fait exécuter avec discernement ; sa durée ne doit pas dépasser quinze minutes. C'est parfois au pas de course que nos soldats, avec cette bravoure et cet élan qui les caractérisent, engagent ou terminent souvent à leur avantage la lutte du champ de bataille.

ESCRIME.

L'origine de l'escrime doit remonter à une antiquité aussi haute que celle de la guerre, car tous les peuples conquérants ont dû nécessairement s'exercer à manier les armes dont ils faisaient usage de la manière la plus convenable pour la défense et pour l'attaque. Les Perses et les Grecs s'exerçaient dès l'enfance à lancer le javelot. Les Romains s'exerçaient également au maniement des armes ; ils s'appliquaient, en temps de paix, à l'exercice du pieu dans le champ de Mars, et on sait qu'il y avait chez ce peuple des gladiateurs dont l'art était fort en honneur à Rome. Quoi qu'il en soit, ce fut en Espagne, sous Charles-Quint, que l'escrime moderne prit naissance. De là elle passa en Italie, et ce pays fournit pendant bien des années des maîtres à toute l'Europe. C'est le Vénitien Marozzo qui a le premier formulé les principes de cet art, en 1536. Mais, depuis Henri II, les Français le disputèrent aux Italiens et aux autres nations dans l'art de manier l'épée.

L'escrime est un exercice très-salutaire, qui non seulement donne de l'agilité, de la souplesse aux membres, de la grâce aux mouvements, mais sert à redresser les déviations légères de la colonne vertébrale, et à corriger les poses vicieuses du corps. Cet exercice fait acquérir à la vue plus de justesse, et détermine dans les organes de légères commotions suivies de l'accélération du cours du sang, qui ont une influence heureuse sur la santé. M. Foissac cite un professeur de l'École de Médecine qui, atteint d'une maladie hypocondriaque contre laquelle tous les traitements avaient échoué, guérit en faisant tous les jours deux heures d'escrime. A ces modifications favorables, il faut joindre les effets plus généraux, mais non moins salutaires que cet exercice produit encore, et qui consistent principalement dans le développement général du système musculaire, puis, d'une manière secondaire, dans celui du thorax et de la constitution. L'escrime met en jeu un nombre considérable de muscles. Ainsi, dans l'attitude de la défensive, ce sont les muscles de l'avant-bras et de la main qui agissent principalement; dans celle de l'attaque, qui nécessite l'écartement des membres inférieurs, la flexion des cuisses sur les jambes, l'extension et la flexion alternatives du membre supérieur gauche, qui sert comme de balancier ou de contre-poids au membre opposé et au corps incliné en avant, ce sont les muscles des membres inférieurs de la cuisse surtout, et ceux des membres supérieurs, et de la partie antérieure et latérale droite du tronc qui se contractent. Pour se remettre en garde et opérer le redressement du corps que cette attitude nécessite, ce sont les muscles postérieurs du tronc, et les muscles extenseurs des membres inférieurs qui entrent en jeu.

Comme on le voit, il est peu d'exercices qui comportent autant de mouvements que l'escrime, et qui exigent pour s'effectuer le concours d'un aussi grand nombre de muscles.

L'escrime, qui est si utile et si favorable à l'homme, est maintenant un peu trop négligée dans les régiments. Elle produit, lorsqu'elle est pratiquée habituellement un excès de développement dans les membres du côté droit. Mais on peut remédier à cet inconvénient en faisant pratiquer cet exercice, tantôt avec la main droite, tantôt avec la main gauche.

NATATION.

L'homme, par suite de la configuration de son corps et à cause de sa pesanteur spécifique, qui est plus considérable que celle de l'eau, se trouve dans des conditions défavorables pour nager. En effet, le volume d'eau qu'il déplace, en plongeant son corps dans ce liquide, étant moindre que le sien, et le poids de la tête, qui est au poids total du corps comme 1 à 36, ayant la tendance, lorsqu'il est placé horizontalement, de l'entraîner au fond, il en résulte qu'il ne pourrait se soutenir à la superficie de l'eau s'il ne présentait à ce liquide la plus grande surface de son corps, et surtout s'il n'exécutait en même temps certains mouvements. Cependant il est des individus surchargés de graisse qui se maintiennent à la surface de l'eau sans avoir besoin de faire d'autres mouvements que ceux qui leur sont nécessaires pour se diriger. Cela tient à ce que, dans ce cas, le corps étant d'une pesanteur spécifique moindre que celle du volume d'eau déplacé, il doit, d'après le principe d'Archimède, nécessairement surnager.

La natation exige divers mouvements des membres supérieurs et inférieurs, tels que ceux de flexion, d'extension, d'abduction, d'adduction qui nécessitent le concours d'un assez grand nombre de muscles. Comme dans tous les exercices un peu violents, la cavité thoracique doit être préalablement fixée, résultat qui ne peut s'obtenir que par l'introduction d'une plus grande quantité d'air dans les poumons et par l'occlusion subséquente de la glotte, il s'ensuit que pendant la natation il·y a plus d'air renfermé dans les vésicules pulmonaires, ce qui rend spécifiquement le corps plus léger et favorise la progression du nageur dans l'eau.

Les mouvements que comporte la natation ordinaire dite *en brasse* sont assez simples. Ils consistent (les membres étant préalablement fléchis et les mains appliquées l'une contre l'autre et tenues près du menton, les talons étant placés l'un contre l'autre et rapprochés le plus possible des fesses, la pointe des pieds se dirigeant en dehors) dans l'extension simultanée des membres pelviens et thoraciques suivie de leur brusque déploiement. Dans ce mouvement, les mains fendent l'eau et se portent en arrière et sur les côtés du corps en décrivant une espèce de courbe, et reviennent ensuite par un mouvement circulaire se replacer près du menton. Les membres inférieurs s'étendent complétement et les pieds repoussent l'eau. Ceci accompli, les membres reprennent leur position fléchie qu'ils avaient précédemment. Ce sont ces mouvements répétés qui constituent l'art de nager. Dans la natation sur le dos, qui est presque une attitude de repos, lorsqu'on la compare à la précédente, ce sont les muscles des membres pelviens qui agissent principalement. Viennent ensuite ceux de la partie antérieure du cou, dont l'action a pour but le maintien de la tête à la surface de l'eau. Les muscles des membres supérieurs agissent peu, les mouvements des bras, dans ce mode de natation, étant très-bornés et peu étendus.

La natation a pour résultat le développement du système musculaire et celui de la cavité thoracique. Ce dernier effet a lieu sous l'influence des tractions que les bras exercent extérieurement sur la poitrine et sous celle de la distension que l'air renfermé dans les vésicules pulmonaires produit à l'intérieur de cette cavité. La natation, tout en fortifiant la constitution, rend, par le calorique qui se produit pendant les contractions musculaires, la température de l'eau moins sensible, et cela, parce qu'un muscle, en se contractant, augmente d'un demi-degré de température, comme le prouvent les expériences de MM. Becquerel et Breschet, que nous avons déjà citées.

Malgré son utilité incontestable, cet exercice est très-peu pratiqué en France. On trouve très-peu de nageurs dans l'armée, et l'ignorance de la natation par le plus grand nombre des soldats explique en partie les mauvais effets que produit ordinairement la baignade. Depuis 1853, le gouvernement, dans le but de propager cet art, a établi, dans chaque régiment, une école de natation sous la direction d'un officier. Chez les anciens, la natation faisait partie de l'éducation publique; les Perses et les Egyptiens habituaient de bonne heure les enfants à cet exercice. Les Grecs n'étaient surpassés par aucun peuple dans l'art de nager. Enfin, on sait que la natation était en grand honneur chez les Romains, chez les Celtes et les Francs.

Secours à donner aux noyés. — On enlève promptement les habits au submergé, s'il en est couvert, en les coupant avec des ciseaux ; on l'expose dans un lieu sec et bien aéré ; et, après l'avoir couché sur le dos et un peu sur le côté droit, la tête étant maintenue légèrement élevée, on l'essuie rapidement avec des linges, et on le couvre ensuite d'un peignoir de flanelle préalablement chauffé, ou, à son défaut, d'une couverture de laine chaude. On débarrasse la bouche des mucosités qu'elle renferme au moyen d'un pinceau de linge ou d'une petite seringue comme celle que contiennent les sacs d'ambulance. Cette seringue, munie d'une canule de gomme élastique, aspire assez bien (la bouche étant fermée, ainsi que la narine opposée à celle par laquelle la canule a été introduite) les mucosités du gosier. Le corps doit être promptement réchauffé, soit à l'aide de fers chauds à repasser qu'on promène sur toute sa surface, soit à l'aide de frictions sèches avec la flanelle ou avec des gants de crin. On exerce en même temps des compressions légères, momentanées, à la base de la poitrine et sur l'abdomen, de manière à imiter les mouvements d'inspiration et d'expiration, et à chercher à mettre en jeu le diaphragme et les muscles respirateurs. L'emploi de ces moyens est suivi de la titillation des muqueuses des fosses nasales et du pharynx à l'aide de la barbe d'une plume trempée dans de l'ammoniaque étendue d'eau, et d'applications de ventouses sèches sur toute la région abdominale, et sur les régions dorsales.

L'insufflation de l'air dans les poumons étant plus nuisible qu'utile, puisqu'elle refoule les mucosités vers les vésicules bronchiques et qu'elle peut en déterminer la rupture, lorsqu'elle est énergique, doit, suivant l'instruction du conseil de santé du 13 avril 1844, être rejetée; s'abstenir, d'après la même instruction, d'administrer la décoction de tabac en lavements ou en fumigations dans les voies alvines, cette plante ayant une action toxique qui détruit promptement les forces vitales; et se borner aux lavements purgatifs ou d'eau salée ou vinaigrée; il faut remplacer au bout d'un certain espace de temps les frictions sèches par des frictions avec des liqueurs spiritueuses ou ammoniacales (alcool camphré, ammoniaque étendu d'eau ou associé à l'huile).

Eviter de faire avaler aucune boisson avant que la respiration soit entièrement rétablie. Alors seulement on pourra faire prendre quelque infusion aromatique tiède, sucrée et acidulée avec le suc de citron.

Quand, à l'aide de tous ces moyens, la circulation a repris entièrement son cours, si la réaction qui en est la suite est trop intense, on aura recours soit aux ventouses scarifiées appliquées à la région épigastrique, entre les épaules ou sur la région dorsale, soit à la saignée du bras.

Les moyens propres à combattre l'asphyxie par submersion doivent être employés d'une manière continue et prompte, et pendant un assez long espace de temps. On a pu ramener à la vie des individus après vingt-cinq minutes, une heure, et plusieurs heures même de submersion, et il en est qui n'ont donné signe de vie qu'après quelques heures de soins.

DU CHANT.

Le chant, comme la parole, résulte des vibrations que l'air introduit dans les poumons éprouve, lorsqu'il en est expulsé, en traversant la glotte, qui est le lieu où la voix et le son se forment. Celui-ci, dans son parcours du larynx aux lèvres, subit de nombreuses modifications qui lui sont essentielles pour devenir son articulé, voix, parole ou chant, etc. : ce dernier n'est autre chose que la voix modulée. L'accomplissement de ces divers phénomènes se traduit par des inspirations et des expirations plus ou moins fréquentes, l'introduction d'une plus ou moins grande quantité d'air dans les poumons, et par le jeu plus ou moins actif des muscles inspirateurs et respirateurs. Le chant demande un plus grand déploiement de force musculaire que la parole. Aussi l'action des muscles, du thorax, du larynx, du pharynx et de la bouche est-elle plus énergique et plus prolongée, et les efforts qui en résultent amènent-ils promptement la fatigue et la dyspnée. Un peu exagéré, le chant détermine le desséchement de la bouche, du pharynx et des conduits aériens, et il est souvent suivi de l'irritation des bronches et du larynx, de l'affaiblissement de la voix et parfois de son extinction momentanée. Quand il est modéré, il produit généralement de bons effets; il favorise le développement des poumons et conséquemment celui de la poitrine, en nécessitant des inspirations plus fréquentes et plus profondes, qui introduisent une plus grande quantité d'air dans les vésicules pulmonaires. Cet exercice est pratiqué aux sapeurs-pompiers de Paris, où l'on en obtient de bons résultats; il serait à désirer qu'on l'adoptât dans tous les gymnases militaires et qu'on le considérât comme un complément indispensable à l'instruction gymnastique. Les exercices ordinaires ne suffisant pas toujours à amener le développement du thorax, on arriverait plus sûrement à ce résultat en y joignant l'exercice du chant.

L'action de parler, la lecture à haute voix, la déclamation, l'intonation sont des exercices analogues qui ne diffèrent que par les efforts et les mouvements plus ou moins intenses, plus ou moins répétés que chacun d'eux exige. Ainsi, le simple parler ne nécessitant que des mouvements peu énergiques, fatigue moins que le chant; la déclamation plus que le chant, et l'intonation plus que la déclamation.

Règles hygiéniques. — Les soins que l'on doit prendre

pour conserver la voix peuvent se résumer ainsi qu'il suit :
s'abstenir de liqueurs alcooliques, de mets épicés ou salés;
ne se livrer qu'avec beaucoup de modération aux plaisirs
vénériens; éviter qu'aucun lien ou vêtement ne comprime
le cou ou le thorax pendant le chant, la déclamation ou
l'intonation; entretenir la peau dans un état constant de
propreté; ne pas s'exposer aux courants d'air, et avoir soin,
pour se garantir du refroidissement subit qu'ils peuvent
produire, de couvrir convenablement la poitrine et le
cou; faire usage après les exercices vocaux de boissons
douces, émollientes sucrées et tièdes. Le lait convient
aussi; enfin, on ne se livrera autant que possible, aux exercices du chant, de la déclamation et de l'intonation que
deux ou trois heures après les repas.

ÉQUITATION.

L'équitation a toujours été considérée, à juste titre,
comme un exercice très-salutaire ; son origine remonte à
une haute antiquité. Suivant Galien, Esculape l'aurait
conseillée, et, selon Mackensie, ce serait Oribase qui aurait
été le premier à la prescrire dans un but hygiénique. Xénophon nous a laissé un traité d'équitation. Enfin tout
prouve que cet art a été pratiqué dans les siècles les plus
reculés.

Les mouvements qui ont lieu chez l'homme pendant
l'équitation ne sont pas tous passifs, comme on l'a cru,
c'est-à-dire communiqués par le cheval seulement à chaque déplacement. En effet, beaucoup de ces mouvements
sont volontaires et exécutés par l'homme même dans le
but d'éviter ou de neutraliser en se liant au cheval une
partie de ceux que ce dernier pourrait lui transmettre.
L'ébranlement plus ou moins intense que le cavalier reçoit pendant l'équitation dépend de l'état du terrain sur
lequel cet exercice s'effectue, de la vitesse du cheval, de

son pas rude ou léger, et principalement de ses différentes allures. Le cheval a trois allures naturelles, le pas, le trot et le galop. Celle du pas est la plus douce ; dans cette allure les jambes du cheval se meuvent avec lenteur et mesure, d'une manière alternative et en diagonale, le devant entamant toujours la marche. Les poses des membres sont au nombre de quatre ; elles sont également espacées et s'opèrent aussi alternativement et en diagonale. Ainsi, la jambe gauche de devant partant la première, c'est la droite qui suit immédiatement. C'est le contraire si le cheval part de la jambe droite de devant.

Dans l'allure du trot, les jambes se meuvent aussi en diagonale, mais simultanément et non alternativement, comme dans le pas, le devant commençant toujours la marche. Les poses ne sont plus qu'au nombre de deux. Cette allure est un peu fatigante, elle imprime au corps et aux viscères des secousses qui ne pourraient être supportées par les personnes faibles de constitution, et par celles qui sont convalescentes ou valétudinaires. Dans le galop, les jambes du cheval se meuvent d'une manière diagonale mais non alternative, et de telle sorte que cette allure tient à la fois du pas et du trot, le devant entamant toujours la marche, et l'un des bipèdes latéraux dépassant constamment l'autre. Les poses des jambes sont au nombre de trois. Ainsi dans le galop à gauche, où le bipède latéral gauche dépasse le droit, la première pose est celle de la jambe droite de derrière, la deuxième pose est celle de la jambe droite de devant, en diagonale simultanée avec la jambe gauche de derrière, et enfin la troisième pose est celle de la jambe gauche de devant. De telle manière que le cheval reste un instant sans support pour retomber de nouveau sur les mêmes appuis. Cette allure est bien moins pénible que celle du trot, mais elle est bientôt suivie de gêne de la respiration, de l'accélération de la circulation et de sueurs abondantes. Le galop ne doit jamais être prolongé, surtout lorsqu'on marche contre le vent.

Afin de diminuer la rudesse du trot et l'ébranlement qu'il occasionne, nombre de cavaliers ont adopté la méthode anglaise. Le trot dit à l'anglaise, consiste à appuyer fortement les pieds sur les étriers tenus courts, et à soulever et à abaisser alternativement le corps en l'inclinant un peu en avant, à chaque déplacement du cheval. A l'aide de ce trot, on évite sans doute les réactions du cheval et les secousses qu'elles déterminent, mais cette manière de trotter, peu gracieuse du reste et assez fatigante, a l'inconvénient de rendre l'assiette du cavalier incertaine.

L'exercice du cheval produit généralement de bons effets sur l'organisme : il stimule et active les fonctions des organes digestifs en y imprimant des secousses qui favorisent la progression des liquides; toutefois, pour qu'il amène ce résultat, il est nécessaire de ne pas s'y livrer immédiatement après un repas copieux. Généralement, lorsque l'estomac est dans un état de plénitude, on ne doit aller qu'à des allures douces. L'équitation exerce également une influence salutaire sur la plupart des organes et une action manifestement tonique sur l'économie ; elle rend l'hématose plus parfaite, excite l'appétit, accélère faiblement la circulation, augmente très-peu la température du corps, à moins que les allures ne soient très-vives. Enfin elle est favorable aux individus faibles, délicats, lymphatiques dont elle fortifie la constitution ; elle est encore utile dans la plupart des affections nerveuses qu'elle modifie heureusement.

On dit et l'on croit que l'équitation dispose à l'obésité. Il est vrai que, dans cet exercice, l'homme fait peu de pertes et que l'assimilation est assez active, ce qui donne quelque valeur à cette opinion. Cependant on voit nombre de cavaliers rester dans un état de maigreur assez prononcé. Si nous nous en rapportions à nos propres observations, il n'y aurait guère plus d'officiers obèses dans la cavalerie que dans l'infanterie.

D'après les remarques d'Hippocrate sur les Scythes et

celles de Brown sur les mameluks, les hommes qui montent journellement à cheval et y passent une partie de leur vie, seraient sujets aux engorgements des articulations, à la sciatique, à la goutte, et n'auraient plus guère d'aptitude à la génération. A l'appui de cette dernière opinion on cite Charles XII de Suède, dont les testicules s'étaient atrophiés par suite (on le croit du moins) de l'équitation exagérée à laquelle ce roi chevaleresque s'était livré pendant un grand nombre d'années. Ce dernier effet, comme le fait observer très-judicieusement M. Lévy, peut s'expliquer par la surexcitation que produisent sur les organes génitaux le frottement, la compression du périnée, l'échauffement et le ballottement des testicules, surexcitation qui finit par déterminer des pollutions et des pertes séminales qui ont souvent pour résultat la stérilité. L'exercice du cheval prédispose en outre au varicocèle, aux varices des membres inférieurs et aux hernies. Il n'est pas encore bien prouvé qu'il prédispose aux hémorrhoïdes.

CHAPITRE III.

DE LA GYMNASTIQUE.

On ignore si les Egyptiens connaissaient la gymnastique, on sait seulement qu'ils habituaient leurs enfants aux fatigues, à la frugalité et aux vicissitudes atmosphériques, en les laissant aller pieds nus et la tête découverte. On peut néanmoins présumer que cet art ne devait pas être étranger à ce peuple qui cultivait toutes les sciences et chez lequel les savants de divers pays, et ceux de la Grèce surtout, allaient puiser des connaissances. Quoi qu'il en soit, il faut arriver aux beaux siècles de la Grèce pour voir briller la gymnastique de tout son éclat; elle y avait ses solennités dans les jeux olympiques institués par Sisyphe, roi de Corinthe, au xive siècle avant J.-C. Ces jeux, dont on attribue aussi l'institution à Hercule, furent rétablis en l'an 884 par Iphitus, roi d'Elide, en l'honneur de Jupiter.

Les établissements où la gymnastique se pratiquait (les gymnases) étaient au nombre de trois à Athènes : le Lycée, le Cynosarque et l'Académie ; ces édifices, construits hors de la ville, étaient vastes, entourés de jardins et de bois sacrés ; ils renfermaient des pièces spacieuses pour les différents exercices, pour les bains ; d'autres où les hommes mûrs, les philosophes et les rhéteurs, se réunissaient pour causer (le *portique*) ; enfin il y en avait qui étaient destinées aux onctions huileuses (l'*aléiptérion*). On trouvait encore à Athènes des *palustres*, où l'on formait les athlètes.

Les divers gymnases étaient sous la surveillance d'un magistrat, le *gymnasiarque*, nommé par l'assemblée générale du peuple. Dans chaque gymnase il y avait un directeur, nommé *gymnaste*, qui était chargé d'indiquer le genre d'exercice qui pouvait convenir aux individus, suivant leur âge, leur tempérament et leur constitution, et d'en diriger l'application ; ce directeur, qui devait avoir des connaissances assez étendues en médecine et qui probablement était médecin, avait sous ses ordres le *pédotribe*, dont les fonctions se bornaient au détail mécanique des mouvements et à celui des manœuvres.

Suivant Platon, Aristote et Galien, on distinguait trois genres de gymnastique : la gymnastique militaire, la gymnastique athlétique et la gymnastique médicale. Cette dernière, fondée par Iccus de Tarente et par Hérodicus de Sélivrée, préconisée et prescrite par les médecins de l'antiquité, tels que Hyppocrate, Oribase, Galien, Celse, etc., est la plus salutaire et celle que les modernes pratiquent exclusivement ; la première avait pour but le maniement du javelot, de l'épée, de la lance, de l'arc, de la fronde, de la massue, etc. ; la seconde, les jeux du stade qui comprenaient la course, la lutte, le pugilat, le pancrace, le disque ou palet, le saut, le pentathle ; ces derniers exercices développaient d'une manière extraordinaire les muscles et par conséquent la force musculaire ; mais cet accroissement de force n'avait lieu qu'au détriment des facultés intellectuelles. Généralement, si on en excepte Platon, les athlètes, dont la tête du reste était peu développée, ne brillaient pas par l'intelligence ; ils consommaient une quantité énorme d'aliments. Milon de Crotone mangeait, dit-on, par jour, 18 livres de viande, autant de pain, et buvait 15 pintes de vin. La privation momentanée de la nourriture ou seulement son insuffisance anéantissait la force des athlètes. D'après Galien, ils n'atteignaient pas un âge avancé. La troisième, la gymnastique médicale, la véritable gymnastique, suivant Galien, avait pour objet le développement des muscles, de la constitution, la conservation de la santé et son rétablissement ; elle s'occupait aussi des moyens propres à remédier à certaines infirmités du corps et principalement aux déviations de la colonne vertébrale.

Les Romains pratiquaient également la gymnastique, mais cet art se bornait presque exclusivement chez eux à des exercices militaires. Tombée tout à fait en désuétude, après la décadence romaine, la gymnastique ne fut retirée de l'oubli que vers la fin du dernier siècle, malgré le savant traité de Mercuriali sur la gymnastique des anciens, qui parut en 1577. Le premier gymnase fut créé à Dessau, en 1776. Saltzemann, en 1786, fonda en Saxe un institut gymnastique célèbre ; bientôt après, plusieurs établissements de ce genre se formèrent et se multiplièrent en Suède, en Prusse, en Suisse, en Allemagne et dans le Danemark. Pastalozzi d'abord, puis Fellemberg, Jahn et Clias, commencèrent à formuler les principes de la gymnastique et à les mettre en pratique. Clias, dès 1806, professait à Rome ; il vint ensuite en France, où il enseigna avant Amoros : ce dernier apporta d'Espagne (sa patrie) en France une gymnastique à laquelle étaient joints le rythme et la musique; il établit, en 1818, un gymnase normal civil et militaire dans la plaine de Grenelle. On doit au colonel Amoros, auteur d'un *Manuel de gymnastique*, d'avoir propagé cet art en France en l'enseignant dans son gymnase qui a fourni des professeurs à tous les établissements de ce genre. On compte en France huit gymnases militaires principaux, dont les siéges sont Paris, Arras, Metz, Strasbourg, Lyon, Montpellier, Toulouse et Rennes. Le premier est dit gymnase normal, et, tout en étant affecté à l'instruction des troupes de la 1re division, il a surtout pour but de fournir des professeurs aux autres gymnases.

DE LA GYMNASTIQUE MILITAIRE.

La gymnastique militaire, telle qu'on la pratique actuellement en France, tient de la gymnastique militaire et de la gymnastique médicale des anciens. Elle a pour but, comme elles, d'assouplir et de rendre plus agiles les articulations, de développer les muscles des membres et ceux du corps en général, de corriger certaines positions vicieuses du corps, ainsi que les déviations légères de la colonne vétébrale, de rendre la santé plus ferme, la constitution plus robuste, et d'augmenter enfin la somme de résistance à opposer aux maladies. Nous allons chercher à décrire les divers exercices que comporte la gymnastique militaire d'après ceux que nous avons vu pratiquer, pendant que nous y étions attaché, aux sapeurs-pompiers de Paris, où on les exécute mieux que partout ailleurs, tout en nous aidant du *Manuel de gymnastique* à l'usage des corps de troupes, auquel nous empruntons une partie des détails relatifs aux mouvements.

On peut diviser les exercices gymnastiques : 1° en exercices élémentaires, ayant plus particulièrement pour ob-

jet l'assouplissement des membres et du corps et le développement élémentaire de la force musculaire ; 2° en
exercices d'application, ayant pour but le développement
successif des membres supérieurs et inférieurs, ceux du
tronc et du corps en général.

EXERCICES D'ASSOUPLISSEMENT.

Membres supérieurs — Tête. — Tronc. — Ces exercices
consistent dans des mouvements de flexion de la tête, en
avant, en arrière et sur les côtés, à droite et à gauche,
dans la flexion du corps en avant et en arrière, dans l'élévation verticale et dans l'abaissement des bras sans ou
avec flexion ; dans des mouvements de circumduction,
d'extension latérale et verticale de ces mêmes membres ;
dans des mouvements répétés d'extension horizontale des
avant-bras préalablement fléchis, les coudes étant placés
en arrière et rapprochés du corps, et les poings fermés.

Membres inférieurs. — Ces exercices consistent dans la
flexion alternative des jambes en arrière et le plus haut
possible, le pied étant détaché du sol et la cuisse et le
corps étant maintenus droits, dans la flexion de la cuisse
et de la jambe de chaque membre alternativement. Dans
ce mouvement, la tête, le corps et les bras conservent
leur position naturelle. A ces mouvements, succèdent les
suivants : on fait lever un des genoux ; la cuisse reste horizontalement placée, la jambe tombant naturellement, la
pointe du pied étant baissée et tournée un peu en dehors.
On fait fléchir les extrémités inférieures, et les pieds étant
rapprochés et le poids du corps porté en avant, on plie
insensiblement les jarrets jusqu'à ce que les cuisses viennent toucher les mollets. On relève ensuite graduellement et d'aplomb le corps, dont le poids porte sur la
pointe des pieds. Enfin, on fait exécuter des marches et
des courses cadencées, en cercle. Aux sapeurs-pompiers,

dans cet exercice, les hommes chantent en cœur sur un rythme plus ou moins lent ou plus ou moins précipité, suivant la nature du pas, des morceaux d'opéras ou des chansons dont l'air se prête à ce genre d'exercice.

EXERCICE PYRRHIQUE.

Cet exercice est un peu le résumé des précédents ; il consiste dans diverses attitudes ou positions que l'on fait prendre aux hommes et dans lesquelles on les habitue à se maintenir en équilibre. Ainsi, c'est l'équilibre sur l'un des pieds, la jambe du côté opposée étant ployée en avant ou en arrière ; l'équilibre sur le pied gauche ou droit, le corps étant penché en avant ou en arrière ; l'équilibre sur le pied gauche ou droit, le corps étant penché à droite ou à gauche.

EXERCICES AYANT POUR BUT LE DÉVELOPPEMENT ÉLÉMENTAIRE DE LA FORCE MUSCULAIRE.

Mouvements des bras. — Ces exercices consistent à frapper simultanément ou alternativement la poitrine au-dessous des tétons avec les poings, à lancer alternativement par une extension de l'avant-bras, les poings en avant ; à porter un boulet avec la main droite ou avec la main gauche, ou avec les deux mains, ou bien à porter un boulet dans chaque main, les bras étant tendus ou demi-fléchis ; à lancer le boulet en avant ; à lancer une barre de fer à bras ouverts ; à porter le mil sur l'une des épaules en le plaçant ou le renversant en arrière ; à porter le mil en dehors, à droite ou à gauche, et en dedans, soit à gauche, soit à droite ; à passer le mil au-dessus de la tête, soit en avant, soit en arrière ; à passer le mil autour du corps ou en cercle, à gauche ou à droite ; à porter le mil à bras tendu, et le déposer.

Mouvements des jambes. — Les mouvements que l'on fait exécuter à ces membres sont les suivants : on fléchit simultanément les jambes en arrière sur les cuisses maintenues droites et on tombe sur les pieds, ou bien on soulève le corps par une impulsion brusque et forte en fléchissant simultanément les jambes et les cuisses, et l'on tombe sur la pointe des pieds. On fait faire aux hommes de petits sauts, soit sur la jambe droite, soit sur la jambe gauche, le poids du corps portant sur celle qui touche le sol, l'autre étant maintenue un peu en l'air et faisant un angle droit avec la cuisse placée horizontalement ; ou bien on les fait sauter sur les deux jambes, le poids du corps portant sur la pointe des pieds ; enfin, on leur fait exécuter des marches dans lesquelles ils s'appuyent seulement tantôt sur les talons, tantôt sur la pointe des pieds ; et on les habitue à porter un boulet avec le pied gauche ou droit et à le soulever en marchant. Ajoutons qu'on leur fait pratiquer aussi la marche sur des plans descendants et ascendants.

Ces divers exercices sont suivis de luttes, telles que celles des poignets, des doigts, des phalanges, des avant-bras, des épaules ; de luttes au moyen de poignées et d'arcs-boutants, et enfin de luttes de traction.

EXERCICES D'APPLICATION.

Les exercices d'application s'exécutent dans le gymnase où sont disposés à cet effet divers appareils. De tous ces appareils le plus complexe, le plus utile, et par conséquent celui qui mérite le plus de fixer l'attention, est le *portique.* Il se compose de deux poutres hautes de trois mètres à peu près plantées verticalement à une distance de quatre mètres environ l'une de l'autre, et sur les extrémités libres desquelles est posée horizontalement et fixée solidement une troisième poutre. A la face inférieure de celle-ci existent des anses de corde et des crochets en fer auxquels sont attachés le trapèze, des perches, des cordes lisses et des cordes à nœuds. A chaque extrémité du portique sont placées des échelles dans une position plus ou moins inclinée et des perches verticales fixées dans le sol et dont la hauteur dépasse un peu celle du portique. On donne le nom d'agrès à ces diverses pièces.

EXERCICES PLUS PARTICULIÈREMENT PROPRES AU DÉVELOPPEMENT DES MUSCLES DES MEMBRES SUPÉRIEURS.

Ces exercices assez variés et complexes peuvent se résumer ainsi qu'il suit : suspension par les deux mains ou par une main seulement aux barres horizontales ou à suspension. Ces barres placées à deux mètres de hauteur environ du sol et reposant sur des supports, sont saisies avec les mains et on y reste suspendu, les deux mains ou une seule supportant le poids du corps. Dans cette position, on exécute divers mouvements. Ainsi, en faisant effort des poignets, on soulève le corps et on élève la tête au-dessus des barres ; en détachant alternativement les mains et en les écartant le plus possible par une prompte extension du bras et de l'avant-bras, on fait des mouvements de progression par brasses à droite ou à gauche ; en soulevant le corps de manière à amener la base de la poitrine à la hauteur des barres, on s'y place horizontalement sur le ventre, et on y reste en équilibre ; en haussant le corps et en lançant les jambes vers les barres, on s'y accroche par les jarrets, et on s'y met ensuite à cheval. Des exercices analogues se font aux barres parallèles et au trapèze ; viennent ensuite les exercices des échelles, tels que monter à l'échelle et en descendre à l'aide des pieds et des mains, et à l'aide des mains seulement. Ces derniers exercices consistent : 1° à placer les mains l'une après l'autre sur le même échelon, l'homme étant placé derrière l'échelle et lui faisant face, les pieds étant détachés du sol et le poids du corps supporté par les deux mains ; 2° à monter de la même manière, mais en plaçant les mains l'une après l'autre sur un échelon différent ; 3° à monter par saccades, c'est-à-dire à s'élancer par une vive impulsion donnée au corps de l'échelon auquel on est suspendu à l'échelon supérieur ; 4° à descendre de l'échelle en faisant tous les mouvements précédents ; 5° à monter et descendre de la même manière par les montants de l'échelle ou en saisissant tour à tour les échelons et les montants ; 6° à monter et à descendre par des échelles de corde. A ces exercices on joint les suivants : monter à l'aide des mains par des cordes lisses ou par des cordes à nœuds ; monter à la perche à l'aide des pieds et des mains ou des mains seulement ; monter et descendre par deux perches par ou sans saccades ; monter au mât ; se suspendre par les deux dernières phalanges des doigts aux liteaux de la planche à rainures, espèce de tableau en planches placé verticalement contre un mur et sur lequel existe des rainures horizontales peu distantes les unes des autres. L'homme ayant les doigts placés dans la rainure la plus élevée qu'il a pu atteindre en étendant et élevant fortement les bras, les pieds étant détachés du sol, accroche successivement chaque main à la même rainure, ou bien il accroche alternativement les doigts à une rainure différente, ou bien encore il détache simultanément les mains pour saisir, en donnant une forte impulsion à son corps, la rainure supérieure avec les deux mains à la fois.

EXERCICES PLUS PARTICULIÈREMENT PROPRES AU DÉVELOPPEMENT DES MUSCLES DES MEMBRES INFÉRIEURS.

Ces exercices, moins nombreux que les précédents, consistent : 1° en sauts à pieds joints (avec ou sans armes et bagages), en hauteur, en profondeur, en avant, en arrière et sur les côtés, l'homme tombant sur la pointe des pieds ;

2° en sauts à la perche, en largeur, profondeur et hauteur ; 3° dans la suspension, par les talons et les jarrets, aux barres horizontales et au trapèze ; 4° dans le passage sur les poutres horizontales, oscillantes et inclinées, en marchant soit en avant, soit en arrière, et en s'y suspendant à l'aide des pieds et des mains en simulant une chute ; 5° dans la marche sur des pierres ou des piquets d'égale ou inégale grosseur et d'égale ou inégale hauteur et séparés par des intervalles égaux ; 6° dans la marche avec des échasses ; 7° dans l'action de monter à l'échelle, au mât, aux perches et d'en descendre ; 8° dans la marche sur des plans descendants et ascendants ; 9° dans les courses cadencées, en avant, en arrière, avec ou sans armes et bagages ou en portant des fardeaux ; 10° dans la course dite de vélocité et dans les divers mouvements que comporte la voltige sur les chevaux de bois.

EXERCICES PLUS PARTICULIÈREMENT PROPRES AU DÉVELOPPEMENT DES MUSCLES DU TRONC.

Dans tous les exercices précédents, les muscles du tronc ne sont pas restés inactifs, et ont participé plus ou moins à l'accomplissement des divers mouvements exécutés par les membres soit supérieurs, soit inférieurs ; mais les exercices qui les mettent le plus en jeu sont ceux qui exigent l'inclinaison du corps, soit en avant, soit en arrière, soit sur les côtés, et qui en nécessitent le prompt redressement, tels que monter aux perches, aux mâts verticaux, aux cordes à l'aide des jambes et des bras, se tenir en équilibre sur le dos, sur le ventre, le corps étant horizontalement placé sur les barres horizontales ou sur le bâton du trapèze, et se redresser et descendre, étant dans cette attitude, à l'aide des mains. De tous ces mouvements, ce sont ceux qu'exige la voltige sur le trapèze qui concourent le plus au développement des muscles du tronc. Voici les principaux : 1° l'homme saisit la base du

trapèze avec les mains, fait effort des poignets pour soulever le corps, porte les jambes en avant et en l'air et les
fait passer au-dessus de la base; étant dans cette position,
il renverse, par un changement de mains le corps qui,
continuant le mouvement, vient s'appuyer sur le ventre;
il descend ensuite en se laissant glisser lentement sur le
ventre, les bras soutenant le poids du corps; 2° l'homme
étant placé sur le ventre d'après les principes précédents,
porte la main droite le plus haut possible sur le montant
de droite, fait alors effort des poignets, s'appuie sur le
poignet gauche qu'il tend fortement, soulève le corps, le
tourne à droite et en avant en changeant vivement de
main et s'assied sur la base; pour descendre, les mains
sont portées à la base des montants, et l'on se laisse glisser sur les fesses: ce mouvement s'exécute de la même
manière par le côté gauche; 3° l'homme saisit la base du
trapèze par le milieu, les mains se touchant, fait effort
des poignets, porte le haut du corps en arrière, écarte et
élève les jambes en l'air pour les porter sur le bâton du
trapèze, en dehors des bras, puis s'accroche aux montants
par le coude-pied, détache alors les mains et renverse en
arrière le corps, qui reste ainsi suspendu par les pieds.
Pour reprendre sa première position, l'homme redresse
le haut du corps en avant, saisit la base du trapèze en
passant les mains sous les cuisses, décroche les pieds, lâche la base d'une main, s'appuie sur l'autre, tourne sur
lui-même et se rétablit sur le ventre en reportant la main
libre sur la base; il descend ensuite du trapèze par le
moyen indiqué au premier exercice; 4° l'homme saisit le
montant du trapèze le plus haut possible et s'élève en
soulevant le corps, dont le poids est supporté par les
mains jusqu'à ce que ces dernières soient à 1 mètre 50
centimètres environ au-dessus de la base du trapèze; il
porte alors en haut et en avant les jambes, les passe par les
montants et fait la culbute en arrière: celle-ci étant ac-
complie, il pose les pieds sur la base et détache succes-

sivement les mains pour ressaisir, les doigts étant dirigés en avant, les montants et faire la culbute en avant; 5° l'homme étant assis sur la base du trapèze, saisit les montants à une hauteur de 16 centimètres environ, se laisse glisser en avant jusqu'à la chute des reins, étend les jambes, raidit le corps et se maintient horizontalement sur le dos tourné vers la terre; il élève ensuite les jamb es en l'air, les passe entre les montants pendant que la tête et le corps s'inclinent en arrière et se portent en avant en décrivant un arc de cercle; le corps reste alors horizontalement placé au-dessous de la base du trapèze, le ventre étant tourné vers le sol, les jambes tendues et les bras supportant le poids du corps. Étant dans cette attitude, l'homme relève les jambes par une forte secousse, les fait repasser entre les montants pour reprendre la position horizontale sur le dos qu'il avait primitivement.

Les effets salutaires que produit la gymnastique sont incontestables, et il est peu de médecins militaires appartenant à des corps où on la pratique assidûment qui n'aient constaté l'influence heureuse qu'elle exerce sur la santé des troupes. Quant à nous, nous avons vu obtenir de ces exercices, dans le corps des sapeurs-pompiers de Paris et dans un bataillon de chasseurs à pied où nous avons été attaché, des résultats vraiment remarquables. Ainsi des jeunes gens, qu'on jugeait trop faibles pour pouvoir supporter les fatigues inhérentes à l'arme, ont pu acquérir en peu de temps (après six mois ou un an de gymnastique) un développement général du corps qu'on n'aurait jamais osé espérer, et devenir, sous l'influence de cet exercice, de bons et assez robustes soldats.

Ayant fait connaître plus haut les effets généraux que produit la gymnastique sur l'organisme, nous n'y reviendrons pas ici.

Règles hygiéniques. — Les exercices gymnastiques doivent être peu prolongés, n'avoir lieu qu'à jeun ou trois ou quatre heures après les repas et aux époques de l'année où la température est le plus favorable. Dans l'été, ils doivent être exécutés le matin ou le soir afin d'éviter que les hommes ne soient pas exposés à l'ardeur du soleil. On aura toujours soin de porter la ceinture dite *gymnastique* pendant les exercices. Les vêtements seront légers, amples, et comme la veste et le pantalon de toile réunissent assez bien la première de ces conditions, on leur donnera la préférence. Le cou sera exempt de col et de cravate; aucun lien ne comprimera le corps, le jeu des muscles et la circulation ne devant éprouver aucune gêne. Les exercices gymnastiques doivent souvent être suivis, surtout lorsqu'ils sont pénibles, d'un temps de repos. Si le corps est en sueur, ce repos, pour éviter un refroidissement subit, sera de courte durée. Quand il doit être prolongé, on fait couvrir les hommes de vêtements plus chauds, ou bien on leur fait faire des exercices élémentaires dont l'exécution, facile et peu fatigante, permet au corps de conserver sa température et aux fonctions de la peau de s'accomplir sans trouble et sans interruption.

Après les exercices, les hommes en rentrant dans leurs chambres auront soin de changer de suite le linge mouillé par la sueur, et éviteront de boire de l'eau fraîche et de se laver avant que le corps ne soit un peu refroidi.

La gymnastique convient plus particulièrement aux individus lymphatiques, disposés aux scrofules, dont elle modifie heureusement le tempérament et la constitution. Elle est également très-favorable aux personnes nerveuses et à celles qui sont atteintes de névroses. Le développement musculaire, l'accélération de la circulation que ces exercices amènent, les effets toniques qu'ils produisent sur l'organisme détruisent peu à peu la prédominance du système nerveux et en calment l'irritabilité. La gymnastique est contraire aux individus pléthoriques et sanguins: elle pourrait déterminer chez eux des hémorrhagies ou des congestions cérébrales. Ce tempérament ne peut guère être modifié que par des marches prolongées et par un régime végétal. Enfin, ajoutons que la gymnastique, comme tous les exercices un peu violents et prolongés, est le moyen le plus propre à combattre l'obésité.

CHAPITRE Ier.

DE LA VEILLE ET DU SOMMEIL.

De la veille.

L'espace de temps compris entre le lever et le coucher du soleil, de même que le temps qui s'écoule depuis le coucher jusqu'au lever de cet astre, constitue pour les animaux la durée de la veille et celle du repos. La disparition du soleil de l'horizon est pour eux comme un avertissement, auquel ils obéissent, de se livrer au sommeil. L'homme, qui, quelques heures plus tard, devrait les imiter, consacre souvent, au détriment de sa santé, une partie de la nuit à ses travaux ou à ses plaisirs. Quoique la durée de la veille n'ait pour lui rien de bien fixe, puisqu'elle est subordonnée à sa constitution, à son tempérament et surtout à ses travaux et à ses fatigues, elle ne doit pas cependant dépasser certaines limites.

Les veilles trop prolongées constituent un état incompatible avec la santé. En effet, le surcroît d'activité et d'exercice qu'elles exigent de nos organes, la dépense considérable de forces vitales, la consommation plus grande de matériaux azotés ou réparateurs qui en sont la conséquence, la fatigue et l'épuisement qu'elles amènent sont autant de causes qui agissent d'une manière fâcheuse sur l'organisme et qui ne tardent pas à déterminer des accidents plus ou moins graves. Bientôt l'on voit, sous l'influence des veilles, les personnes s'affaiblir et maigrir, les digestions devenir difficiles et laborieuses, les membranes muqueuses se dessécher, s'irriter, la peau perdre de son animation, de sa coloration, et être le siége, principalement aux mains, d'une chaleur mordicante. Enfin, sous cette même influence, la circulation s'accélère, les battements du cœur augmentent de fréquence et sont plus tumultueux, les traits du visage se retirent, les yeux s'enfoncent dans l'orbite et s'injectent, la sensibilité visuelle s'affaiblit et l'affaisssement et l'amaigrissement vont en progressant. A ces accidents, si la privation du sommeil se prolonge, viennent s'en joindre de plus graves, tels que phthisie pulmonaire, anémie, inflammations intenses du tube intestinal, du cerveau, etc., maladies qui ont fréquemment pour résultat la mort. Les personnes qui veillent pour se livrer aux travaux de l'esprit sont plus particulièrement sujettes aux affections cérébrales (méningite, aliénation mentale) et à l'hypocondrie.

La seule règle hygiénique, les seuls conseils à donner, dans ce cas, consistent à recommander l'abstention des veilles.

DU SOMMEIL.

Le sommeil est un besoin de conservation qui devient impérieux lorsqu'il n'est pas satisfait, et aux atteintes duquel, l'homme, quoi qu'il fasse, est obligé de succomber. Il nous est indispensable pour laisser reposer les organes de la vie de relation, retremper les forces vitales, et pour compenser surtout les pertes en aliments azotés ou réparateurs faites pendant la veille. La respiration et les fonctions plastiques se ralentissant pendant le sommeil, concourent à amener ce dernier résultat en diminuant la consommation de nos tissus. En résumé, le sommeil rétablit l'équilibre entre les organes, délasse, donne à l'homme la vigueur qu'il avait perdue, et exerce enfin une influence des plus salutaires sur l'organisme.

La durée du sommeil est subordonnée à l'âge, à la con-

stitution, au tempérament à l'état de santé et à l'habitude.

Chez l'enfant à la mamelle où l'assimilation doit être
nécessairement plus active que la désassimilation, afin
que le corps puisse prendre du développement, les trois
quarts de la nuit et du jour sont presque consacrés au
sommeil.

Dans la seconde enfance, et chez les jeunes gens qui
n'ont pas encore atteint toute leur croissance, le sommeil
doit être également assez prolongé. La déperdition de forces qu'entraînent les exercices fréquents auxquels on se
livre à cet âge, et l'accroissement très-actif des organes,
à cette période de la vie, exigent d'ailleurs impérieuse-
ment qu'il soit d'une assez longue durée, douze heures au
moins. L'adulte dort pendant huit heures environ.

Dans la vieillesse, l'exercice et la fatigue qui en résulte
étant bornés, et les vieillards ayant du reste une prédisposition aux congestions cérébrales, le sommeil, qui ne
pourrait qu'augmenter cette disposition, doit être de
courte durée.

Le sommeil est moins nécessaire aux personnes fortes,
sanguines, d'une constitution robuste qu'à celles qui se
trouvent dans des conditions opposées, c'est-à-dire qui
sont faibles, lymphatiques, nerveuses et irritables. Autant
il est salutaire à celles-ci, lorsqu'il est un peu prolongé,
autant il est nuisible aux premières dont il augmente la
prédisposition aux congestions sanguines.

Chez les convalescents et les valétudinaires, le besoin
de sommeil est impérieux. Ce repos, quand il est profond,
exerce sur eux la plus heureuse influence, il répare les
forces et hâte le retour à la santé.

La puissance de l'habitude peut faire diminuer la
moyenne du temps nécessaire au sommeil qui est de sept
heures, comme faire changer l'heure à laquelle on s'y
livre. Chez certaines personnes la diminution du sommeil

n'entraîne aucun accident, mais le plus ordinairement elle n'a lieu qu'au détriment de la santé.

On favorise le sommeil en se couchant régulièrement à la même heure, en se livrant dans la journée à un exercice corporel, mais surtout à la marche un peu prolongée. On le favorise encore en observant la sobriété, en s'abstenant de liqueurs spiritueuses, de lectures qui peuvent émouvoir, de travaux intellectuels trop assidus, et enfin en évitant toutes les causes qui peuvent stimuler trop fortement le système nerveux. La position qu'on prend dans le lit ayant une influence sur le sommeil, on devra choisir celle qui est la plus favorable ; on considère comme telle le décubitus sur le côté droit. On pense que, dans cette position, les aliments arrivant par leur propre poids au pylore, leur passage de l'estomac dans le duodénum doit s'effectuer plus facilement, et la digestion être moins laborieuse. Le coucher sur ce côté, empêcherait en outre le foie, bien maintenu dans l'hypocondre, de produire aucune compression gênante sur l'estomac, ni aucun tiraillement douloureux sur le diaphragme. Le décubitus sur le dos cause des érections et des pollutions nocturnes. Du reste, l'habitude exerce ici son empire comme ailleurs, et telle position qui pourrait empêcher le sommeil chez un individu le favorise chez un autre.

La tête doit toujours être plus élevée que le corps, surtout chez les individus pléthoriques, âgés, convalescents. Un sommeil calme dénote assez bien que tous les organes se trouvent dans un état parfait d'harmonie entre eux, et est conséquemment un signe presque certain de santé.

CHAPITRE II.

Le régime et la sobriété en toutes choses ont la plus grande influence sur la durée de la vie. En effet, presque toutes les personnes qui ont atteint un âge très-avancé avaient eu une vie très-réglée, et on sait que les patriarches, dont la carrière a été si longue, se faisaient remarquer par leur sobriété et leurs mœurs paisibles. M. Flourens, dans son savant ouvrage sur la longévité humaine, fixe la durée de la vie à un siècle de vie ordinaire ou normale, et à un siècle de vie extraodinaire ou extrême, soit en tout deux siècles ou un siècle et demi au moins. Ainsi l'homme pourrait atteindre cent cinquante ans s'il voulait être sobre et observer strictement les règles que prescrit l'hygiène. Les naturalistes et les physiologistes avaient cherché à déterminer la durée de la vie chez l'homme en s'appuyant sur des données sans valeur, et ces recherches n'avaient nécessairement amené aucun bon résultat. Buffon, guidé par son génie, fut le premier qui mesura pour ainsi dire la durée de la vie en prenant un point de départ à peu près fixe, le temps que met le corps des animaux à croître, et en multipliant la durée totale de cet accroissement par 6 ou 7. Le produit de cette multiplication donne la durée approximative de la vie. Il n'a manqué à ce grand naturaliste, suivant M. Flourens, qu'une chose pour faire une juste application de sa théorie basée sur un fait vrai, c'est de n'avoir pas connu le signe certain qui indique le terme de l'accroissement. Ce signe, d'après le même auteur, se trouve dans la réunion des os à leurs épiphyses, réunion qui a lieu chez l'homme à vingt ans. Le rapport indiqué par Buffon se rapproche du rapport réel qui est, d'après M. Flourens, de 5 au lieu de 6 ou 7. Tel est le moyen de déterminer la durée de la vie ordinaire. En dehors de celle-ci, il est une vie extraordinaire ou extrême dont la durée est à peu près égale à celle de la précédente, principalement chez les mammifères, comme l'observation le démontre. Ainsi, le cheval, qui ne vit que vingt-cinq ans, peut vivre cinquante ans. Buffon rapporte l'histoire d'un cheval qui atteignit cet âge. C'est donc en multipliant, comme le fait M. Flourens, par 5 la durée de l'accroissement, qui n'est terminé qu'à cinq ans chez ce quadrupède et qu'à vingt ans chez l'homme, qu'on obtient la durée de la vie ordinaire, et en multipliant celle-ci par 2 qu'on a la durée de la vie extrême. La durée de la vie ordinaire étant de cent ans et celle de la vie extraordinaire de cent ans également, il en résulte que la durée totale de la vie chez l'homme pourrait être de deux cents ans. Afin de mieux faire ressortir l'influence que le régime et la sobriété exercent sur la durée de la vie, M. Flourens cite Cornaro, jeune Italien d'une constitution très-faible qui vivait à une époque où l'Italie se livrait à de grands excès d'intempérance. A trente-cinq ans, sa santé avait été tellement altérée par suite de nombreux excès, que ses médecins ne lui donnaient pas deux ans de vie. Se ravisant contre cet arrêt de la faculté, Cornaro changea de conduite, mena désormais une vie régulière, et se soumit à un régime sévère qu'il continua jusqu'à sa mort. Sa nourriture, pendant plus d'un demi-siècle, consista en 12 onces d'aliments et 14 onces de vin par jour. En même temps qu'il suivait ce régime rigoureux, il ne négligeait pas les précautions et les soins hygiéniques; il évitait de s'exposer au froid et à l'humidité, de faire de violents exercices et de passer des nuits; mais il cultivait les lettres et se livrait aux travaux de l'esprit. A quatre-vingt-trois ans, il composait une pièce de théâtre, et commençait son ouvrage sur la vie sobre, qu'il terminait à quatre-vingt-quinze ans. Ce fut à une pratique aussi sage que Cornaro dut de vivre plus de cent ans.

Lessius, religieux hollandais très-savant, mais d'une

constitution si délicate et d'une santé si faible, que des médecins instruits jugeaient qu'il ne pourrait vivre plus de deux ans, ayant lu l'ouvrage de Cornaro et mis ses conseils en pratique, il en fut récompensé en atteignant un âge avancé.

Le régime de Cornaro, sous le rapport de la quantité de nourriture, ne peut convenir à tout le monde. En effet, la proportion des aliments devant être proportionnée à la constitution, au tempérament, à l'état de santé et au genre de vie des individus, il est nombre de personnes qui se trouveraient très-mal d'un régime aussi restreint. On pourra donc, sans cesser d'observer les règles que comporte la vie sobre, obtenir des résultats aussi heureux que ceux de Cornaro, tout en augmentant la quantité d'aliments que cet homme si sage et si sobre employait.

Les cas de longévité sont assez nombreux, mais c'est principalement dans les climats froids qu'on en observe le plus. Ainsi, l'on cite comme ayant atteint un âge très-avancé : en Ecosse, James Laurence, mort à cent quarante ans; en Irlande, la comtesse Electon, morte à cent quarante-trois ans, et Thomas Winslow, mort à cent quarante-six ans; en Angleterre, Jean Effingham a atteint cent quarante-quatre ans; Francis Consist, cent cinquante; Thomas Parre, cent cinquante-deux. La mort de ce dernier a été accidentelle; appelé à la cour par Charles Ier, qui désirait le voir, Parre mangea trop et mourut d'une indigestion; Harvey, qui en fit l'autopsie, trouva tous ses viscères parfaitement sains. Enfin, on cite encore le batelier Jenkins, appartenant à ce même pays, mort à cent soixante-neuf ans. En Norwége, Joseph Surrington, mort à l'âge de cent soixante ans. En Russie, il n'est pas rare de rencontrer des individus âgés de cent soixante à cent quatre-vingts ans. En France, on voit des personnes atteindre cent à cent cinq ans.

La moyenne de la vie est moindre dans l'armée, en temps de paix même, que dans le civil.

CHAPITRE III.

MORTALITÉ.

Les recherches statistiques faites en France par plusieurs savants, notamment par M. Demonferrand, comme celles faites dans d'autres pays, prouvent que partout la population s'accroît, et que cet accroissement est dû à l'excédant des naissances sur les décès. On compte en France, d'après l'*Annuaire du bureau des longitudes* pour l'année 1850, 10 naissances pour 8 décès ou une naissance sur 33 habitants et un décès sur 40,4 habitants. Le premier de ces deux nombres multiplié par le chiffre des naissances annuelles, de même que le second multiplié par celui des décès annuels, donne le total de la population française. Le rapport 33 exprime aussi la durée moyenne de la vie, qui, suivant Duvillard, n'était que de vingt-huit ans trois quarts avant la révolution. Elle est maintenant de trente-six ans sept mois, d'après l'*Annuaire du bureau des longitudes;* c'est à l'introduction de la vaccine, aux progrès de l'hygiène et à l'aisance qui s'est répandue jusque dans les classes les moins fortunées qu'on doit attribuer cet heureux résultat.

La moyenne des naissances en France est la suivante :

Légitimes.	Garçons.	464,639	
	Filles.	436,108	970,022
Naturels.	Garçons.	35,389	
	Filles.	33,886	

Moyenne annuelle des décès.

Décès.	Masculins.	404,082	801,041
	Féminins.	396,959	

Accroissement moyen et annuel de la population.

Légitimes et Naturels.	Garçons.	95,947	168,982
	Filles.	73,035	

On calcule que si l'accroissement de la population, qui est en moyenne de 1 sur 194, se maintenait le même, il faudrait cent trente-cinq ans pour que la population devînt double de ce qu'elle est actuellement. Il résulte des tableaux précédents, extraits de l'arithmétique sociale de M. L. Lalanne, que les naissances des garçons l'emportent sur celles des filles, et que le sexe masculin fournit au contraire plus de décès que le sexe féminin. Ajoutons que la mortalité est plus considérable dans les villes que dans les campagnes.

Les documents statistiques manquent pour pouvoir établir d'une manière exacte, et surtout suivant l'âge, le chiffre de la mortalité dans l'armée. On doit à M. Boudin des renseignements très-intéressants sur la mortalité dans les armées étrangères ; nous en donnerons un résumé plus loin.

MORTALITÉ DANS L'ARMÉE FRANÇAISE.

En France, d'après le rapport du ministre de la guerre, présenté au roi en 1824, la mortalité de l'armée était :

En 1822, de 27,9 décès sur 1,000 hommes.

En 1823, de 28,3　　—　　—

En 1824 l'armée d'occupation d'Espagne a perdu en moyenne, d'après le *Moniteur de l'armée*, 53 hommes sur 1,000 ; dans les hôpitaux militaires, 38 hommes sur 1,000 et dans les hôpitaux civils 68 hommes sur 1,000 également.

De 1820 à 1826, non compris l'année 1823 qui correspond à la campagne d'Espagne, l'infanterie française, sur un effectif de 126,624 hommes, officiers non compris, a éprouvé, suivant M. Benoiston de Châteauneuf, une mortalité qui a été en moyenne de 19,4 décès sur 1,000. En décomposant ces décès, on trouve qu'ils étaient dans l'infanterie de ligne, de 22,3 ; dans l'infanterie de la garde, de 16,7 seulement ; de 10,8 pour les sous-officiers et caporaux de la ligne, et de 9,0 pour ceux de la garde.

D'après l'exposé des motifs du projet de loi relatif à l'appel de 80,000 hommes, présenté aux chambres en 1845 et 1846, par le ministre de la guerre, la mortalité de l'armée a été :

A L'INTÉRIEUR.

En 1842 de 24,6 décès sur 1,000 hommes, officiers non compris.

1843	20,4	—	—
1844	15,6	—	—
1845	14,8	—	—
1846	17,6	—	—

EN ALGÉRIE.

En 1841 de 108 décès sur 1,000 hommes.

1842	79	—
1843	74	—
1844	54	—
1845	50	—
1846	62,5	—

Sur l'ensemble de l'effectif général on trouve que la mortalité a été :

En 1842 de 55,0 décès sur 1,000 hommes.

1843	32,2	—
1844	24,6	—
1845	23,2	—

La moyenne de ces quatre années est de 28,7. Il résulte de tous ces chiffres que la mortalité dans l'armée est plus du double de celle de la population civile qui, suivant M. Demonferrand est, de 20 à 27 ans, de 11 sur 1,000.

Dans une armée en campagne ou servant seulement hors de son pays, la mortalité, en dehors de celle causée par le feu de l'ennemi, peut être, suivant le climat et la nature du sol de la contrée, deux et cinq fois plus considérable que dans la mère patrie. Ainsi, dans nos colonies, d'après des documents publiés par le ministre de la marine, les pertes par décès, éprouvées de 1819 à 1838, par les troupes françaises en garnison dans les colonies, ont été les suivantes :

Sénégal. . . . . . . 123,8 décès sur 1,000 hommes
Guadeloupe. 101,3   —
Martinique. 102,8   —
Guyane. 32,3   —
Bourbon.   25,6   —

Les observations de M. Souty, chirurgien-major de la marine, et celles de M. Godineau sur la mortalité, dans les régiments français en station dans nos colonies des Antilles, ne diffèrent guère des précédentes ; le chiffre des décès est cependant un peu plus élevé.

La population civile des colonies, désignées ci-après, a présenté, de 1836 à 1842, la mortalité suivante, sur mille habitants :

	Population libre.	Population esclave.
Guadeloupe.	31,8	24,8
Martinique.	30,2	31,3
Guyane.	36,1	33,3
Bourbon.	25,2	32,9

Dans une armée engagée dans une guerre sérieuse et d'une longue durée, les décès peuvent atteindre parfois un chiffre excessivement élevé. Les armées employées en Crimée ont fourni une proportion de décès sans pareille jusqu'à ce jour. D'après le colonel Tulloch, dans l'armée anglaise, pendant une période de sept mois, du 1er octobre 1854, jusqu'au 30 avril 1855, il y a eu, sur un effectif moyen de 28,939 hommes, 53,913 admissions dans les hôpitaux, c'est-à-dire 1,863 entrées pour 1,000 hommes d'effectif, ce qui indique que chacun des hommes a dû entrer à peu près deux fois à l'hôpital. Les décès, y compris ceux de Scutari, mais à l'exclusion des hommes tués pendant l'action, se sont élevés au chiffre de 10,784, ou 372 pour 1,000 hommes d'effectif, mortalité si énorme que, si elle eût continué dans la même proportion, et que des renforts n'eussent point été envoyés, l'armée entière aurait été anéantie dans l'espace d'environ seize mois.

Le résumé suivant indique par quel genre de maladie ont eu lieu les admissions à l'hôpital, et les décès dans les différents corps de l'armée :

CORPS.	Fièvres.	Maladies des poumons.	Maladies de l'estomac et des intestins.	Choléra spasmodique.	Scorbut.	Congélations.	Toutes les autres maladies.	Total à l'exception des blessures et contusions.	Proportion pour 1,000 hommes d'effectif.
Infanterie. Effectif : 23,775									
Admissions dans les hôpitaux	8,959	2,997	18,838	1,879	1,834	1,844	5,651	41,982	1,776
Morts en Crimée et à Scutari.	1,930	313	4,071	1,123	192	399	379	8,407	354
Cavalerie. Effectif : 1,915									
Admissions dans les hôpitaux	579	237	1,567	45	141	33	766	3,368	1,759
Morts en Crimée et à Scutari.	48	25	130	38	»	8	17	266	139
Artillerie et sapeurs. Effectif : 3,249									
Admissions dans les hôpitaux	835	204	2,477	83	92	70	697	4,478	1,578
Morts en Crimée et à Scutari.	93	27	286	67	3	21	44	541	166

Les causes qui donnèrent lieu à cette énorme mortalité peuvent être brièvement résumées comme il suit : Mauvaise nourriture, aucun moyen de la préparer, vêtements insuffisants, abri non proportionné à l'inclémence du temps, manque de chauffage, service excessif, rigoureux, harassant (comprenant le transport des provisions de Balaclava, et l'arrachement des racines servant au chauffage), manque de médicaments et de confort médical pour les malades, nécessité de traiter les maladies dans des circonstances presque exclusives de toute chance de succès (1).

Les pertes de l'armée anglaise, dans l'expédition de Walcheren, en 1809, qui mirent en émoi toute l'Angleterre, furent, sur 1,000 hommes d'effectif, de 16,7 par blessures, et de 332 par maladies.

D'après le rapport du ministre de la guerre à l'Empereur, à la date du 8 septembre 1856, sur 309,268 hommes envoyés en Crimée, il en est mort, depuis le commencement de la guerre jusqu'à la fin de l'évacuation, 69,229 dont 4,564 pendant la période du typhus et du choléra.

Résumé :

On a transporté en Orient. . . . . 309,268 hommes.
Les pertes de l'armée sont de. . . 59,229
                                    ————————
                                    240,039
Il est revenu en France et en Algérie. 227,135
                                    ————————
Différence. 12,904

Dans ce dernier nombre sont compris, d'une part, tous les individus, qui, sans être liés au drapeau, sont partis avec l'armée ou à sa suite, et, d'autre part, les officiers et soldats qui ont été embarqués plusieurs fois pour l'Orient.

La proportion des décès décroît pendant la période légale du service militaire qui est de sept années. Voici, d'après M. le général Préval, comment cette décroissance a lieu :

(1) Revue médico-chirurgicale *britannique et étrangère*, juillet 1856, page 118.

	Perte sur 1,000 hommes.
1re année de service.	7 1/2
2e.	6 1/2
3e.	5 1/4
4e.	4 1/2
5e.	3
6e.	2
7e.	2

Suivant M. Benoiston de Châteauneuf, la proportion des décès par phthisie pulmonaire serait en France de 1,5 sur 1,000 hommes, et, d'après M. Boudin, cette proportion serait dans l'armée prussienne de 3,01 sur 1,000 hommes; dans l'armée anglaise, infanterie de la garde (royaume-uni), de 11,5, et dans l'armée américaine de 3,4.

MORTALITÉ DANS LES ARMÉES ÉTRANGÈRES.

La mortalité dans l'armée prussienne, de 1821 à 1830, a été de 11,7 décès sur 1,000 hommes, proportion égale à peu près à celle de la population mâle de tout le royaume (M. Boudin).

De 1829 à 1838, la proportion des décès dans l'armée américaine a été de 44 sur mille hommes.

L'armée anglaise, de 1819 à 1828, a éprouvé tant à l'intérieur qu'à l'extérieur, sur un effectif général de 1,002,144 hommes, des pertes par décès qui s'élèvent à 37 sur 1,000 hommes. La mortalité dans les troupes anglaises, dans certaines colonies, est parfois excessive; ainsi à la Jamaïque elle s'élève à 143 sur mille, à Bahaúca à 200, à Sierra-Léone à 483, tandis qu'elle n'est que de 14,1 au cap de Bonne-Espérance, de 15,5 à la Nouvelle-Ecosse, et de 18 à Malte (M. Boudin). Proportion inférieure à celle du Royaume-Uni.

La mortalité dans les différentes armées dont il vient

d'être question peut se résumer, d'après la proportion des décès indiquée plus haut, ainsi qu'il suit :

	Décès sur mille hommes
Armée française.	28,7 (Algérie comprise).
Armée anglaise.	37
Armée américaine.	44
Armée prussienne.	11,7

Ces chiffres, surtout pour l'armée française, n'indiquent pas la moyenne réelle, et on ne doit y attacher qu'une importance relative, les observations faites sur la mortalité des troupes ne portant pas sur un assez grand nombre d'années, et la proportion des décès variant d'ailleurs, suivant une foule de circonstances. Ainsi en France, sous le règne de Louis-Philippe, la mortalité dans l'armée a été moins considérable que sous la Restauration, et il est probable qu'aujourd'hui, le bien-être du soldat ayant été en progressant, elle doit avoir encore diminué. La proportion des décès pour l'armée servant en France était évaluée, il y a quelques années, à 18,4 sur 1,000.

Les renseignements nous manquent pour comparer le chiffre des décès fourni par les remplaçants et les engagés volontaires avec celui donné par les jeunes soldats appartenant au contingent annuel. Cependant, d'après nos propres recherches, et d'après des chiffres provenant de documents officiels, nous pouvons établir que la mortalité est proportionnellement plus considérable chez les premiers et les seconds que chez les derniers. Les excès de tout genre auxquels se livrent les remplaçants et leur inconduite habituelle expliquent assez comment cette classe d'hommes fournit et plus de malades et plus de décès.

De 1834 jusqu'au 31 décembre 1840, il a été admis tant par les conseils de révision que par les conseils d'administration des corps, 136,810 remplaçants. Sur ce nombre il n'en restait au 1er janvier 1841 que 100,958; ainsi, dans une période septennale qui est celle de la durée légale du service, il est mort 35,852 hommes, c'est-à-dire plus du quart. Cette proportion, d'après nos calculs, est supérieure à celle des jeunes soldats servant pour leur compte, qui ne s'élève qu'au cinquième environ, dans la même période.

Le remplacement, vraie lèpre de l'armée, vient d'être heureusement aboli par la loi du 26 avril 1855 sur la dotation de l'armée et l'exonération du service militaire.

Comme nous avons fait connaître dans le cours de cet ouvrage les causes les plus fréquentes de maladies et de décès dans l'armée, nous nous bornerons à les résumer ici. Ces causes sont : le changement brusque et complet des habitudes antérieures, la nostalgie, les exercices et les marches prolongées, les gardes et les factions trop fréquentes, les mutations subites de climat et de garnison, les fatigues qu'entraîne le transport des armes et des bagages pendant un long voyage à pied, le défaut surtout de capacité et d'aération des chambres des casernes, la disposition et l'exposition parfois mauvaises de celles-ci, l'humidité et le froid auxquels les soldats sont souvent exposés, soit pendant les exercices, soit en route, soit en campagne. Au nombre de ces causes, ajoutons le campement et le bivouac, le manque parfois de nourriture en temps de guerre, l'insuffisance de la ration alimentaire pendant les marches par étapes, etc., etc. Enfin, disons que les imprudences nombreuses que commettent les soldats malgré tout ce qu'on peut faire pour les en empêcher, contribuent plus qu'on ne pense au développement d'un grand nombre de maladies plus ou moins graves.

CHAPITRE IV.

RECRUTEMENT.

L'armée se recrute par des appels, des engagements volontaires, et par des rengagements.

30*

Le recrutement par appels s'opère, en France, au moyen d'un tirage au sort entre les jeunes gens âgés de vingt ans, inscrits sur les listes du recensement annuel. D'après la loi du 21 mars 1831, le chiffre du contingent est fixé annuellement par une loi. Ce chiffre a été, sous la Restauration, de 1816 à 1823, de 40,000 hommes et de 60,000 de 1823 à 1830. Sous le règne de Louis-Philippe, il a été porté à 80,000 hommes. Pendant les années 1854 et 1855, il a été fixé exceptionnellement, et à cause de la guerre avec la Russie, à 140,000 hommes.

Le tirage au sort a lieu par canton, et la répartition du contingent se fait par département et par canton proportionnellement au nombre des jeunes gens inscrits sur les listes du tirage des départements et des cantons.

Les tableaux de recensement des jeunes gens soumis au tirage sont dressés, dans chaque commune, par les soins du maire, d'après les registres de l'état civil, et d'après la déclaration que les jeunes gens, leurs parents ou tuteurs, sont tenus, conformément à la loi, de faire à l'autorité municipale. Lorsqu'il y a des noms omis, on les inscrit sur les listes de la classe suivante.

Le tirage au sort a lieu publiquement au chef-lieu de canton, en présence et par les soins du sous-préfet assisté des maires des communes qui dépendent du canton.

La loi exempte du service militaire :

1° Ceux dont la taille n'atteint pas 1ᵐ 560.

2° Ceux qui sont atteints d'infirmités qui les rendent impropres au service militaire.

3° L'aîné d'orphelins de père et de mère.

4° Le fils unique ou l'aîné des fils, ou, à défaut de fils ou de gendre, le petit-fils unique, ou l'aîné des petits-fils d'une femme actuellement veuve, ou d'un père aveugle, ou entré dans sa soixante-dixième année.

Dans les cas prévus par les paragraphes 3 et 4 précités, le frère puîné jouit de l'exemption quand l'aîné est aveugle ou impotent.

5° Le plus âgé des deux frères appelés à faire partie du même tirage et désignés tous deux par le sort, si le plus jeune est reconnu propre au service.

6° Celui dont le frère est sous les drapeaux à tout autre titre que celui de remplaçant.

7° Celui dont un frère est mort en activité de service ou a été réformé ou admis à la retraite pour blessures reçues dans un service commandé, ou infirmités contractées dans les armées de terre et de mer.

L'exemption accordée en vertu des paragraphes 6 et 7 ci-dessus est appliquée dans la même famille autant de fois que les mêmes droits s'y reproduisent.

Sont considérés comme ayant satisfait à l'appel et sont comptés numériquement en déduction du contingent à former, lorsqu'ils sont tombés au sort :

1° Les jeunes gens qui ont pris du service avant le tirage, soit dans l'armée de terre, soit dans l'armée navale, mais sous la condition d'accomplir sept années de service.

2° Les élèves de l'école polytechnique, mais à condition de passer sept années dans les services publics.

3° Les membres de l'instruction publique, les élèves de l'école normale centrale de Paris ; ceux de l'école dite *des Jeunes de langues*, les professeurs des sourds-muets qui ont contracté avant le tirage au sort l'engagement de se vouer à l'enseignement.

4° Les élèves des grands séminaires et les jeunes gens qui se destinent au ministère dans les autres cultes salariés par l'État, après avoir été préalablement autorisés à continuer leurs études.

5° Les jeunes gens qui ont remporté le grand prix de l'Institut ou de l'Université.

L'aptitude au service, les exemptions pour cause d'infirmités ou pour des motifs que la loi reconnaît sont prononcés par le conseil de révision, composé du préfet, *président ;* d'un conseiller de préfecture, d'un membre du conseil général du département, d'un membre du conseil de l'arrondissement et d'un officier général ou supérieur. Un membre de l'intendance militaire chargé de veiller à l'exécution de la loi et ayant voix consultative, assiste avec le capitaine du recrutement aux opérations du conseil. Un médecin militaire du grade de médecin-major, désigné tous les ans par le préfet du département, assiste le conseil de révision; il visite les hommes et signale au président ceux qui lui paraissent propres au service ainsi que ceux qui ont des infirmités assez graves pour les empêcher de servir.

L'autorité militaire n'est pas assez représentée dans les conseils de révision; il faudrait qu'elle y eût au moins une voix de plus. Les membres civils, dans un intérêt de localité bien mal entendu, ont une tendance à admettre des hommes trop faibles pour pouvoir supporter les fatigues inhérentes à l'état militaire, comme le prouve la lettre de l'Empereur, en date du 7 mars 1856, au ministre de la guerre, au sujet des opérations des conseils de révision en 1854. L'admission pendant cette année d'une foule de jeunes gens d'une constitution frêle ayant nécessité, d'après la lettre précitée, 5,694 réformes, il en est résulté une perte sèche pour le trésor de 1,500,000 fr.

Le motif qui porte les conseils de révision à admettre parfois des jeunes gens faibles est facile à concevoir, il a pour objet de conserver à la localité les hommes forts et robustes, et d'y faire rentrer par voie de réforme ceux d'une constitution débile qui ont été envoyés dans les régiments. Par cette manière d'agir, blâmable sous tous les rapports, on cause de fortes pertes au trésor sans atteindre même le but qu'on s'était proposé. En effet, comme on est très-difficile dans l'armée en matière de réforme, il s'ensuit qu'il y a peu de ces jeunes gens qui obtiennent des congés de renvoi, et la plupart de ceux qui restent dans les corps vont, après avoir traîné une vie languissante, mourir dans les hôpitaux. Tel est le déplorable résultat qu'amène une semblable pratique. Cette mortalité, cause de dépopulation pour les localités, serait évitée si l'on procédait différemment, comme cela devrait être, c'est-à-dire si, au lieu de jeunes gens faibles, on n'admettait que des hommes forts et bien constitués. Les premiers, en restant dans leur pays, s'y développeraient, sous l'influence des conditions favorables de la vie civile, y vivraient par conséquent, et pourraient y être employés utilement. Les seconds, après avoir accompli le temps de service fixé par la loi, rentreraient la plupart bien portants dans leurs foyers, où ils apporteraient, avec l'expérience et l'instruction acquises sous les drapeaux, cet esprit d'ordre et de conduite qui caractérise le soldat français.

Le nombre des jeunes gens portés sur la liste du tirage a été en moyenne, pendant la période décennale de 1825 à 1834, de 297,075. Il s'est élevé à 303,448, de 1835 à 1842.

De 1831 à 1842, le nombre moyen des exemptions a été annuellement de 94,860; il résulte de ceci que, pour avoir le contingent de 80,000 hommes, il a fallu visiter au moins 174,860 jeunes gens. En prenant pour base le rapport de 80,000 à 174,860, rapport qui est, suivant M. le vicomte de Bondy, de 0,458 pour toute la France, on trouve que cet empire pourrait appeler tous les ans sous les drapeaux 132,000 recrues.

L'effectif de l'armée recrutée depuis 1834 jusqu'à 1843, a été en moyenne de 303,698 hommes; cet effectif se décompose ainsi qu'il suit :

	Hommes.	Proportion pour 100.
Engagés volontaires	37,170	12
Rengagés.	11,482	4
Appelés pour leur compte . . .	179,419	59
Remplaçants	75,627	25

On voit, d'après ce tableau, que les remplaçants forment le quart de l'effectif; c'est, en effet, dans cette proportion qu'ils se trouvent dans l'armée.

La taille moyenne de l'armée a été, en 1837, de 1ᵐ664, et en 1840, de 1ᵐ659.

Sous la Restauration, où le minimum de la taille était fixé à 1ᵐ570, la moyenne de la taille de l'armée a été, de 1818 à 1820, de 1ᵐ670. A cette époque, les exemptions pour défaut de taille étaient de 20,515 par an.

Par la loi du 21 mars 1832, la taille a été réduite à 1ᵐ560. Sous l'empire de cette loi, les exemptions pour défaut de taille n'ont plus été, de 1831 à 1842, que de 14,167 par classe.

Les exemptions pour motifs divers pendant la période de 1831 à 1842 ont été, en moyenne et par année, ainsi qu'il suit :

	Nombre moyen annuel.	Proportion sur 10,000	
		exemptés.	examinés.
Défaut de taille.	14,167	1,495	810
Infirmités.	51,827	5,465	2,960
Aînés d'orphelins.	2,337	251	135
Fils ou petit-fils de veuves.	12,525	1,332	716
Fils ou petits-fils d'aveugles	1,056	100	60
Puînés de frères aveugles ou impotents	92	10	6
Aînés d'un frère appelé à faire partie du même tirage, lorsque tous les deux sont désignés par le sort. . .	65	8	4
Frères de militaires sous les drapeaux à tout autre titre que celui de remplaçant	10,879	1,158	616
Frères de militaires morts en activité, ou réformés, ou admis à la retraite pour blessures reçues dans un service commandé ou pour infirmités contractées dans les armées de terre ou de mer	1,912	202	110
Totaux. . . .	94,860	10,000	5,417

(Ce tableau, ainsi que le suivant, est extrait de Patria.)

Pendant une période de cinq ans, de 1836 à 1840, la

moyenne des exemptions pour infirmités diverses ou pour défaut de taille a été la suivante :

Défaut de taille	13,804
Perte de doigts	820
Perte de dents	1,430
Surdité et mutisme	549
Pertes de membres ou organes autres que les précédents	1,434
Goîtres.	1,364(1)
Claudication	851
Difformités	9,509
Myopie.	687
Maladies des yeux (autres que la myopie) . . .	1,747
Gale	11
Maladies de la peau (autres que la gale) . . .	2,080
Vice scrofuleux	1,750
Maladies de poitrine	631
Hernies	4,017
Épilepsie.	286
Maladies diverses non classées	9,801
Faiblesse de constitution.	16,383

Total des conscrits exemptés pour les causes précitées. 68,172

La moyenne des conscrits examinés a été de 142,033.

D'après l'instruction du conseil de santé des armées relative aux infirmités ou maladies qui rendent impropre au service, infirmités que nous enumérerons plus loin, «le médecin, quelle que soit la position des individus soumis à

(1) Le département qui a fourni le plus de goîtreux est celui du Rhône : il en compte 100 en moyenne ; viennent ensuite les département suivants qui en ont donné : les Pyrénées-Orientales, 71 ; le Bas-Rhin, 64 ; les Hautes-Pyrénées, 55 ; le Haut-Rhin, 52 ; les Vosges, 50 ; le Puy de-Dôme, 32 ; Saône-et-Loire, 25 ; Nord, 18 ; Basses-Pyrénées, 17 ; Oise, 16 ; Haute-Saône, 13.

son examen, également en garde contre toute espèce d'o-
mission ou de fraude, doit rechercher : 1° s'il n'y a pas
une infirmité dont le sujet ignorerait l'existence ou la gravité, qu'il passerait sciemment sous silence, ou enfin qu'il
dissimulerait artificieusement; 2° si l'infirmité alléguée
existe réellement ou si elle est feinte. Dans ce dernier cas,
après avoir constaté la simulation, il ne faudrait pas moins
procéder à un examen complet et rigoureux, car l'impos-
teur pourrait, à son insu, présenter un véritable motif
d'incapacité. Dans le premier cas, après avoir reconnu la
réalité de l'infirmité, il reste à établir si, par son essence
ou sa gravité, elle rend inhabile au service militaire, et
subsidiairement, lorsqu'il y a inaptitude, si l'infirmité n'a
pas été provoquée à dessein.

« Les conseils de révision ne pouvant ajourner ni envoyer à l'hôpital les individus malades ou atteints d'infirmités, il en résulte 1° que toutes les maladies aiguës des
organes importants et l'état de convalescence qui les suit,
sauf constatation, entraînent nécessairement l'exemption;
2° qu'à l'égard des appelés qui se rendent à la convoca-
tion, la décision doit être prise sans désemparer, et d'a-
près les renseignements dont le conseil est en possession.
Aux termes des instructions ministérielles, cette décision
doit être favorable à tout homme qui n'est pas évidemment propre à faire un bon service; par conséquent le
médecin doit se prononcer pour l'exemption chaque fois
qu'il n'y a pas probabilité d'une prompte et durable guérison, à plus forte raison chaque fois que cette guérison
ne peut être obtenue que par une opération sanglante.

« La réforme commande la plus stricte réserve. Il y aurait, en effet, danger moral si l'armée avait immédiatement sous les yeux l'exemple fréquent d'une trop grande
facilité dans l'application de ce moyen de libération. L'É-
tat a intérêt, d'un autre côté, à ne pas se dessaisir d'un
homme qui ne sera pas remplacé et qui, façonné à la discipline, peut être très-utile encore, soit dans une arme

sédentaire, s'il ne conserve plus assez de vigueur pour continuer un service actif, soit même dans les rangs de l'armée active, si l'infirmité qu'il accuse n'est pas réelle, ou si l'art possède les moyens de la guérir ; ainsi, l'on ne doit demander la réforme d'un homme qu'après avoir épuisé toutes les ressources de l'art pour le guérir et qu'après l'avoir reconnu hors d'état de continuer à servir activement et incapable de faire un bon service sédentaire, dans le cas où il réunirait les conditions voulues pour être admis dans les vétérans.

« L'homme se présente entièrement nu ; on le fait poser les pieds placés sur un tapis ou sur une natte, les talons rapprochés, les bras pendants sur les côtés du corps, les mains étalées et leur paume dirigée en avant. On jette alors sur tout l'individu un regard d'ensemble qui fait apercevoir et juger d'emblée les grands vices de conformation, ceux qui ne peuvent permettre aucun doute sur l'inaptitude au service, tels que le *marasme, l'obésité, les difformités considérables de la face, les taches larges, livides, poilues, hideuses, et les déperditions de substances des joues, la perte des yeux ou d'un seul œil, du nez, d'un membre ou d'une partie essentielle d'un membre, de la verge, les difformités des membres, les pieds-bots, etc.* »

MALADIES OU INFIRMITÉS QUI RENDENT IMPROPRE AU SERVICE MILITAIRE.

Maladies du crâne. — Ces maladies sont : le *favus*, teigne faveuse, le *pityriasis*, teigne amiantacée, l'*impétigo*, teigne granulée, l'*eczéma*, teigne furfuracée, la calvitie ou alopécie, les tumeurs volumineuses de la tête, l'ossification imparfaite des os du crâne, les cicatrices étendues et les grandes lésions, telles que dépression ou enfoncement des os et leur exfoliation.

Maladies de l'encéphale. — L'imbécilité, l'aliénation mentale, la catalepsie, l'épilepsie, la dànse de Saint-Guy, les convulsions, après constatation par voie d'enquête provoquée par le conseil de révision, ces maladies ne pouvant être reconnues dans la visite rapide qui se fait au conseil.

Maladies des yeux. — Les tumeurs enkystées des paupières, l'adhérence de celles-ci lorsqu'elles ne sont pas susceptibles de guérison au moyen d'une opération simple, la paralysie des paupières, les ophthalmies ou conjonctivites chroniques accompagnées de rides prononcées à l'angle externe de l'œil, de plis convergents désignés sous le nom de *patte d'oie,* d'injection de la conjonctive avec développement des vaisseaux qui s'y distribuent, la chute des cils, l'ectropion (renversement des paupières en dehors), l'entropion (renversement des paupières en dedans), la tuméfaction de la glande lacrymale, la destruction ou l'oblitération des conduits lacrymaux, la tumeur et les fistules lacrymales, l'exophthalmie, le strabisme très-prononcé affectant l'œil droit principalement, le ptérygion, les taches ou taies de la cornée, la myopie. Pour que l'individu myope puisse être exempté, il faut qu'il lise à 30 ou 35 centimètres de distance du nez avec des verres concaves des nᵒˢ 3 et 4, et distingue nettement les objets éloignés avec le nᵒ 5 1/2 ; l'amaurose, la nyctalopie et l'héméralopie, après constatation par voie d'enquête.

Maladies des oreilles.—La perte du pavillon de l'oreille, l'oblitération ou le rétrécissement considérable du conduit auditif externe, l'écoulement purulent et fétide provenant de ce conduit ou de la caisse du tympan, les excroissances polypeuses du conduit auditif, le rétrécissement et l'oblitération de la trompe d'Eustache, la surdité et la surdi-mutité.

Maladies du nez. — La couperose bien caractérisée, la dartre rongeante ou *lupus,* les polypes des fosses nasales, la punaisie.

Maladies de la bouche. — La dartre rongeante des

lèvres, le rétrécissement de celles-ci, le bec de lièvre accidentel ou congénial, l'épaississement considérable de la lèvre supérieure, la paralysie des lèvres, la perte ou carie des dents incisives et canines de la mâchoire supérieure ou de l'inférieure, constituant l'impossibilité de déchirer la cartouche, la perte, carie ou mauvais état de la plupart ou d'un grand nombre d'autres dents, la perte de substance de la langue, l'hypertrophie de cet organe, le bégayement, la mutité, la fistule salivaire, l'engorgement chronique des glandes salivaires, la grenouillette, l'hypertrophie des amygdales, la paralysie des organes de la déglutition (cette paralysie est toujours accompagnée d'un amaigrissement général bien marqué), la coarctation de l'œsophage, les ulcérations de mauvaise nature de la langue, les dégénérescences cancéreuses et les adhérences anormales de cet organe.

Maladies du cou. — Les scrofules, les cicatrices adhérentes et les brides suite de brûlures, etc., le torticolis congénial ou accidentel, les loupes et les tumeurs enkystées, l'engorgement chronique des ganglions lymphatiques, les anévrismes des artères thyroïdiennes et des carotides, la laryngite chronique et l'aphonie.

Maladies de la poitrine. — Les saillies anormales du thorax, les ulcères et les tumeurs situés à la surface de la poitrine, l'engorgement des glandes mammaires, la carie des vertèbres (mal de pot), les déviations et les difformités prononcées de la colonne vertébrale, les vices de conformation du thorax, tels que la proéminence de ce dernier en forme de carène, son étroitesse, les enfoncements considérables de la partie inférieure du sternum et de l'appendice xiphoïde, l'hémoptysie, les lésions organiques du cœur, des poumons, des gros vaisseaux, et l'asthme.

Maladies du bas ventre. — Les abcès par congestion, l'anévrisme de l'aorte abdominale, les hernies diverses, les engorgements du foie et de la rate, les tumeurs hémorroïdales, la procidence de la membrane muqueuse du

rectum, l'incontinence des matières fécales, le rétrécissement, les tumeurs cancéreuses ou squirrheuses du rectum, les fistules anales.

Maladies des organes génito-urinaires. — L'hypospa-
dias, l'épispadias, les rétrécissements de l'urètre, la tuméfaction chronique de la prostate, les tumeurs et les
calculs dans l'intérieur de la vessie, l'hématurie, le pru-
rigo chronique du scrotum, lorsqu'il est bien manifeste,
l'hydrocèle, l'incontinence d'urine, la paralysie de la vessie, le varicocèle assez volumineux pour gêner la marche,
l'absence des testicules, leur atrophie, leur engorgement
chronique, la présence d'un testicule dans l'anneau inguinal.

Maladies des membres. — La transpiration fétide dû-
ment constatée, les ulcères et les dartres chroniques,
les cicatrices adhérentes aux muscles, aux tendons, aux
os, les anévrismes, les varices volumineuses, les névralgies, telles que la sciatique, les douleurs rhumatismales chroniques, après constatation par voie d'enquête, la
paralysie d'un ou de deux membres, la contracture ou
raccourcissement des muscles, la déviation des os longs,
leurs courbures défectueuses très-prononcées, les fausses articulations, le raccourcissement des os provenant
de fractures, l'ankylose incomplète, la carie, la nécrose,
les tumeurs blanches, l'hydarthrose, l'engorgement chronique des articulations, les corps mobiles développés
dans l'intérieur de l'articulation, la longueur inégale des
membres, leur état cagneux, les périostoses et les exostoses anciennes et accidentelles, de même que celles qui
proviennent d'une affection vénérienne. Les doigts ou les
orteils surnuméraires, les doigts ou orteils palmés, la
perte totale d'un pouce, d'un gros orteil, d'un doigt indicateur ou de deux autres doigts ou orteils de l'une ou de
l'autre main, de l'un ou de l'autre pied, la perte partielle
du pouce ou du doigt indicateur de la main droite, la perte
simultanée de la deuxième et dernière phalange d'un

doigt de l'une ou de l'autre main, ou de toutes les dernières phalanges d'une main ou d'un pied; les pieds plats et déviés (les pieds qui sont seulement plats ne constituent pas un motif d'exemption, il faut qu'ils soient plats et déviés en même temps); le chevauchement des orteils bien prononcé, les orteils *en marteau*, c'est-à-dire les orteils qui ayant la troisième phalange fléchie presque à angle droit sur la seconde, appuient leur extrémité charnue ou bien l'ongle sur la semelle du soulier; quand c'est l'ongle seulement qui porte, on appelle cela *marcher sur l'ongle;* enfin *l'ongle incarné ou ongle entré dans les chairs* est encore un cas d'exemption.

COMPOSITION DE L'ARMÉE.

L'armée française se compose des armes et corps suivants :

GARDE IMPÉRIALE.

Infanterie.

1 régiment de gendarmerie à pied.
3 régiments de grenadiers.
4 régiments de voltigeurs.
1 régiment de zouaves.
1 bataillon de chasseurs à pied.

Cavalerie.

1 escadron dit des cent-gardes.
1 escadron de gendarmerie.
1 escadron du train des équipages.
2 régiments de cuirassiers.
1 régiment de dragons.
1 régiment de lanciers.
1 régiment de guides.

Artillerie.

1 régiment d'artillerie à cheval.
1 régiment d'artillerie à pied.

Génie.

2 compagnies du génie.

INFANTERIE DE LIGNE.

100 régiments d'infanterie de ligne.

INFANTERIE LÉGÈRE.

20 bataillons de chasseurs à pied.

INFANTERIE D'AFRIQUE.

3 régiments de zouaves.
3 bataillons d'infanterie légère.
3 régiments de tirailleurs algériens.
2 régiments étrangers.

CAVALERIE.

2 régiments de carabiniers.
10 régiments de cuirassiers.
12 régiments de dragons.
 8 régiments de lanciers.
12 régiments de chasseurs.
 8 régiments de hussards.

CAVALERIE EN AFRIQUE.

3 régiments de chasseurs.
3 régiments de spahis.

ARTILLERIE.

6 régiments d'artillerie à pied.
7 régiments d'artillerie montée.
4 régiments d'artillerie à cheval.

GÉNIE.

3 régiments du génie.

GENDARMERIE.

26 légions de gendarmerie dont une employée en Afrique.

CORPS SPÉCIAUX STATIONNÉS A PARIS.

La gendarmerie de la Seine.
1 légion de garde de Paris.
1 bataillon de sapeurs-pompiers.

Doivent encore être compris au nombre des corps spéciaux : le corps d'état-major, le corps de l'intendance et celui de santé.

ADMINISTRATION.

L'administration proprement dite que dirige et contrôle l'intendance, comprend les établissements hospitaliers, l'habillement et le campement, les subsistances, la comptabilité générale, les officiers ou employés de ces divers services et les troupes de l'administration se composant de 14 sections d'ouvriers militaires d'administration (infirmiers), de 4 compagnies d'ouvriers et de 5 escadrons du train des équipages.

Les militaires sortent de l'armée; les sous-officiers, caporaux, brigadiers et soldats, par libération, réforme ou admission à la retraite; les officiers, par démission, par réforme, soit par mesure de discipline, soit pour infirmités incurables, et par admission à la retraite.

PENSIONS DE RETRAITE.

Suivant l'art. 1er de la loi du 11 avril 1831, sur les pensions de l'armée de terre, le droit à la pension de retraite par ancienneté, est acquis à trente ans accomplis de service effectif. D'après la loi du 26 avril 1855, sur la dotation de l'armée, ce terme est réduit pour les sous-officiers, caporaux, brigadiers et soldats, à 25 ans.

Le droit à la pension est encore acquis, quelle que soit la durée des services, lorsque les militaires sont atteints de blessures graves et incurables provenant d'événements de guerre ou d'accidents éprouvés dans un service commandé ou bien d'infirmités graves et incurables résultant des fatigues ou dangers du service militaire (art. 12). Dans ce cas, les blessures et les infirmités, selon leur gravité, sont rangées en trois catégories, dont le conseil de santé a formé six classes ; à chacune de ces catégories ou classes correspond une pension dont le chiffre est plus ou moins élevé.

Dans la première catégorie : cécité, amputation ou la perte absolue de l'usage de deux membres, la pension est fixée au maximum de la pension d'ancienneté (art. 15).

Dans la deuxième catégorie : infirmités qui occasionnent la perte absolue de l'usage d'un membre ou qui y sont équivalentes, la pension est fixée au minimum de la pension d'ancienneté, mais chaque année de service, campagnes comprises, ajoute à cette pension un vingtième de la différence du minimum au maximum. Le maximum est acquis à vingt ans de service, campagnes comprises (art. 16).

Dans la troisième catégorie : blessures ou infirmités qui mettent l'officier hors d'état de rester en activité et d'y rentrer ultérieurement, et les sous-officiers, caporaux et soldats dans l'impossibilité de servir et de pourvoir à leur subsistance, la pension est fixée au minimum de la pension d'ancienneté ; mais ce n'est qu'après trente ans de service, campagnes comprises, que chaque année de service ajoute à la pension un vingtième de la différence du minimum au maximum. Le maximum n'est acquis qu'à cinquante ans de service, y compris les campagnes (art. 17).

Il résulte de ce dernier article que la loi rejette du droit à la pension de retraite les cas de blessures ou d'infirmités qui mettent seulement l'officier hors d'état de rester en activité *sans le mettre* hors d'état d'y rentrer ultérieurement ; le sous-officier, caporal, brigadier et soldat hors d'état de servir *sans le mettre* hors d'état de pourvoir à sa subsistance.

Les militaires autres que les officiers n'ont droit à aucune pension ni traitement, à moins qu'ils n'aient le temps voulu pour la retraite, lorsqu'ils sont réformés pour des infirmités graves ou incurables qui ne proviennent pas d'événements de guerre, des fatigues ou dangers du service militaire, ou qui n'ont pas été contractées dans un service commandé. La loi du reste ne dit rien à ce sujet, mais son silence doit être interprété ainsi que nous venons de le faire.

DE LA RÉFORME.

D'après la loi du 19 mai 1834, les officiers peuvent être mis en réforme : 1° pour infirmités incurables; 2° par mesure de discipline.

La réforme pour infirmités incurables est prononcée dans les formes voulues par la loi du 11 avril 1831, sur les pensions de l'armée de terre, et conformément aux art. 9, 10 et 13 de l'ordonnance du 2 juillet 1831. Les infirmités doivent être non seulement incurables, mais de nature à mettre l'officier dans l'impossibilité de rester au service et d'y rentrer ultérieurement.

La réforme par mesure de discipline des officiers en activité et des officiers en non-activité est prononcée par décision royale, sur le rapport du ministre de la guerre, d'après l'avis d'un conseil d'enquête dont la composition et les formes sont déterminées par un règlement d'administration publique.

La réforme à raison de la prolongation de la non-activité pendant trois ans ne peut être prononcée qu'à l'égard de l'officier qui, d'après l'avis du même conseil, aura été reconnu non susceptible d'être rappelé à l'activité. Les avis du conseil d'enquête ne pourront être modifiés qu'en faveur de l'officier.

D'après l'art. 18, nul officier réformé n'a droit à un traitement, s'il n'a accompli le temps de service imposé par la loi de recrutement.

Tout officier réformé, ayant moins de vingt ans de service, reçoit pendant un temps égal à la moitié de la durée de ses services effectifs une solde égale aux deux tiers du *minimum* de la pension de retraite de son grade, conformément à ce qui est déterminé par la loi du 11 avril 1831.

L'officier qui a, au moment de sa réforme, plus de vingt ans de service effectif, reçoit une pension de réforme dont la quotité est déterminée d'après le *minimum* de la retraite de son grade, à raison d'un trentième pour chaque année de service effectif.

Les pensions et traitements ci-dessus peuvent se cumuler avec un traitement civil.

DE LA NON-ACTIVITÉ.

Conformément à la loi du 19 mai 1834 sur l'état des officiers (art. 5), ceux-ci ne peuvent être mis en non-activité que pour l'une des causes ci-après :

Licenciement de corps;

Suppression d'emploi;

Rentrée de captivité à l'ennemi, lorsque l'officier prisonnier de guerre a été remplacé dans son emploi;

Infirmités temporaires;

Retrait ou suspension d'emploi.

La mise en non-activité par retrait ou suspension d'emploi (art. 6) a lieu par décision royale sur le rapport du ministre de la guerre.

Les officiers en non-activité par licenciement de corps, suppression d'emploi ou rentrée de captivité à l'ennemi, sont appelés à remplir la moitié des emplois de leur grade, vacants dans l'arme à laquelle ils appartiennent.

Le temps passé par eux en non-activité leur est compté comme service effectif pour les droits à l'avancement, au commandement, à la réforme et à la retraite (art. 7).

Les officiers en non-activité pour infirmités temporaires et par retrait d'emploi, sont susceptibles d'être remis en activité.

Le temps passé par eux en non-activité leur est compté comme service effectif pour la réforme et la retraite seulement (art. 8).

La mise en non-activité pour infirmités temporaires n'est prononcée qu'à l'égard des officiers qui, ayant été pendant *plus de six mois* sans faire leur service pour motif de santé ne sont plus en état de servir activement. Les officiers qui se trouvent dans ce cas sont proposés par l'inspecteur général ou, dans l'intervalle des inspections, par le général commandant la division (décision du 18 mai 1835). Chaque proposition doit être accompagnée : 1° d'un rapport détaillé du chef de bataillon ou du major si la proposition concerne un officier comptable ; du lieutenant-colonel si elle concerne un officier supérieur, faisant connaître le temps passé, soit aux eaux, soit en congé de convalescence, soit à l'hôpital ou à la chambre, par l'officier qui en est l'objet : les faits contenus dans ce rapport sont certifiés par le colonel ; 2° de certificats de visite et de contre-visite constatant la nature des infirmités et attestant *qu'elles ne sont pas incurables, mais qu'un congé de six mois serait insuffisant pour en obtenir la guérison.* Chaque certificat est signé par deux médecins.

L'inspecteur général peut proposer pour la non-activité, pour infirmités temporaires, les officiers absents de leurs corps au moment de l'inspection, qui lui sont signalés, par les chefs de corps, comme devant être éloignés momentanément du service pour cause de mauvaise santé ; dans ce cas, il transmet au ministre la pièce n. 1 ci-dessus indiquée, et invite le général commandant la division militaire où se trouve l'officier absent à le faire visiter et contre-visiter et à adresser directement au ministre les certificats de visite et de contre-visite

Les certificats que les officiers de santé ont à délivrer dans les cas où les blessures ou infirmités incurables donnent droit à une pension de retraite sont (conformément aux art. 3, 9 et 13 de l'ordonnance du 2 juillet 1831) : 1° le certificat d'incurabilité ; 2° le certificat d'examen ; 3° le certificat de vérification. Ces certificats sont établis, le premier, sur l'imprimé du registre à souche en usage dans les hôpitaux militaires, conformément à l'art. 3 de l'ordonnance précitée. Les officiers de santé en chef de l'hôpital militaire ou de l'hospice civil où le dernier traitement a été suivi constatent, dans ce certificat, la nature et les suites des blessures ou infirmités, et déclarent qu'elles leur paraissent incurables. Les deux autres certificats sont établis sur des imprimés spéciaux cotés modèles A et B (voir *Manuel des pensions*, pages 137 et 138). On doit décrire, dans ces derniers certificats, les blessures, les infirmités, et indiquer jusqu'à quel point elles sont ou peuvent être, médicalement parlant, les effets des causes spécifiées dans les documents joints à la demande. Dans les conclusions, on aura soin d'indiquer, en consultant l'échelle de gravité faisant partie de l'instruction du conseil de santé annexée au *Manuel des pensions* (page 129), la classe dans laquelle les blessures ou infirmités peuvent être rangées.

CHAPITRE V.

SERVICE DE SANTÉ.

Le service de santé est confié à un corps de médecins dont la hiérarchie est la suivante : médecins inspecteurs du conseil de santé des armées, médecins principaux de 1re et de 2e classe, médecins majors de 1re et de 2e classe, médecins aides-majors de 1re et de 2e classe, et médecins sous-aides-majors.

Ce corps a pour mission de soigner les militaires de tous grades, soit à la caserne, soit à l'hôpital, soit en route, soit sur le champ de bataille, sous le feu de l'ennemi, enfin dans toutes les positions où les troupes peuvent se trouver. De telle sorte que celles-ci étant constamment en rapport avec les médecins militaires qui les suivent partout et partagent leurs fatigues et leurs dangers, sont assurées de recevoir en tout lieu des soins et des secours prompts et dévoués.

Les médecins des régiments traitent à l'infirmerie les maladies portées dans la nomenclature n° 2, proposent au chef du corps les mesures hygiéniques qu'ils croyent utiles, et s'assurent fréquemment que la viande, le pain, les boissons et les denrées en général dont les troupes font usage réunissent les conditions de salubrité voulues. Suivant la note ministérielle du 13 avril 1841, ils doivent adresser, de même que les officiers de santé attachés aux hôpitaux, tous les trois mois, au conseil de santé, sous le couvert du ministre de la guerre, un rapport détaillé sur le service qui leur est confié, et lui rendre en outre compte sans délai des cas extraordinaires qui pourraient se présenter dans le cours du trimestre. Conformément à la décision ministérielle du 3 décembre 1851, les officiers de santé attachés aux régiments doivent encore adresser, tous les semestres, au ministre de la guerre, les états relatifs à la statistique médicale de l'armée, que la loi du 22 janvier 1851 a rendu obligatoire. Ces états, classés par numéros, sont au nombre de six. Le n° 1 est établi par les soins du conseil d'administration, les cinq autres par l'officier de santé en chef. Le premier état indique les mutations survenues dans le corps pendant le semestre; l'état n° 2 indique le mouvement général des malades pendant le semestre; l'état n° 3 fait connaître les maladies, blessures ou infirmités qui ont motivé l'admission des militaires dans les hôpitaux, hospices ou ambulances; l'état n° 4 donne le détail des maladies, infirmités et blessures qui ont été cause de décès; le n° 5 est relatif à la vaccination et à la variole; le n° 6 indique les maladies et infirmités qui ont motivé les changements d'armes, la réforme, la retraite pour infirmités incurables, ou la mise en non activité pour infirmités temporaires.

Les officiers de santé en chef des hôpitaux et ambulances, et les médecins des salles militaires fournissent aussi tous les semestres : 1° l'état (modèle n° 7) indiquant le mouvement général des malades pendant le semestre; 2° l'état récapitulatif (modèle n° 8) des maladies des militaires qui ont été traités dans l'établissement ; 3° l'état spécial (modèle n° 9) des maladies, infirmités ou blessures qui ont été cause de décès; 4° l'état nominatif (modèle n° 10) des hommes atteints de variole, faisant connaître le corps, la date de l'incorporation de chaque malade, l'issue de la maladie, et indiquant si les hommes avaient été ou non vaccinés ou déjà variolés.

Tous les ans, au mois de janvier, les médecins majors des régiments doivent établir sur papier ayant 31 cent. de largeur et 21 cent. de hauteur, le compte moral de l'infirmerie et celui de la salle des convalescents (déc. du 26 août 1844 et du 14 décembre 1842).

Les médecins majors des corps, conformément à la décision ministérielle du 21 mai 1845, doivent, à chaque inspection générale, remettre aux inspecteurs généraux un rapport sanitaire dont le cadre sera conforme au programme ci-après.

TITRE 1er. — *Exposition de l'état sanitaire du corps depuis la dernière inspection générale.*

§ 1er. Indiquer d'une manière précise : 1° l'effectif moyen depuis la dernière inspection; 2° le nombre total des malades fiévreux, blessés, vénériens et galeux envoyés aux hôpitaux, le nombre actuel, ainsi que le maximum et le minimum de ces affections; 3° les mêmes indications pour les malades traités à l'infirmerie; 4° les mêmes indications pour les malades à la chambre.

§ 2. Nombre des décès, des congés de convalescence, des envois aux eaux minérales, des congés de réforme n° 1 et n° 2, enfin les changements d'armes , nombre et état des hommes qui ont quitté le corps par libération.

§ 3. Quelles maladies ont dominé pendant la période entière, et aux différentes saisons. Indiquer les épidémies s'il s'en est développé.

§ 4. Comparer l'état sanitaire du corps pendant l'année qui vient de s'écouler avec celui des années antérieures et indiquer les différences favorables ou contraires qui résultent de cette comparaison.

TITRE II. — *Causes qui ont influé sur l'état sanitaire du corps.*

§ 1er. Rappeler les circonstances à l'action desquelles le régiment a été soumis durant l'année précédente, et dont il a pu conserver l'impression.

§ 2. Recrutement. Constitution générale des militaires nouvellement incorporés. Précautions prises pour les habituer à leur nouveau genre de vie.

§ 3. Influence du climat de la contrée en général et de la localité en particulier sur la santé du régiment, en se fondant sur la topographie médicale.

§ 4. Influence exercée par les casernements. Indiquer la situation des casernes et les conditions de la salubrité qui en résultent. Signaler les dispositions intérieures qui ont pu être nuisibles. Porter également son attention : 1° sur la capacité de l'aération des chambres, leur propreté, leur degré de température, leur humidité; 2° sur les latrines; 3° sur les baquets; 4° sur les salles de police et prisons; 5° sur les cuisines; 6° sur les cantines et les denrées qui s'y débitent.

§ 5. Influence exercée par l'hôpital civil ou militaire. Porter son attention : 1° sur l'éloignement de cet établissement; 2° sur sa situation et la condition de salubrité des locaux; 5° sur les soins que les malades y reçoivent et les traitements curatifs auxquels ils sont soumis.

§ 6. Influence exercée par les marches, les exercices, les expéditions, les combats, la gymnastique, etc., etc. Le gymnase est-il surveillé? des accidents s'y sont-ils produits?

§ 7. Influence exercée par le régime. Porter son attention : 1° sur le pain, la viande, les légumes; sur la préparation des aliments et sur la surveillance dont les cuisines ont dû être l'objet; 2° sur les boissons, qualités des eaux, qualités des boissons fermentées, liquides mélangés à l'eau pendant la chaleur et si le mélange se consomme aux repas. Effets observés.

§ 8. Influence exercée par les logements chez l'habitant. Remarques sur la propreté et la convenance des lieux de logement, et sur la surveillance que l'autorité municipale y exerce; maladies qui ont été spécialement rapportées à cette cause.

TITRE III. — *Éxécution du service de santé depuis la dernière inspection générale.*

§ 1er. Infirmerie régimentaire. Porter son attention : 1° sur les chambres, leur situation, leur salubrité; 2° sur le mobilier, fourneaux, baignoires, bassines, vases pour bains locaux, etc. : indiquer les objets dont il se compose; 3° sur les dispositions prises pour y maintenir la discipline et y faire exécuter les prescriptions; 4° sur le régime de l'infirmerie. Comment est-il réglé? Est-il susceptible d'amélioration?

§ 2. Salles des convalescents. Nombre d'hommes qui y ont été admis, nombre des rechutes, durée moyenne du séjour. La salle des convalescents pourrait-elle être annexée à l'infirmerie? Régime suivi par les hommes, moyens de maintenir l'ordre et d'assurer la surveillance, appréciation de cette institution, résultats qu'elle a produits relativement au nombre des rechutes, à la durée du séjour des malades à l'hôpital.

§ 3. Havre-sac et sacoches d'ambulance. Cette partie du matériel existe-t-elle? Est-elle au complet? A-t-elle besoin de réparation ou d'extension?

§ 4. Exemption de service, surveillance des officiers de santé et concours des officiers de l'arme, relativement aux militaires qui peuvent en avoir besoin, afin d'assurer l'usage opportun et de prévenir l'abus de ces exemptions de service.

§ 5. *Visites sanitaires.* Epoques auxquelles elles ont lieu; moyens employés pour assurer la propreté du corps, spécialement celle de la bouche et des pieds.

§ 6. *Vaccinations.* Sur combien d'hommes cette opétion a-t-elle été nécessaire depuis la dernière inspection? A-t-on pu se procurer aisément et conserver du vaccin? Moyens employés à cet effet. Nombre d'hommes atteints de variole au corps, après avoir été déjà vaccinés ou variolés.

§ 7. *Prophylaxie de la syphilis.* Les dispositions prescrites par la circulaire du 10 mai 1842 sont-elles exécutées? Les filles publiques sont-elles inscrites à la police du lieu, régulièrement et efficacement visitées? Le concours des chirurgiens du corps a-t-il été sollicité par l'autorité municipale? Résultat de ce concours.

§ 8. *Surveillance des bains de rivière.* Les bains ont-ils été pris? A quelle époque? Quelle influence ont-ils exercée sur la santé? Mesures adoptées pour prévenir les accidents.

TITRE IV. — *Observations générales, propositions diverses d'amélioration.*

Dans cet article, l'attention des officiers de santé se portera spécialement : 1° sur l'habillement; ils exposeront les résultats de leurs remarques concernant la coiffure, le col, l'habit, le pantalon, le mode de chaussure, etc.; 2° sur l'équipement, la disposition des buffleteries, des ceintures, des bretelles des sacs.; 3° sur les exercices, les manœuvres, la gymnastique; 4° sur la propreté des locaux et des personnes, sur les moyens d'assurer la salubrité et l'aération facile des chambres, des cuisines, des salles de police, des prisons, etc.; 5° sur le logement du soldat en route. En satisfaisant aux indications comprises dans ce dernier titre, les officiers de santé ne perdront pas de vue, d'une part, qu'ils n'ont à s'occuper des sujets que ce titre comprend qu'en ce qui concerne l'hygiène et la santé du soldat; en second lieu, qu'ils doivent motiver avec soin, d'après les faits qu'ils auront observés, et qu'ils citeraient à l'appui, les modifications de toute nature qu'ils jugeront utile de proposer.

Les points indiqués dans ce programme sont ceux que les officiers de santé doivent nécessairement traiter; mais ils pourront y ajouter les observations ou propositions non prévues, que leur expérience, les positions spéciales des corps, les localités qu'ils occupent ou d'autres motifs analogues seront dans le cas de leur suggérer. Plusieurs parties du programme n'exigent que des réponses très-succinctes; d'autres comportent plus de développement, mais l'exactitude, la précision, doivent se trouver dans toutes. Les diverses questions formulées dans le programme ci-dessus comprendront la période de temps écoulée depuis l'inspection générale de 1844.

Chaque rapport sera visé par le chef du corps qui le remettra à l'inspecteur général. Il devra porter en tête l'indication de la place, le numéro du régiment, les nom et prénoms du chirurgien-major, l'année de l'inspection. Il sera établi sur papier format couronne, de 37 centimètres de hauteur et 23 centimètres de largeur.

CHAPITRE VI.

PROFESSION MILITAIRE.

La profession militaire, dont l'origine remonte presque aux premiers âges du monde, a toujours été à juste titre en grand honneur chez tous les peuples. En effet, le noble métier des armes élève et grandit l'homme, non seulement en développant chez lui cet esprit chevaleresque et ces sentiments de courage, de bravoure et d'honneur qui enfantent tant de prodiges, mais en y faisant naître aussi cette abnégation de soi, ce désintéressement, cette générosité, cette grandeur d'âme, ce respect aux lois, ce dévouement à la patrie, qui en font en quelque sorte un être à part. C'est avec ces qualités élevées qui le caractérisent que le vrai soldat, toujours prêt à verser son sang, sait, pour défendre son pays, braver tous les dangers, supporter les plus grandes privations et mourir noblement en se couvrant de gloire. Il veille, en temps de paix, sur la société et la protége contre les ennemis du dedans.

S'il est peu de professions qui exigent plus de sacrifices et exposent à autant de dangers que la carrière militaire, il en est aussi peu qui donnent autant de gloire. C'est de l'armée que sont sortis les plus grands hommes.

Toutes les nations sont braves sans doute, mais il n'en est guère dont l'esprit guerrier remonte aussi haut que celui de la France, qui est un peu la terre classique de la bravoure. A une époque où les peuples qui nous entourent étaient presque inconnus, Brennus, triomphant, imposait aux Romains, dans Rome même, l'an 390 avant Jésus-Christ, de dures conditions. Salluste, Justin, César témoignent du courage des Gaulois. Suivant Cicéron, c'était le peuple que les Romains redoutaient le plus à cause de sa bravoure. L'an 278 avant Jésus-Christ on voit les Gaulois envahir l'Asie et obtenir du roi de Bithynie, Nicodème Ier, la cession d'un vaste territoire auquel on donna le nom de Gallo-Grèce et plus tard celui de Galatie. Les Français d'aujourd'hui n'ont pas dégénéré, et ils savent comme leurs pères, avec ce sublime élan qui les caractérise, marcher à l'ennemi et ne s'arrêter que lorsque la victoire ou la mort a couronné leur héroïque valeur.

FIN.

ERRATA.

Page 24, au lieu de : en 1802, par M. de Humbolt, *lisez :* en 1809, par M. de Humboldt.

Page 123, — souvent très-éloignés, *lisez :* éloignées.

Page 130, — ou l'insuffisance de nourriture, *lisez :* ou l'insuffisance de la nourriture.

Page 152, — anthraxe, *lisez :* anthrax.

Page 154, — qui le traite, *lisez :* qui les traite.

Page 159, — des paupières, et les principes virulents, *lisez :* des paupières. Les principes virulents.

Page 163, — camphre, extrait de belladone, 10 centigrammes, *lisez :* camphre, 60 centigrammes, extrait de belladone, 10 centigrammes.

Page 164, — le moindre écart du régime, *lisez :* le moindre écart de régime.

Page 182, — Dans les localités marécageuses, *lisez :* dans des localités marécageuses.

Page 288, — les ralentissent, *lisez :* la ralentissent.

Page 294, — d'accidents manifestes, *lisez :* des accidents manifestes.

Page 295, — exitation, *lisez :* excitation.

Page 296, — chargés de les remplir, *lisez :* chargés de les accomplir.

Page 299, — digestives, *lisez :* digestibles.

Page 311, — propension de le croire, *lisez :* propension à le croire.

Page 359, — M. Cotoreau fils, *lisez :* Cortereau fils.

Page 438, — Esculape l'aurait conseillé, *lisez :* Esculape l'aurait conseillée.

Page 443, — de Pastalozzi, *lisez :* Pestalozzi.

Page 460, — la proportion des aliments, *lisez :* le volume des aliments.

TABLE DES MATIÈRES.

500 TABLE DES MATIÈRES.

TABLE ALPHABÉTIQUE.

Paris, imp. de Pommeret et Moreau, 42, rue Vavin.